의사들이 들려주는

# 미세먼지와 건강이야기

# 의사들이 들려주는 미세먼지와 건강 이야기

대한직업환경의학회 지음

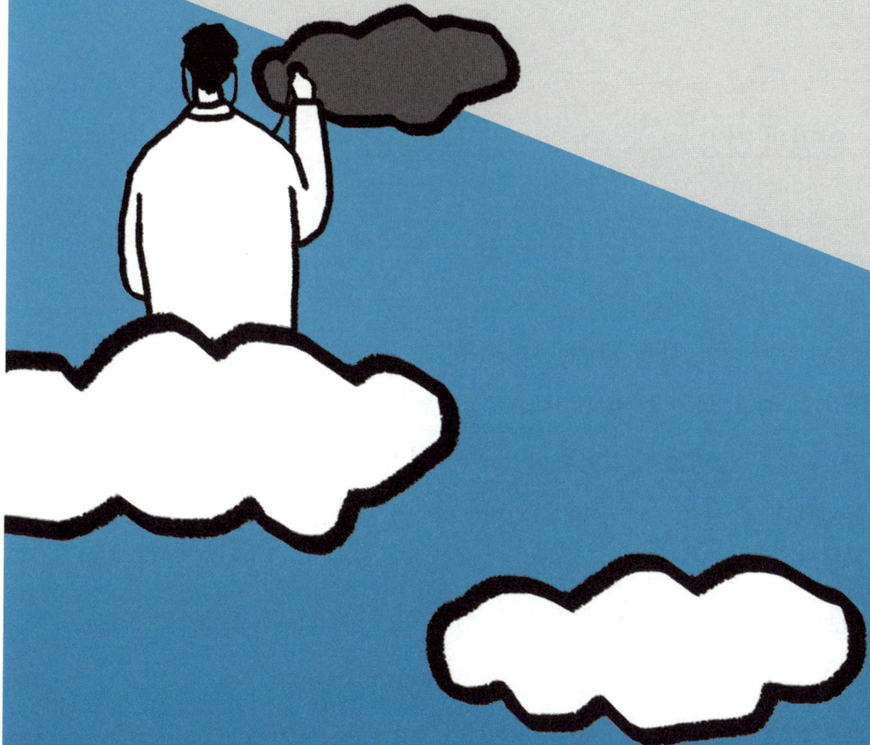

이화여자대학교출판문화원

서론

# 미세먼지 바로 알기

홍윤철

## 환경과 건강

인간은 가정이나 이웃, 학교 그리고 도시와 농촌 등과 같은 다양한 생활 공간에서 공기와 물, 의식주, 생활용품 등의 생활 자원을 활용하여 관계를 맺고 삶을 지속한다. 환경 요인이 새로 생기고 변화하면서 기존과 다른 환경을 만들어내며, 이로 인한 부정적인 영향도 받게 된다. 환경은 끊임없이 변화하고 있는데 이러한 변화는 환경을 구성하는 무생물체와 생물체의 변화에 의하여 이루어진다. 지구 환경에서 살고 있는 각 생물체들은 주어진 환경에 잘 적응하여 살아남음으로써 유전 정보를 전달하고자 하고, 그중 한 생물체인 인간은 그 과정 속에서 끊임없이 환경과 영향을 주고받으며 관계를 맺어가고 있다.

그런데 이러한 관계는 안정적이고 고정된 것이 아니라 계속 역동적으로 변화하는 것이기 때문에 어느 때라도 부조화가 발생할 수 있다. 이러한 부조화는 건전한 건강 상태가 깨진 상태이므로 이는 질병 혹은 죽음으로 나타나게 된다. 결국 질병은 인간과 환경의 상호 관계 속에서 발생하는 변화와 부조화를 나타내는 현상이라고 할 수 있다.

질병, 죽음과 같은 문제도 시간의 흐름에 대한 역사적 시각으로 바라보지 않으면 무질서한 사건들의 일부로 보일 수도 있다. 역사는 수많은 사건 중에 역사적 전개 방향과 맞는 사건이 선택되어 의미를 부여받는 과정이라고 할 수 있다. 우연적으로 보이는 사건이 수없이 많이 존재하지만 그중에서 그 시대에 가장 적합한 사건이 역사적인 의미를 갖고 선택되어 역사를 이루는 것이다. 따라서 질병의 유행과 같은 역사적인 사건도 그 시대에 가장 적합한 사건들로 선택되어 나타나는 것이다. 미세먼지가 건강에 미치는 영향도 시대적 상황을 나타내는 역사적 사건이라고 볼 수 있다. 특히 산업혁명 이후의 변화, 즉 화석 연료에 대한 의존성이 커져온 현대 문명사회의 시대적 상황을 나타내는 것이다. 이로 인한 생활 환경의 변화가 인간에게 건강상의 영향을 주고 질병이 발생 혹은 악화되는 것으로 볼 수 있다.

한편 종적인 흐름인 역사와 함께 인간과 환경의 관계 구성이 어떻게 되어 있는지를 살펴보는 것도 매우 중요하다. 우리의 몸 안은 중층 구조의 시스템들이 서로 연결되어 네트워크를 이루고 있다. 세포 속에서 미토콘드리아나 리보좀, 핵과 같은 작은 구조물들이 서로 정보를 주고

받고 때로는 서로 통제하며, 이 세포들은 모여서 조직을 이루고 조직들이 모여서 인체의 구조와 기능을 담당하는 뼈나 근육, 간과 같은 기관이 된다. 이들 기관들이 서로 협력하여 순환기나 소화기 시스템을 이루고 이러한 시스템들이 서로 조화롭게 작동해야 먹고, 생각하고, 활동하는 인간으로서의 기본적인 삶을 살 수 있는 것이다.

생물학적 사건의 전개 역시 복합적인 시스템의 작용이다. 어떤 외부 요인에 노출되면 그것을 인지한 감각 기관은 정보를 세포의 수용체에 전달하고 이는 다시 세포 내에서 여러 가지 정보 전달 과정을 거쳐서 반응 기전을 활성화시킨다. 노출과 반응은 단순히 단일 사건과 단일 결과의 관계가 아니라 복잡하게 얽혀져 있는 시스템 속에서 한 부분이 변했을 때 나타나는 전체적인 변화 양상으로 파악해야 한다.

예를 들어 만성질환은 과거의 환경에 적응된 유전자를 갖고 있는 현대인이 여러 가지 새로운 환경에 노출되면서 부적응이 발생하여 생기는 것이다. 유전자가 새로운 환경에 적응해서 인구 집단에서 변하는 데에는 상당한 시간이 필요하기 때문이다. 따라서 유전자의 결함의 문제가 아니라 새로운 환경이 생겼다는 것이 질병의 원인인 것이다. 그런데 환경적 변화는 개인 혹은 인구 집단에 따라 매우 다양하게 나타나기 때문에 질병의 특정 요인을 단순화하여 정할 수가 없다. 일상생활의 여러 변화, 즉 음식, 활동, 세균, 인간관계, 환경의 위협 등이 다양한 만성질환을 일으키는 요인이기 때문에 질병 간에 서로 독립적으로 영향을 주는 요인들을 찾기도 어렵다. 당뇨병, 고혈압, 동맥경화, 고지혈증, 심장질환 등은 서로 다른 질환이지만 한 개인 내에서 독립성을 갖고 발생된다기보다는 서로 연결되어 있다고 보는 것이 더욱 타당하다. 노인 인구에서 이러한 만성질환을 하나만 갖고 있는 사람보다 여러 가지 갖고 있는 사람이 더 많은 것도 이러한 질환들이 서로 연결되어 발생하기 때문이다. 즉 질병은 특정 요인이 특정 질환을 일으킨다는 개념이 아니라 환경에 대한 인간의 부적응, 혹은 환경을 구성하는 시스템 간의 부조화로 보는 것이 옳을 것이다.

## 미세먼지의 역사

미세먼지와 건강 영향의 문제도 환경의 변화에 대한 인간의 부적응 현상으로 볼 수 있다. 미세먼지, 특히 초미세먼지의 경우 화석 연료의 연소과정에서 생성되는 가스상 화학물질들이 응축되면서 서로 붙어서 생성되는 것이 대부분이라 할 수 있다. 그런데 화석 연료의 연소나 이때 생성되는 화학물질들은 대부분 산업혁명이후에 나타났기 때문에 인간에게는 부적응의 요소가 되고 따라서 건강상의 문제 혹은 질병을 초래하는 원인이 될 수 있는 것이다.

미세먼지에 의한 대기오염에 대해서 살펴보자.

공기 중에 정상적으로 존재하지 않는 물질이 인위적 혹은 자연적으로 대기 중에 방출될 때 대기는 오염된다. 주택에서의 취사 및 난방과 자동차, 선박, 비행기의 배기, 그리고 각종 산업장의 굴뚝에서 배출되는 검은 연기와 가스, 화력 발전소의 배기 등 에너지를 이용하는 인간의 모든 생활 활동이 미세먼지 오염을 유발시킨다.

대기오염은 인체의 호흡기 및 심혈관계에 주로 영향을 미치는데, 미세먼지에 의해 폐포에 염증이 생겨 천식이나 만성기관지염 등을 일으킬 수 있고 또 이차적으로 혈액의 응고성이 증가하거나 혈압의 상승, 또는 심장에 대한 자율신경계의 조절 기능에 문제가 생겨 심혈관계 질환의 위험을 증가시킬 수 있다.

미세먼지의 문제가 심각하게 인간 생활에 대두되기 시작한 것은 영국의 산업혁명 이후 기계 문명의 급격한 발전과 중화학 공업이 발전하면서 역사상 기록될 만한 대기오염 사건이 나타나면서부터였다. 세계 각국의 대기오염 역사를 간단히 살펴보자. 영국에서의 첫 번째 대기오염에 대한 규제는 에드워드 1세(Edward I, 1272-1307년) 시대에 런던에 모인 귀족들의 제의로 석탄 사용으로 인한 대기오염을 방지하기 위해 법들이 제정된 것인데 이러한 노력에도 불구하고 대기오염은 줄어들지 않았다. 1909년에는 스코틀랜드의 글래스고(Glasgow)에서 발생한 스모그로 사망자가 발생하기에 이르렀고, 1952년 12월에는 런던에서 심한 대기오염 현상이 발생하여 3주간 4,000명 이상의 초과 사망을 기록한 역사적인 대사건(런던 스모그 사건)이 일어났다. 특히 45세 이상의 심장과 폐질환을 갖고 있던 사망자가 대다수였다. 이 사건을 계기로 영국은 휴 E.C. 비버(Hugh E.C. Beaver)를 위원장으로 대기오염위원회(Committee on Air Pollution)를 설치하고 1956년 대기오염방지법(Clean Air Act)을 제정했는데, 이 법에 의하면 어느 굴뚝에서나 온종일 측정한 링겔만 차트*에 2도 이상의 매연이 1시간에 10분 이상 배출되어서는 안 된다고 했다.

미국에서는 제2차 세계대전을 전후하여 자동차 대수가 급증함에 따라 배기가스로 인한 대기오염이 문제가 되었다. 로스앤젤레스 시에서는 4백만 대에 이르는 자동차 배기가스로 인하여 1943년 로스앤젤레스형 스모그(LA형 스모그) 사태를 빚어내었으며, 1948년에는 펜실베이니아 주의 공업 도시 도노라(Donora) 시에서 대기오염 사건이 발생되었다. 이러한 사건들을 계기로, 미국에서는 1957년 대기오염방지법을 제정했고, 이 법을 수정하여 1970년에 대기오염방지법 개정안을 제정했는데 이는 미국의 대기오염 방지의 기본법이 되었다. 또한 정확한 대기오염도의 측정은 대기오염 방지를 위한 정책 수립의 기본 요건이 된다는 점에서 대기오염측정법을 개발하기에 이르렀다. 그 결과 지속적인 대기오염 모니터링 프로그램(Continuous Air Monitoring Program)을 설치하여 미세먼지 등 대기오염물질 농도를 측정하여 대기오염 방지를 위한 행정 계획을 수립하게 되었다.

벨기에의 뫼즈 계곡(Meuse Valley)에서는 1930년 12월에 공장 지대에서 짙은 스모그가 발생하여 평상시 사망자 수의 10배에 가까운 사망자가 발생했는데 대개 만성적 질환을 갖고 있던 사람들이 피해를 입었다. 일본에서도 19세기 말엽부터 공업 지대와 대도시에서 대기오염 현상이 증가하여 런던 스모그와 같은 현상이 발생했다. 그중 중요

---

* 굴뚝에서 배출되는 매연 농도를 측정하는 데 사용함. 매연의 농도 구분은 0-5도(6종)로 관측자로부터 16m의 거리에 이 표를 세운 후, 연돌로부터 30-40m 이내 거리에서 연돌의 출구 30-40cm 정도 떨어진 곳의 매연 농도를 측정.

한 대기오염 사건은 1955년 욧카이치 천식 사건으로 석유의 도시로 유명한 일본 미에켄 욧카이치의 석유 공장에서 배출되는 매연이 원인이 되어 경련성의 호흡 곤란을 호소하는 중증의 호흡기 환자가 한꺼번에 수백 명씩 발생된 사건이다. 일본은 이후 1960년에 대기오염방지법을 제정했으며, 1966년부터 대기오염 감시망(National Air Sampling Network, NASN)을 설치했고 1970년 환경청을 발족시켰다.

우리나라의 경우 산업의 발전이 주요 선진국보다 훨씬 뒤쳐졌기 때문에 대기오염의 문제도 늦게 나타났다고 할 수 있고 우리나라의 공해방지법은 1963년에 공포되었다. 한편 선진국들은 대부분 대기오염의 문제를 일찍 경험하면서 현재는 미세먼지 농도를 낮추는 데 상당히 성공적인 반면 우리나라는 현재 미세먼지의 문제를 심각하게 경험하고 있다. 현재 우리나라는 경제협력개발기구(Organization for Economic Co-operation and Development, OECD) 국가 가운데 미세먼지와 초미세먼지 농도가 아주 높은 편이다. 우리나라의 초미세먼지($PM_{2.5}$) 농도는 선진국 여러 나라의 초미세먼지 농도에 비해 평균 2배 정도 높으며, 국가별로는 4배 이상 높은 경우도 있다.

특히 서울/수도권은 2,000만 명 이상의 인구가 세계보건기구(World Health Organization, WHO) 권고기준치를 초과한 초미세먼지($PM_{2.5}$) 농도에 노출되고 있으며, 이는 분류 기준 고소득 국가 중 가장 많은 노출 인구이다(World Bank, 2015).

대도시의 경우 인구가 밀집되어 미세먼지에 의한 건강 피해가 심각한 문제가 될 수 있는데, 우리나라 서울의 경우 뉴욕, 로스앤젤레스,

파리 등 선진국의 주요 도시에 비해 미세먼지와 초미세먼지 농도가 높은 것으로 나타났다. 이는 같은 대기오염도라도 대도시에 거주하는 인구 비율이 높은 우리나라 국민이 받은 영향은 상대적으로 더 클 수 있다는 것을 의미한다. 따라서 우리나라의 경우는 미세먼지 농도를 줄이고 그 영향을 감소시키기 위해서는 그만큼 더 많은 노력을 기울여야 한다고 할 수 있다.

• • •

최근 몇 년간 미세먼지가 우리나라에서 이처럼 중요한 환경 문제로 관심 받게 되면서 환경의학을 주요 분야로 다루고 있는 대한직업환경의학회에서는 미세먼지의 특성과 발생 원인, 건강에 미치는 영향, 국가 및 개인 차원의 대책에 대한 내용을 아우르는 책을 기획하게 되었다. 이 책은 미세먼지에 대해 좀 더 심도 있게 알기를 원하는 일반인뿐만 아니라 보건학, 간호학, 의학 전공자들에게도 핵심적인 정보를 제공하고 있다. 직업환경의학 및 예방의학 전문의가 이 책의 필자로 참여해주셨고, 이화여자대학교 의과대학 직업환경의학교실 하은희 교수가 주축이 되어 서울대학교 김경남 교수, 전남대학교병원 박원주 교수, 가톨릭대학교 배상혁 교수, 인제대학교 예병진 교수, 인하대학교 김환철 교수, 한림대학교성심병원 정경숙 교수가 편집위원으로 수고해주셨다. 이 책을 통해 개인과 국가가 함께 우리의 환경 개선을 위해 노력하는 계기가 되기를 기원한다.

# 차례

# 1부

# 미세먼지란 무엇일까?

1장

# 미세먼지의 정체

권호장

## 1. 미세먼지의 정의

대기오염물질은 크게 입자상 물질과 가스로 구분할 수 있는데 입자상 물질을 분진 또는 먼지라고 한다. 먼지는 가스 오염물질처럼 단일 성분이 아니고 수많은 화학적 성분으로 구성된 혼합물이고 입자 크기도 나노미터(nm)에서부터 수십 마이크로미터(㎛)까지 광범위하며, 모양도 구형에서 사슬 형태까지 다양해서 공기역학적으로 다르게 움직인다. 먼지는 공기역학적 특성을 갖는 일정 밀도 구(unit-density sphere)의 지름에 따라 구분하는데 그 이유는 먼지의 공기 중 움직임과 기관지에서 침착되고 제거되는 과정에서 크기가 중요한 역할을 하기 때문이다.

대기오염 규제 목적으로 구분한 먼지의 종류는 지름이 50㎛ 이하인 총먼지(Total Suspended Particles, TSP), 10㎛ 이하의 먼지인 $PM_{10}$(particulate matter less than 10㎛ in aerodynamic meter, 사람의 머리카락 지름의 약 1/5-1/7 정도), 2.5㎛ 이하의 먼지인 $PM_{2.5}$(사람의 머리카락의 약 1/20-1/30 정도) 등이 있다. 정의상 $PM_{10}$에는 2.5micrometer에서 10micrometer 사이의 상대적으로 굵은 입자와 2.5micrometer 이하의 미세입자로 포함되어 있다(그림 1-1). 학술적으로는 $PM_{2.5}$를 미세먼지(fine particle)라고 하지만 우리나라에서는 대기 환경 기준을 TSP에서 $PM_{10}$으로 바꾸면서 $PM_{10}$을 미세먼지로 명명했고 나중에 $PM_{2.5}$가 도입되면서 이를 구분하기 위해 초미세먼지라는 용어를 사용하기도

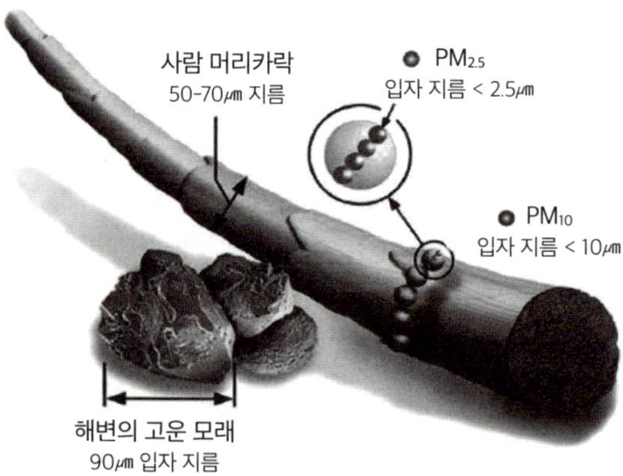


**그림 1-1. 미세먼지의 크기**

출처: 미국 환경보호청

했다. 현재 대기 환경 기준에서는 미세먼지($PM_{10}$)과 초미세먼지($PM_{2.5}$)로 구분해서 사용하고 있다.

미세먼지($PM_{10}$) 중 입자의 크기가 굵은 부분, 즉 $PM_{2.5}$-$PM_{10}$에 해당하는 먼지는 주로 커다란 고체 입자가 기계적으로 분쇄되면서 만들어진다. 도시 환경에서는 도로에서 재부유한 먼지들이나 흙먼지가 많다. 꽃가루같이 생물학적으로 생성된 입자들과 연소 과정에서 발생하는 검댕이나 재(ash)도 굵은 먼지에 포함된다. 초미세먼지($PM_{2.5}$)는 연소 과정에서 직접 배출되기도 하지만 가스상 물질들이 응축되어 만들어지기도 한다.

## 2. 미세먼지의 발생원

미세먼지는 공장 굴뚝 연기나 자동차 배기가스처럼 배출원에서 직접 배출되는 1차 미세먼지와 공기 중에서 형성되는 2차 미세먼지로 구분할 수 있다. 1차 미세먼지의 발생원은 공장이나 자동차 외에도 건설 현장, 산불이나 쓰레기 소각, 도로나 빈 공터, 바람에 의해 날아온 먼지 등 다양하게 존재한다. 1차 미세먼지는 탄소 성분 미세먼지와 비탄소 성분 미세먼지로 구분할 수 있는데. 탄소 성분 미세먼지는 주로 탄소로 구성된 원소탄소(elemental carbon)와 유기물과 합쳐진 유기탄소(organic carbon)로 나눌 수 있다. 연소 과정에서 생기는 재(fly ash)는 화석 연료 중의 미네랄 성분이 분리된 것으로 비탄소 성분 미세먼지의 하나이다. 바위를 분쇄하거나 건축 현장에서 발생하는 먼지와 바람에 의해 토양이나 도로 위의 먼지가 공기 중에 부유하는 경우도 모두 비탄소 성분 1차 미세먼지에 해당한다.

2차 미세먼지는 화력 발전소와 같이 화석 연료가 연소되는 과정에서 나온 황산화물이 가축 사육 과정에서 주로 배출되는 암모니아와 결합하여 생성되기도 하고 자동차 배기가스에서 나오는 질소산화물이 대기 중의 수증기, 오존, 암모니아 등과 화학 반응을 통해 결합하여 생성되기도 한다. 또한 용매 사용이나 자동차 연료, 그리고 식물에서 배출되기도 하는 휘발성 유기화합물(volatile organic compounds, VOCs)도 공기 중에서 반응을 일으켜 2차 미세먼지를 형성하는데 이를 2차 유기입자(secondary organic particles, SOP)라고 한다(그림 1-2). 우리나

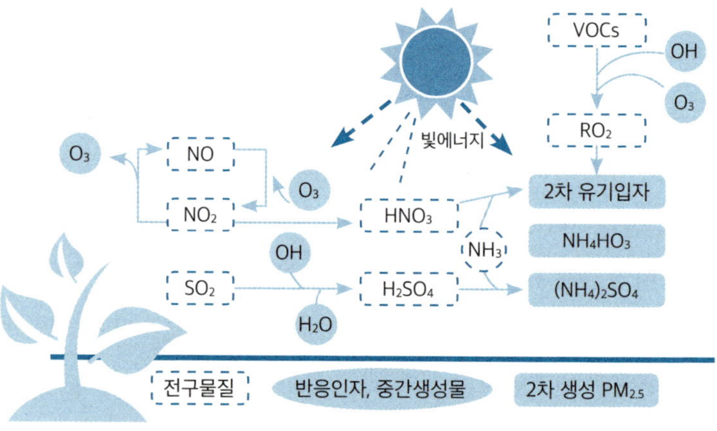


그림 1-2. 2차 미세먼지 생성 과정

출처: http://www.me.go.kr/issue/finedust/ebook.pdf

라 수도권의 경우 2차 미세먼지가 전체 미세먼지($PM_{2.5}$) 발생량의 2/3 가량을 차지하는 것으로 알려져 있다.[1]

미세먼지의 발생원을 고정(stationary) 발생원과 이동(mobile) 발생원으로 나누기도 하는데 공장이나 발전소, 집은 고정 발생원이고 자동차, 기차, 항공기, 선박 등은 이동 발생원이다. 환경부 자료에 따르면 2015년 기준 전국 대기오염 배출량은 미세먼지($PM_{10}$)는 233,177톤, 초미세먼지($PM_{2.5}$)는 98,806톤으로 산정되었고 부문별 배출량은 초미세먼지의 경우 제조업 연소가 36.8%로 가장 많았고 도로 재비산먼지나 건설 공사장 먼지 같은 비산먼지가 17.5%, 선박이나 건설장비 같은 비도로 이동 오염원이 14.3%, 자동차(도로 이동 오염원)에 의한 배출이 8.9%, 노천 소각이나 고기구이 같은 생물성 연소가 12.2%, 석탄 화력 발전소를 포함한 에너지 산업 연소가 3.7%로 산정되었다.[2]

미세먼지의 주요 배출원은 지역별로 다르게 나타나는데 차량이 많은 서울은 도로 이동 오염원이, 항구 도시인 부산은 선박 등 비도로 이동 오염원이, 공업 도시 울산은 제조업 연소와 생산 공정 등이 차지하는 비중이 상대적으로 높게 나타났다. 미세먼지의 배출원에는 인간 활동에 따른 인위적 배출원 외에 자연적 배출원도 있는데 바다에서 생기는 소금(sea salt)과 봄철에 주로 날아와 미세먼지 농도를 크게 높이는 황사, 그리고 식물에서 배출되는 휘발성 유기화합물도 자연 발생원이라고 할 수 있다.

## 3. 미세먼지와 기상 요인

미세먼지 농도는 기상 요인의 영향을 크게 받는데 특히 바람과 기온의 수직 분포는 대기오염에 직접적인 영향을 미친다. 바람은 오염물질의 수평 확산뿐 아니라 수직 확산에도 중요한 기여를 하며, 바람이 불지 않아 대기가 정체되는 경우에는 미세먼지 농도가 급격히 올라갈 수 있다.

기온의 수직 분포는 대기의 안정에 중요하게 기여하는데 오염물질의 확산과 침강 속도에 영향을 미친다. 대기 중 기온은 고도가 높아짐에 따라 낮아지는 것이 보통인데 경우에 따라서 고도가 높아질수록 기온이 높아지는 역전층(inversion layer)이 생기기도 한다. 역전층이 형성되면 대기층이 안정되기 때문에 오염물질이 벗어나지 못하고 축적되어 대기오염이 악화되게 된다. 런던 스모그 등 대기오염과 관련된 대규모 재난은 기온 역전 현상이 여러 날 지속될 때 발생했다. 그리고 비가오면 미세먼지가 빗방울에 씻겨 제거되기 때문에 강수량도 미세먼지 농도에 많은 영향을 미친다. 이 밖에도 기상 요인은 오염물질간의 물리적, 화학적 반응에 영향을 미치기 때문에 다양한 2차 오염물질의 생성에 관여하게 된다.

기상 요인은 간접적인 방식으로도 대기오염에 영향을 미치는데 날씨가 추워지거나 더워지면 냉난방을 위한 연료 소비가 증가하기 때문에 대기오염물질의 배출이 증가하게 된다. 또 날씨에 따라서 사람들이 대중교통 수단보다는 자가용 운행을 많이 하는 경우가 있는데 이 또

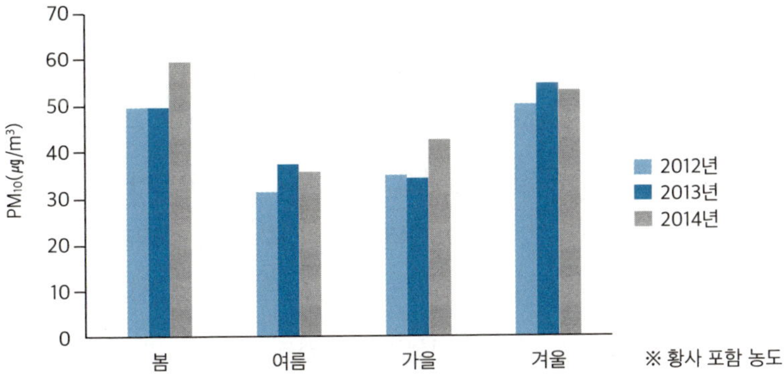


**그림 1-3. 미세먼지 계절별 농도**

출처: http://www.me.go.kr/issue/finedust/ebook.pdf

한 기상 요인이 간접적인 방식으로 대기오염에 영향을 미치는 예이다. 이러한 직·간접적인 기상 요인의 영향으로 우리나라의 미세먼지 농도는 계절에 따라 주기적인 패턴을 보이는데 여름(강수량)과 가을(대기순환 원활)에 낮고 겨울(난방 등 연료 사용 증가)과 봄(기압, 황사 등)에 높아지는 양상을 나타낸다(그림 1-3).

## 4. 미세먼지의 현황 및 추세

우리나라 주요 대도시의 미세먼지 농도는 2000년 초반부터 2012년까지 점차로 감소되는 추세를 보였으나 2013년 이후 반등하여 일정하게 유지되고 있다(그림 1-4). 2000년대 들어 미세먼지 농도가 낮아지는 추세를 보인 것은 '수도권 대기환경관리 기본계획(2005-2014년)' 등 정부의 적극적인 미세먼지 배출 저감 조치 노력 때문인 것으로 평가되고 있다. 2012년에 최저점을 기록한 후 미세먼지 농도가 다시 높아진 이유에 대해서는 기후 변화의 영향으로 바람의 평균 속도가 감소했기 때문이라는 일부 연구 결과가 있지만 아직 정확하게 파악은 안되고 있다.[3]

최근 미세먼지 농도 수준을 보면 미세먼지($PM_{10}$)는 2016년 기준 광주 지역이 40㎛/m³으로 가장 낮고 인천이 49㎛/m³로 가장 높게 나타났다. 2015년부터 측정을 시작한 초미세먼지($PM_{2.5}$)는 2016년 주요 대도시의 연평균 농도가 21-27㎛/m³로 나타났다.[4]

우리나라의 미세먼지 농도는 로스앤젤레스, 도쿄, 파리, 런던 등 주요 선진국 대도시에 비하면 높은 편이다(그림 1-5). 우리나라의 미세먼

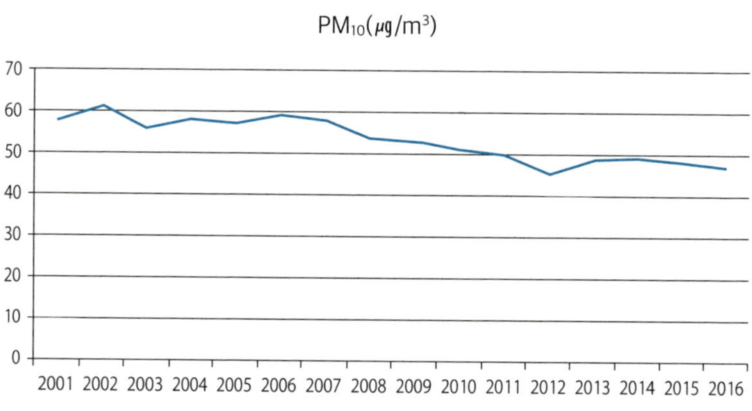


그림 1-4. 우리나라 미세먼지($PM_{10}$) 농도 추세

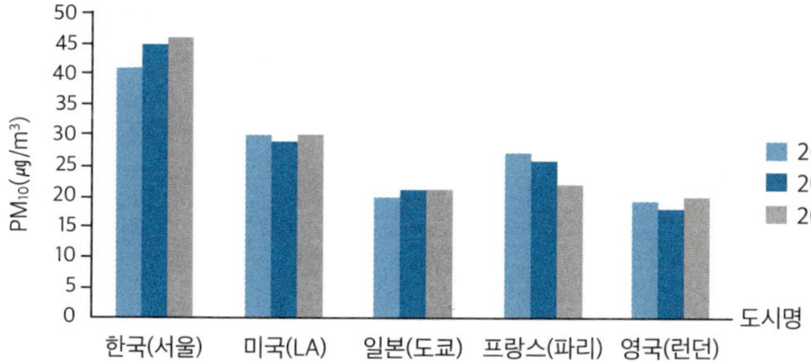


※ 우리나라는 황사 포함 시 농도

**그림 1-5. 세계 주요 대도시의 미세먼지 농도**

출처: http://www.me.go.kr/issue/finedust/ebook.pdf

지 농도가 높은 이유는 제조업 국가이면서 동시에 인구 밀도가 높아 단위 면적당 미세먼지 배출량이 많은 것이 일차적인 이유이지만 기상적인 요인도 상당한 기여를 하고 있다. 편서풍 지역의 지대에 위치하여 중국을 포함한 주변국의 영향을 상시적으로 받고 있고 대륙성 고기압으로 인한 대기 정체가 자주 있으며 강수가 여름철에 집중되어 있어 세정 효과가 적다는 것도 중요한 이유이다.

2장

# 미세먼지의 측정

김병권

## 1. 미세먼지($PM_{10}$) 환경 기준

환경정책기본법에서는 "환경 기준"을 "국민의 건강을 보호하고 쾌적한 환경을 조성하기 위하여 국가가 달성하고 유지하는 것이 바람직한 환경상의 조건 또는 질적인 수준"이라고 정했으며, 제12조에서는 국가는 생태계 또는 인간의 건강에 미치는 영향 등을 고려하여 '환경 기준'을 설정해야 하며 환경 여건의 변화에 따라 그 적정성이 유지되도록 해야 한다고 했다.[1] 현재 환경정책기본법에서 제시하고 있는 대기 환경 기준은 현재의 우리나라 오염도를 감안하여 설정한 중간적 목표치의 의미를 가지고 있다고 볼 수 있다.

이 환경 기준을 살펴보면 미세먼지와 관련해서는 1983년에 처음으로 총부유분진(Total Suspended Particles, TSP)에 대해 연 평균 150㎍/m³, 하루 24시간 평균 300㎍/m³을 넘지 않도록 설정했다. 이후 1993년 미세먼지에 대한 기준을 새롭게 설정했고 1995년에 적용되었는데 이때 새롭게 신설된 미세먼지의 환경 기준은 연 평균 80㎍/m³, 하루 24시간 평균 150㎍/m³을 넘지 않도록 설정했다. 2001년과 2007년에 기준이 변경되었는데 하루 24시간 평균 환경 기준은 변경되지 않았지만 연 평균 기준이 2001년에는 70㎍/m³ 이하, 2007년에는 50㎍/m³ 이하로 점진적으로 강화되었다. 특히 초미세먼지($PM_{2.5}$)에 대한 국민적 관심이 높아지던 2012년에는 초미세먼지($PM_{2.5}$)에 대한 기준이 새롭게 설정되었고 환경 기준은 연 평균 25㎍/m³ 이하, 하루 24시간 평균 50㎍/m³ 이하로 설정되었으며, 2018년 3월에 연 평균 15㎍/m³ 이하, 일 평균 35㎍/m³ 이하로 기준이 강화되었다.

## 2. 미세먼지($PM_{10}$) 측정망 및 측정 농도 정보

우리가 미세먼지에 얼마나 노출되고 있는지 알기 위해서는 미세먼지를 측정하고 있는 측정 지점과 측정 방법에 대해 확인이 필요하다. 먼저 미세먼지 측정 지점을 살펴보면 우리나라는 미세먼지 단일 항목에 대한 측정망은 구성되어 있지 않고 대기오염 실태, 변화 추이 및 대기 환경 기준 달성 여부 등을 파악하기 위하여 대기오염물질 측정 장

비를 국가(환경부) 또는 지방자치단체에서 다양한 지점에 설치하여 운영하고 있고 이러한 대기오염물질 측정 항목 속에 미세먼지가 포함되어 있다.[2]

미세먼지 농도 측정과 관련된 대기오염 측정망의 종류에는 도시대기측정망, 교외대기측정망, 국가배경농도측정망, 도로변대기측정망 등이 있으며, 이들 측정망은 지방자치단체에서 운영하는 망과 환경부에서 운영하는 망으로 구분되어 있다. 2016년 말 기준으로 도시대기측정망과 도로변대기측정망은 264개소 및 37개소로 모두 지방자치단체에서 설치 운영하고 있고, 국가배경농도측정망과 교외대기측정망은 환경부에서 각각 3개소와 19개소를 설치 운영하고 있다. 또한 환경부에서는 초미세먼지($PM_{2.5}$) 성분측정망 35개소(28개 시군)를 별도로 설치 운영하고 있다.

이들 측정망의 미세먼지 농도 측정 여부를 확인해보면 미세먼지($PM_{10}$)는 필수 측정 항목으로 설정되어 있으며, 초미세먼지($PM_{2.5}$)는 선택항목으로 되어 있지만 점차적으로 필수 측정 항목으로 변화되고 있고 2015년부터 확정된 초미세먼지($PM_{2.5}$) 농도가 관련 기관을 통해 배포되고 있다. 2017년 현재 미세먼지($PM_{10}$)의 경우 전국 264개소에서 측정 보고되고 있고 초미세먼지($PM_{2.5}$)는 전국 181개소에서 측정 보고되고 있다.[3]

## 3. 미세먼지 측정 농도 정보

미세먼지에 대한 정보를 얻기 위한 방법은 매우 다양하다.

첫 번째로 한국환경공단에서 운영하는 에어코리아(http://www.airkorea.or.kr)에서는 실시간으로 전국의 공기 오염 상태를 확인할 수 있으며, 미세먼지($PM_{10}$) 및 초미세먼지($PM_{2.5}$)에 대한 정보를 비롯한 다양한 대기오염물질의 농도를 확인할 수 있다.[4] 그리고 각 연도별 평균

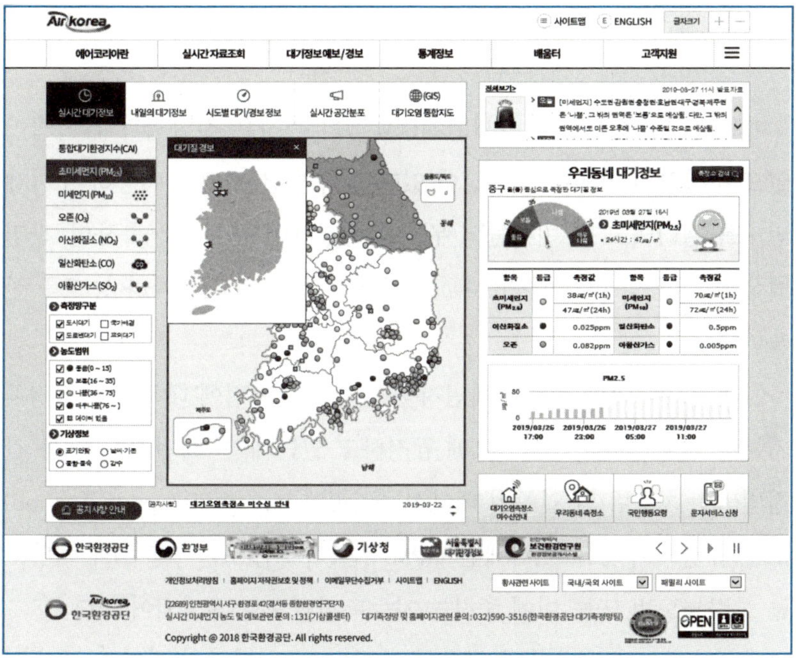

그림 2-1. 에어코리아 홈페이지

출처: http://www.airkorea.or.kr

농도도 제시되고 있는데 초미세먼지($PM_{2.5}$)의 과년도 자료는 법 규정에 따라 아직 제시되지 않았다.

두번째로 e-나라지표(http://www.index.go.kr/potal/main/EachDtlPageDetail.do? idx_cd=2789)에서는 환경부에서 정기적으로 발행하는 대기환경 연보 자료를 이용하여 지표를 시각화하여 제시하고 있으며, 주요 도시별 미세먼지 농도 변화를 확인할 수 있다.[5]

## 4. 미세먼지 측정 방법

미세먼지($PM_{10}$) 및 초미세먼지($PM_{2.5}$)의 측정은 직접법과 간접법이 있으며 각각의 방법은 장단점이 있다. 직접법은 필터를 이용하여 미세먼지를 걸러내고 이 먼지들의 무게를 측정하여 농도를 산출하며, 간접법은 공기 중의 미세먼지($PM_{10}$)의 베타선 흡수 정도에 따라 농도를 산출한다.

현재 우리나라에서는 미세먼지를 측정하는 방법에 대하여 환경정책기본법 시행령 제2조 별표 1에 규정하고 있는데[6] 미세먼지($PM_{10}$)는 간접법(또는 자동법)의 일종인 베타선 흡수법(beta-ray absorption method)으로 규정되어 있고 초미세먼지($PM_{2.5}$)는 직접법(또는 수동법)에 해당되는 중량농도법 또는 이에 준하는 자동측정법으로 규정되어 있다.

베타선흡수법은 대기 중 부유하고 있는 10㎛ 이하의 먼지를 일정 시간 여과지위에 포집하여 베타선을 투과시켜 먼지의 중량 농도를 연속

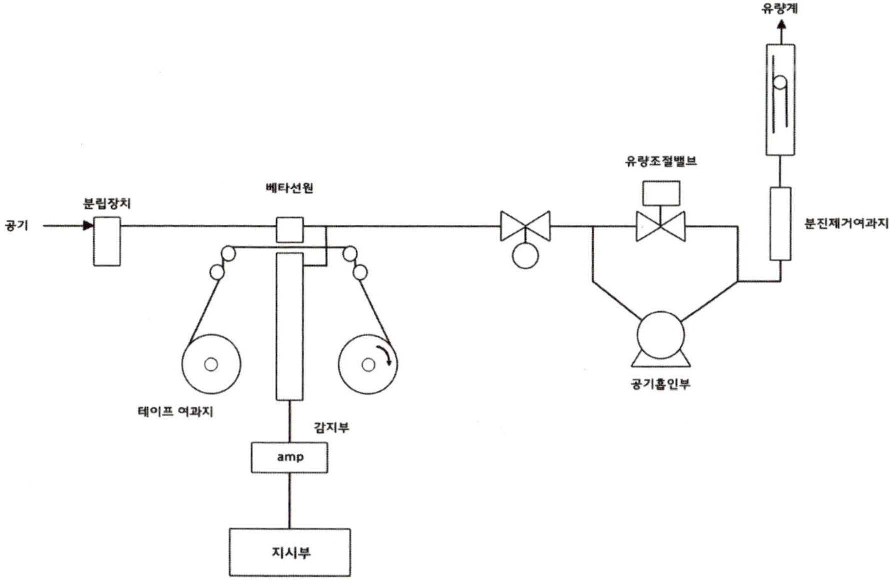


그림 2-2. 대기오염공정시험기준 내 환경 대기 중 미세먼지($PM_{10}$) 측정 방법(베타선흡수법)[7]
출처: 국립환경과학원고시 제2018-54호 대기오염공정시험기준(2018.12.7)

적으로 측정하는 방법이다(그림 2-2). 측정기에 사용하는 베타선 광원은 100$\mu$Ci 이하이고 밀봉되어 있어 안전하나 취급 관리에 주의해야 하고 포집 장치의 분진 청소, 상대감도의 확인, 흡인유량 등을 수시로 점검해야 한다. 일반적으로 시료 채취 시간은 1시간으로 하나 분진의 농도가 0.01mg/$m^3$ 이하의 저 농도인 경우 시료 채취 시간을 연장하여 측정하도록 한다.

중량농도법은 대기 중의 공기를 시료 흡입부를 거쳐 흡입한 후 측정하고자 하는 미세먼지의 크기에 따라 분립장치 1(10$\mu$m 이상 제거) 또는

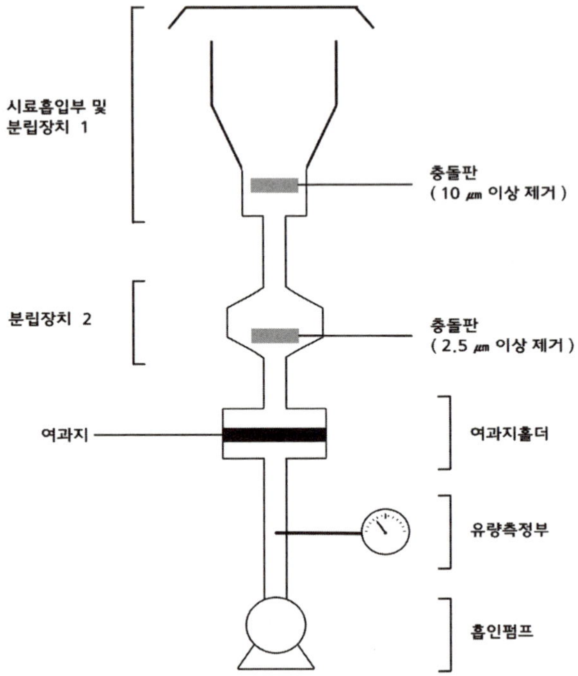


그림 2-3. 대기오염공정시험기준 내 환경 대기 중 미세먼지 측정 방법(중량농도법)[7]

출처: 국립환경과학원고시 제2018-54호 대기오염공정시험기준(2018.12.7)

분립장치 2(2.5㎛ 이상 제거)까지 설치하여 측정하고자 하는 먼지보다 큰 먼지들을 분리하여 제거하고 여과지 홀더 내에 있는 여과지 위에 먼지를 채취한다. 정해진 측정 시간(1시간 또는 24시간)에 맞추어 측정 전후의 여과지 무게를 직접 측정하여 미세먼지($PM_{10}$) 또는 초미세먼지($PM_{2.5}$) 농도를 측정하는 방법이다(그림 2-3).

# 2부

# 건강에는 어떤 영향을 미칠까?

3장

# 미세먼지의 건강영향

성주현

## 1. 건강영향과 관련된 미세먼지의 분류 및 특징

건강영향과 관련된 미세먼지의 특징은 크기와 구성 성분과 관련이 있다. 미세먼지의 크기에 따라서 인체에 도달할 수 있는 위치가 달라질 수 있고, 그 구성 성분이 어떤 물질을 포함하는가에 따라 인체에 미치는 영향이 달라질 수 있기 때문이다.

우리나라는 미세먼지를 크기에 따라 공기역학적 직경(aerodynamic diameter)이 10㎛ 이하인 미세먼지($PM_{10}$)와, 2.5㎛ 이하인 초미세먼지($PM_{2.5}$)로 분류하고 있다.[1] 일반적으로 10㎛보다 크기가 큰 입자들은 공기 중에 떠 있는 시간이 짧으며 코(nose)와 상기도(upper airway)에서 걸러지므로 미세먼지에 비해 몸 안으로 들어오는 경우가 드물다.[2] 하지만 2.5-6.0㎛ 범위의 입자들은 일반적으로 후두 아래의 전도 기도(conducting airway)까지 도달하고 0.5-2.5㎛ 범위의 입자들은 원위기도(distal airway)와 폐포(alveoli)에 도달하여 몸에 쌓이게 된다. 0.5㎛ 미만인 입자들은 폐포까지 도달하지만 보통은 가라앉지 않고 숨을 내쉴 때 몸 밖으로 배출된다.[3] 0.1㎛보다 크기가 작은 입자인 극미세먼지(ultrafine particulate matter; particulate matter 0.1, $PM_{0.1}$)는 숨쉴 때 폐로 들어와서 직접 혈관(blood vessel)으로 들어갈 수 있는 것으로 알려져 있는데,[4,5] 2010년 미국심장협회(American Heart Association, AHA)에서 발표한 문헌에서 심장에 미치는 영향이 다른 미세먼지보다 더 크다는 보고가 있은 이후 특히 주목을 받고 있다.[6] 0.01㎛ 미만의 입자는 나노 크기 미세입자(nano-scale particulate matter)라고 하며 아직까지 연구들이 많이 수행되지 않았기 때문에 일반적인 건강영향에 대해서는 많이 알려지지 않았다. 미세먼지의 크기가 중요한 이유는 크기에 따라서 우리 몸 안에 들어오고 쌓이는 부위가 달라질 수 있으며, 크기가 작아질수록 미세먼지의 표면적(surface area)이 넓어지게 되어 우리 몸에 미치는 영향이 커질 수 있기 때문이다.[2] 실제로 2.5-10㎛ 범위의 입자들은 폐 깊숙이 들어오지는 못하고 입자들이 쌓인 부위에 기계적인 손상(mechanical injury)을 주는 경우가 일반적이고 화학적인 손상(chemical injury)을 유발하는 경우는 드물다. 하지만 2.5㎛미만의 입자는 폐 깊숙이 있는 폐포나 폐 안의 혈관에까지 들어갈 수 있으며 그 안에서 기계적인 손상이나 화학적인 손상까지 일어나게 할 수 있다[7](그

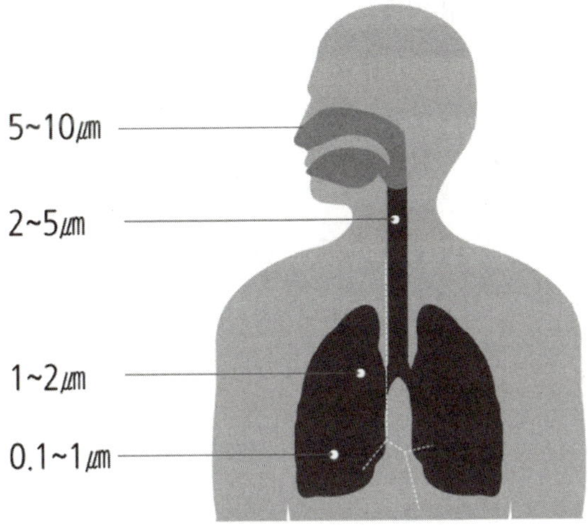


그림 3-1. 크기에 따라 미세먼지가 쌓이는 호흡기계의 부위
출처: http://www.me.go.kr/issue/finedust/ebook.pdf

림 3-1).

미세먼지의 크기는 미세먼지가 만들어지는 상황 및 주변 환경과도 관련이 있는데 크기에 따라서 미세먼지의 성분이 다른 것으로 알려져 있으며 미세먼지의 성분으로는 작은 입자(particle), 액체(liquid), 유기화합물(organic compound), 금속(metal), 흙(soil), 먼지(dust) 등이 있다.[2] 거친 미세먼지(coarse PM)로 불리는 2.5-10㎛ 크기의 입자는 대부분 물리적인 과정(physical process)으로 발생되는데, 대표적인 예는 흙과 도로 먼지의 부유, 파도의 비말(sea spray), 타이어 혹은 브레이크의 마모, 산업현장의 분진 등이 있다. 축적 모드 입자(accumulation mode particle)로 불리는 0.2-2.5㎛ 크기의 입자는 무기물

(inorganic substance), 유기물(organic substance) 혹은 더 작은 입자들(aerodynamic diameter < 0.2㎛)이 뭉치면서 만들어지며 황산염(sulfate), 질산염(nitrate), 암모늄(ammonium), 탄소 성분 미세먼지(carbonaceous PM) 등이 주요 성분이다. 축적 모드 입자는 일차적으로 숲의 화재(fire), 채굴(mining) 등의 활동으로 만들어질 수 있는데 이외에도 이차적으로 산업 현장의 화학물질, 가스[8] 및 유해한 물질로 알려진 중금속(니켈, 카드뮴, 크롬, 납, 구리 등)[9] 등이 원인 물질이 되기도 한다. 핵 모드 입자(nuclei mode particle)로 불리는 0.2㎛ 미만의 입자들은 연소(combustion), 대기 중의 결정핵 생성(atmospheric nucleation) 등의 과정으로 만들어지며 탄소질의 에어로졸(carbonaceous aerosol), 금속

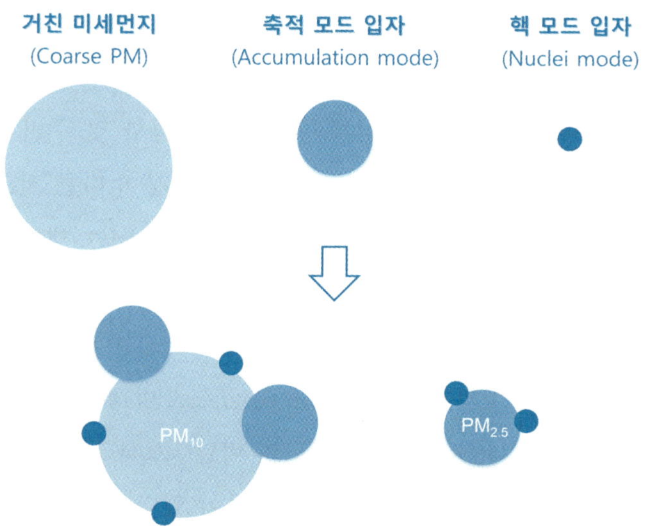


그림 3-2. 미세먼지의 생성과 포함되는 입자

(metal) 입자들이 많이 포함되는 것으로 알려져 있으나 서로 뭉쳐서 더 큰 입자가 되는 경우가 많아서 이 상태가 오래 지속되지는 않는다.

여기서 주의할 점은 $PM_{10}$과 $PM_{2.5}$는 각각 10㎛, 2.5㎛ 미만의 공기역학적 직경을 가지는 미세먼지를 말하는 것이므로 $PM_{10}$에는 거친 미세먼지, 축적 모드 입자, 핵 형성 모드 입자가 포함되고 $PM_{2.5}$에는 축적 모드 입자, 핵 모드 입자가 포함되는 사실이다(그림 3-2). 앞에서 언급했듯이 미세먼지의 구성 성분은 발생 상황 및 주위 환경과 관련이 있는데, 특정 상황이나 특정 공장이 있는 경우 그 구성 성분에 더 많은 유해한 물질들이 포함될 수도 있으므로,[9-11] 크기뿐 아니라 미세먼지의 구성 성분 역시 체내에 미치는 영향과 관련이 있을 수 있다[11-15] (표 3-1).

표 3-1. 미세먼지의 구성 성분 및 기원

| | 공기역학적 직경(㎛) | 입자의 구성 성분 | 입자의 기원 |
|---|---|---|---|
| 거친 미세먼지 (Coarse PM) | 2.5-10 | - 지질학적 성분(흙, 먼지)<br>- 꽃가루, 바다 염분<br>- 실리콘, 알루미늄, 티타늄, 철, 탄산칼슘 등의 금속 산화물 | - 흙, 길 등에서 먼지의 부유<br>- 산업 분진의 부유 |
| 축적 모드 입자 (Accumulation mode) | 0.2-2.5 | 황산염, 질산염, 암모늄, 유기 탄소, 원소 탄소, 중금속, 미세 지질 성분 물질(분진, 토양) | - 석탄, 석유, 가솔린의 연소<br>- 공장에서의 고온 공정 |
| 핵 모드 입자 (Nuclei mode) | < 0.2 | 유기 탄소 증기, 황산 증기, 금속 증기 | - 석탄, 석유, 가솔린의 연소<br>- 공장에서의 고온 공정 |

## 2. 미세먼지가 건강영향을 일으키는 기전

미세먼지와 관련이 있는 것으로 알려진 건강영향은 호흡기계 질환(폐기능 저하, 만성폐쇄성폐질환, 기관지 천식, 급・만성 기관지염, 폐암 등), 뇌심혈관계 질환(허혈성 심질환, 고혈압, 부정맥, 죽상경화증 등), 내분기계 질환(당 대사 문제, 지방 대사 문제 등), 임신 중 태아 영향(저체중아 출산, 조기 출산 등), 신경 질환 및 정신 질환(알츠하이머 환자나 혈관성 치매 환자들의 인지 기능 및 기억력 저하, 우울증 및 불안 장애 증가) 등으로 많은 종류의 질환이 관련이 있다.[11,16,17] 미세먼지의 건강영향을 더 잘 이해하기 위해서는 미세먼지가 이처럼 다양한 질병을 일으키는 기전(mechanism)에 대해서 계통(system)별로 세부적으로 살펴보고 특성을 파악하는 것이 필요하다.

미세먼지에 일차적으로 노출되는 곳은 호흡기계이며 미세먼지의 크기에 따라서 도달하고 쌓이는 부위가 달라진다. 미세먼지는 일종의 외인성화합물(xenobiotics), 즉 외부의 물질이므로 체내에서는 외부 물질을 제거하기 위한 면역 반응(immune reaction)이 일어난다. 가장 먼저 호흡기 상피세포(epithelial cell)와 폐포의 대식세포(alveolar macrophage)라는 세포들이 외부에서 유입된 이물질을 제거하기 위해서 염증성 시토카인(inflammatory cytokine)들을 만들어내도록 유도하며[18, 19] 그 결과 폐 조직에서 시토카인들에 의해 염증 반응(inflammation)이 일어난다.[20] 이러한 염증 반응의 결과 T cell이라는 면역 세포가 일을 하게 되면서 활성산소(reactive oxygen species, ROS)가 증가되며 폐 조직에 활성산소로 인한 산화 스트레스(oxidative stress)가 생기게 된다. 산화 스트레스는 폐 조직세포에 다시 염증[20]을 일으키고 DNA (deoxyribonucleic acid)에도 손상을 준다.[21] 이러한 반응들이 일어나면서 폐기능이 떨어지고, 기관지 천식과 만성폐쇄성폐질환을 악화시키며 장기간 노출 시 기도 변형(airway remodeling) 및 만성 염증을 초래할 뿐 아니라[22] 폐암의 발생을 야기할 수도 있다.[23,24]

실제로 국제암연구소(International Agency for Research on Cancer, IARC)는 2016년 IARC Monograph volume 109에서 대기오염과 미세먼지에 대한 과거의 연구 결과들을 바탕으로 대기오염과 미세먼지를 폐암의 원인이 되는 1군 발암물질(IARC group 1, The agent is carcinogenic to humans)로 분류했다. 1군 발암물질이란 동물 실험 및 역학 연구(epidemiologic study)를 통하여 인간에게 암을 일으킬 수 있다는 충분한 증거가 확보된 물질을 말한다. 이 보고서 내용 중에는 폐암 발생은 특정 산업이 위치한 인근 지역에서 더 높게 나타난다는 보고[10]가 있는데 이것은 공장 연기로 인해 미세먼지의 구성 성분이 바뀌면서 영향을 받는 것으로 생각된다. 실제로 도시/산업 시설 유무에 따라서 암 발생에 영향을 미치는 유전자의 변이(변이원성, mutagenic activity)도 발생한다는 보고가 있었다.[25] 아직까지 정확하게 밝혀지지는 않았지만 일반적으로 폐포에 쌓이는 미세먼지는 지름 2.5㎛ 미만의 입자들이며,[3] 이 입자들의 구성 성분 중에는 폐암의 원인이 되는 1군 발암물질로 분류된 중금속인 니켈, 카드뮴, 크롬 등이 포함될 수 있다.[9] 대기 중에 이러한 성분들이 많다면 미세먼지에 포함되어 폐포에 쌓이게 될 수 있고, 이 중금속들이 폐암 발생에도 영향을 미칠 수 있을 가능성이 있다. 실재로 2009년 서울 및 6대 광역시 지역의 $PM_{2.5}$ 성분 분석 결과에서도 인근에 대규모 산업 단지가 많이 위치하는 지역에서 니켈, 비소, 카드뮴 농도가 더 높게 나타났고,[26] $PM_{2.5}$가 폐암 발생과 관련이 있다고 보고되고 있다.[10, 24] 따라서 주위의 환경에 따라 미세먼지의 구성 성분은 차이가 있을 가능성이 있으며 이로 인하여 나타나는 건강영향 역시 차이가 있을 가능성이 있다.

0.1㎛ 미만의 극미세먼지는 직접 피 속으로 녹아 들어갈 수 있으며,[4, 5] 혈관을 타고 다른 장기에 도달할 수 있다. 극미세먼지가 도달한 장기에서는 호흡기계에서 나타나는 것처럼 염증 반응이 일어나고 산화 스트레스가 발생할 수 있다. 뇌심혈관계 질환의 경우 활성산소가 심장 근육이 일하는 데 필요한 칼슘 조절에 영향을 미쳐 기능을 떨어뜨리고[27, 28] 혈관 벽을 구성하는 얇은 세포인 혈관 내피세포(endothelial cell)에도 영향을 미쳐서 동맥 수축(arterial contraction)을 야기하며[29] 죽상동맥경화증(atherosclerosis)을 일으킨다[30]는 보고들이 있었다. 그리고 피가 났을 때 피를 굳게 하는 응고 인자(coagulation factor)의 기능이나[31] 인체의 적절한 내부 환경을 유지하는 자율신경계(autonomic nerve system)를 통해서도[32, 33] 뇌심혈관계 질환에 영향을 미치는 것으로 알려져 있다.[6, 34-36]

내분비계 질환의 경우 역시 미세먼지에 의한 염증 반응과 산화 스트레스가 야기하는 혈관 내피세포의 기능 장애[29, 37] 및 내장 비만세포(visceral adipose tissue) 조절장애[38] 때문에 발생하는 당 대사(glucose metabolism) 장애가 원인으로 주목 받고 있다.[39, 40] 신경 질환 및 정신 질환의 경우 또한 염증 반응과 관련이 있는 것으로 생각되며, 그로 인한 혈관과 뇌 사이에 보호막 역할을 하는 혈관뇌장벽(blood brain barrier)의 손상 가능성도 제시되고 있다.[41, 42] 임신 중 산모가 고농도의 미세먼지에 노출될 경우 조산(preterm birth)과 저체중아(low birth weight infant) 출산 위험이 높아진다는 보고들도 있으나 아직까지 정확한 기전은 알려져 있지 않다.[43, 44]

4장

# 미세먼지의 질병부담

정해관

## 1. 질병부담이란?

한 인구 집단의 건강 수준은 다양한 방법으로 측정할 수 있다. 일반적으로 건강하다는 것을 직접 측정하기보다는 사망 혹은 질병을 기준으로 건강을 평가하는 경우가 많다. 사망은 측정하기 쉽고 대부분의 인구 집단에서 표준화되어 있기는 하나 인간의 건강 상태 중 가장 극단적인 결과이므로 이것만으로 인구 집단의 건강 수준을 평가하는 것은 한계가 있다. 또 다른 방법으로 질병의 역학적 지표들을 이용한 상병지표들을 사용할 수 있으나 질병에 따라 그 중증도와 장애 수준이 다른 점을 반영하기 힘들다. 이에 따라 세계보건기구(World Health

Organization, WHO)는 세계은행과 함께 질병부담(burden of disease, BOD)이라는 개념을 도입했다. 질병부담은 장애보정생존년(disability adjusted life years, DALY)으로 산출하는데 DALY는 사망과 질병을 동일한 단위로 표시하며 질병의 중증도와 장애 수준, 유병 기간 등이 고려된 종합 지표이다.[1] 즉 사고, 질병, 장애 등으로 건강하게 생활하지 못한 햇수가 몇 년이나 되는지를 나타낼 수 있는 지표이다. 또한 DALY는 고혈압, 당뇨 같은 특정 질병군뿐만 아니라 미세먼지 등 특정 위험 요인에 의한 것으로도 산출할 수 있다. 환경 요인에 의한 인구집단의 질병부담은 환경성질병부담(environmental burden of disease, EBD)으로 정의하는데 일반적으로 특정 환경 요인에 의한 초과사망 혹은 DALY로 제시한다.[2] 즉 특정 환경 요인으로 인하여 얼마나 더 많은 생명이 사망하거나 DALY가 늘어났는지를 본다는 것이다.

## 2. 미세먼지의 질병부담

미세먼지는 인간의 건강에 영향을 미치는 환경 요인 중 가장 큰 요인으로 평가받고 있다. Lim 등(2012)은 만성질환으로 인한 사망에 기여하는 건강 위험 요인 중 대기오염이 13%를 차지하여 흡연 및 간접흡연을 합한 13%와 더불어 가장 큰 환경 요인으로 보고했다.[3] WHO 산하 국제암연구소(International Agency for Research on Cancer, IARC)가 2014년 미세먼지 중 디젤엔진배출물(diesel engine exhaust particulate, DEP)을 1군 발암물질(group I carcinogen)로 규정한 데 이어 2016년에는 대기오염물질 중 미세먼지를 1군 발암물질로 규정했다.[4] 이를 바탕으로 WHO는 2012년 세계적으로 연간 총 사망의 11.6%에 해당하는 650만 명이 실내공기 오염을 포함한 대기오염으로 사망하며 이 중 300만 명이 대기오염으로 사망한다고 추산했다.[2]

WHO는 실내공기 오염에 의한 질병부담이 주로 땔감 등 생물 연료의 연소에 의한 난방과 조리를 의존하는 인구가 많은 저개발국에 집중된 반면 대기오염에 의한 질병부담은 지역적으로 주로 동북아시아와 동남아시아 지역에 집중된 양상을 보인다. 국가별로는 중국, 인도, 러시아가 전체 사망의 반 이상을 차지하고 있다.

WHO의 추산에 의하면 대기오염으로 인한 사망의 40%는 각각 뇌졸중과 허혈성 심질환이 차지하여 총 80%가 호흡기 질환이 아닌 심뇌혈관질환으로 인한 것임을 보고했다. 또한 총 사망 중 53%가 35세 이상 남성에서 일어나는 것으로 추산했다.[2]

워싱턴대학교 산하의 건강계측및평가연구소(Institute for Health Metrics and Evaluation, IHME)는 WHO의 질병부담 산출 방식을 대폭적으로 개선하고 세계적인 건강 자료의 체계적인 수집을 통하여 세계질병부담(global burden of disease, GBD)을 새로 정립했다. 2013년 GBD 2010을 처음 산출한 이래 매년 주요 위험 요인별, 각 질병별 질병부담을 국가별, 지역별로 산출하여 제공하고 있다. 가장 최근 산출된 GBD 2016에 의하면 미세먼지에 의한 대기오염은 세계적으로 409만 명(최저 362만 명, 최대 458만 명)의 초과사망을 초래하며 이는 전

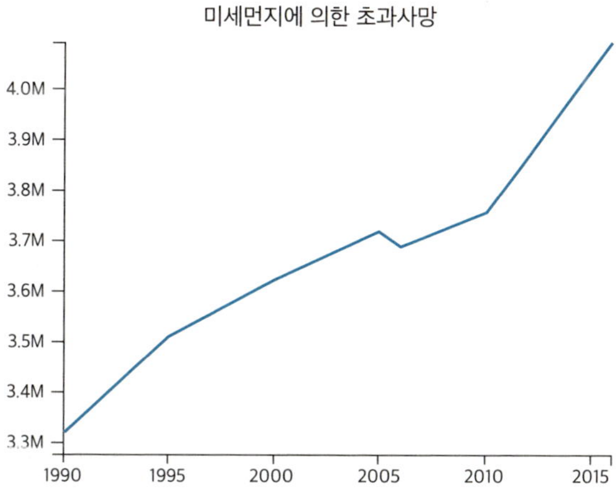


그림 4-1. 미세먼지에 의한 세계적 연간 초과사망의 연도별 추세(IHME, 2018)

체 사망의 7.5%에 해당한다고 추산했다.[5] 이는 흡연에 의한 초과사망 631만 명(총 사망의 11.6%)에 비하여 작으나 WHO가 추산한 대기오염 사망 300만 명에 비하여 더 큰 추산 결과를 보이고 있다. 대기오염에 의한 초과사망은 1990년 이래 매년 증가하는 양상을 보여주고 있다(그림 4-1).

경제협력개발기구(Organization for Economic Co-operation and Development, OECD)는 대기오염으로 인한 건강 피해가 2010년 세계적으로 연간 300만 명에서 2060년에는 600만-900만 명으로 늘어날 것으로 추산했다.[6] 이는 미세먼지를 비롯한 대기오염물질의 배출량 증가와 같은 직접적인 요인 이외에 세계적으로 인구노령화에 따라 미세먼지에 취약한 인구가 증가함을 같이 고려한 것이다. 건강 피해의 증가는 중국, 인도 등 신흥공업국을 중심으로 크게 증가할 것이며

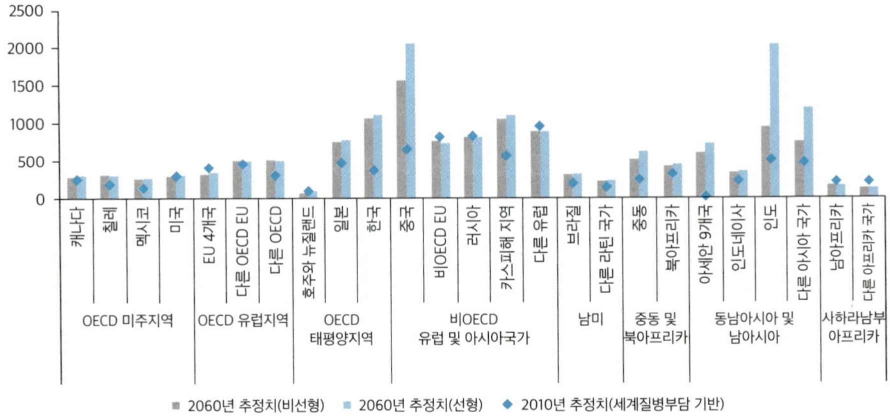


그림 4-2. 미세먼지와 오존으로 인한 인구 100만 명당 조기 사망 국가별 추산(2010, 2060)

OECD 국가 중 가장 큰 증가를 보일 것으로 예상되는 나라로 한국과 일본을 지목했다. OECD의 추산에 의하면 우리나라는 인구 100만 명당 대기오염 조기 사망률이 359명 수준이나 2060년에는 1,109명으로 일본을 앞질러 OECD 국가 중 가장 높을 것으로 예상되며 이는 세계적으로도 중국과 인도를 제외하고는 가장 높은 수준의 조기 사망률을 보일 것으로 예상했다(그림 4-2).

이러한 피해는 취약계층 중 하나인 어린이에서도 드러난다. 유엔아동기금(The United Nations Children's Fund, UNICEF)은 전 세계 어린이 1,700만 명이 대기오염 기준치를 6배 이상 초과하는 지역에 살고 있으며 매년 5세 미만 어린이 92만 명이 대기오염으로 사망한다고 보고했다(UNICEF, 2017).

## 3. 한국의 미세먼지 질병부담

환경부에서 시행한 환경성질병부담 연구에서 윤석준 등(2009)은 국내 미세먼지($PM_{10}$)로 인한 질병부담은 인구 1,000명당 6.89로 총 환경성질병부담 인구 1,000명당 17.98 중 가장 큰 부분을 차지한다고 보고했다.[1]

환경부의 후속 연구로 정해관 등(2016)은 국내 미세먼지($PM_{2.5}$)의 장기 노출로 인한 초과사망은 2013년 기준 국내 연간 총 사망자 266,257명의 6.5%에 해당하는 17,224명으로 추산했다. 세부적으로는 폐암 4,958명, 허혈성 심질환 3,432명, 뇌졸중 8,834명으로 추산되었다. 이 연구에서는 국내에서 매년 폐암 사망의 25%, 뇌혈관질환 사망의 25%, 허혈성 심질환 사망의 12.8%가 미세먼지 장기 노출로 인한다고 보고했다.[7,8]

## 4. 대기오염의 경제적 비용

대기오염은 인간의 경제 활동에 의해서 발생한다. 산업혁명 이후 산업의 발전은 석탄, 석유, 천연가스 등 화석 연료의 연소에서 나오는 에너지와 그 부산물을 바탕으로 이루어져왔다. 제2차 세계대전 이후 세계 경제가 번창하면서 화석 연료 연소로 인한 대기오염물질의 배출이 급격히 가속화되어 오늘날 인류는 기후 변화와 대기오염의 큰 부담을 지게 되었다. 대기오염은 경제적 이득을 얻기 위하여 시작되었으나 지금은 오히려 이로 인해 많은 경제적 손실을 초래하게 됐다. 대기오염으로 인한 경제적 손실 중 가장 주목받지 못한 것은 건강 피해로 인한 경제적 비용이다.

OECD는 장래 대기오염으로 인한 경제적 부담은 현재 국내총생산(Gross Domestic Product, GDP)의 0.3%에서 2060년 1.0%에 달할 것으로 추산했으며 이러한 경제적 비용의 증가는 주로 간접 비용의 급격한 증가로 인한 것으로 추산했다. 국가별로 보았을 때 우리나라는 OECD 국가 중 경제적 손실이 가장 큰 나라로 평가되었다. 대기오염으로 인한 복지 비용 역시 경제적으로 매우 큰 부담을 주는 것인데 세계적으로 2010년 기준 3.16조 달러(OECD 국가 1.42조 달러, 비OECD 국가 1.74조 달러)에서 2060년에는 18.3조 달러-25.33조 달러로 추산되었다. 2010년은 OECD 국가와 비OECD 국가의 비용이 비슷한 수준이었으나 2060년에는 비OECD 국가의 2060년의 비중이 85%를 상회할 것으로 추산했다. 이 기간 중 OECD 국가의 복지 비용은 2.4배 증가하는 데 반하여 비OECD 국가는 8.5-10.5배로 증가할 것으로 예상했다. 대기오염으로 인한 경제적 손실은 우리나라는 2060년 GDP의 0.63%로 일본(0.42%), 미국(0.21%), EU 주요 4개국(0.11%) 등과 비교할 때 OECD 국가 중 가장 클 것으로 예상했다.[6]

## 5. 개별 노출원에 의한 질병부담

김영민(2011)은 서울시의 4개 소각로 배출물로 인한 대기오염의 건강영향은 연간 297인년에 달하며 총 호흡기 질환 질병부담의 0.2%, 심혈관질환 질병부담의 0.1%를 차지한다고 보고했다.[9]

그린피스 코리아는 국내 석탄발전소에서 나오는 초미세먼지로 인해 2014년 기준 1,000명(최소 640명, 최대 1,600명)이 조기 사망한다고 보고했다(2015). 또한 2016년 당시 건설 중인 발전소와 계획 중인 발전소가 완공될 경우 초미세먼지와 이산화질소로 인한 국내 조기 사망자는 연간 620명, 주변국을 포함할 경우 연간 1,020명에 달할 것으로 예상했다.[10, 11]

질병부담은 환경 요인으로 인한 건강영향을 계량화하고 경제적으로 피해를 산출하는 데 있어서도 매우 유용한 지표이다. 국내는 건강 자료가 풍부하므로 대기오염으로 인한 질병부담을 정확하게 산출할 수 있다. 그러나 상대적으로 국내 과거 미세먼지 자료는 풍부하지 않아 장기 건강영향에 대한 연구 결과가 아직 소수에 불과하다. 또한 국내 대기오염 연구와 측정이 주로 서울을 비롯한 대도시를 중심으로 하고 있어 노령 인구의 비중이 훨씬 높은 농촌 지역의 질병부담에 대한 연구는 매우 드물다. 그리고 지역 단위의 질병부담 연구 역시 큰 성과가 없다. 지역 단위 수준의 질병부담 연구는 지방자치와 함께 지역 수준의 적극적인 대책 수립에 매우 중요한 근거로 활용할 수 있을 것이다.

5장

# 미세먼지 노출과 사망 위험

이수진

2017년 10월, 란셋의 환경오염·보건위원회(Commission on Pollution and Health)는 최근 환경 오염이 인류의 건강에 미치는 영향에 대한 보고서를 국제적으로 유명한 의학 전문 잡지 중의 하나인 『란셋(The Lancet)』에 발표했다. 세계적으로 명망 있는 보건 및 환경 전문가 47명으로 구성된 이 위원회는 유럽연합(European Union, EU)과 미국 정부 등의 지원을 받아, 환경 오염이 인류 건강에 미치는 영향과 환경 오염으로 인해 발생하는 비용을 종합적으로 분석하는 연구를 시행했다.

이 위원회는 2015년 전 세계에서 환경 오염으로 인해 당초 주어진 수명을 다 채우지 못하고 사망한 사람이 900만 명에 달한다고 보고했는데, 이 수는 2015년 전 세계 사망자의 16%에 해당한다. 이것은 에 이즈와 결핵, 말라리아로 사망하는 사람을 모두 합한 수보다 3배 이상 많고, 전 세계 도처에서 발생하고 있는 모든 전쟁과 폭력으로 희생되는 사람보다 거의 15배 이상 많은 수에 해당된다. 또한 환경 오염으로 인한 조기 사망자 수는 지난 세기 인류의 생명을 가장 심각하게 위협한 흡연으로 인한 사망자 수를 초과하고 있고 그 밖의 음주, 기아, 교통사고, 약물 남용에 의해 사망하는 사람보다도 많다(그림 5-1).

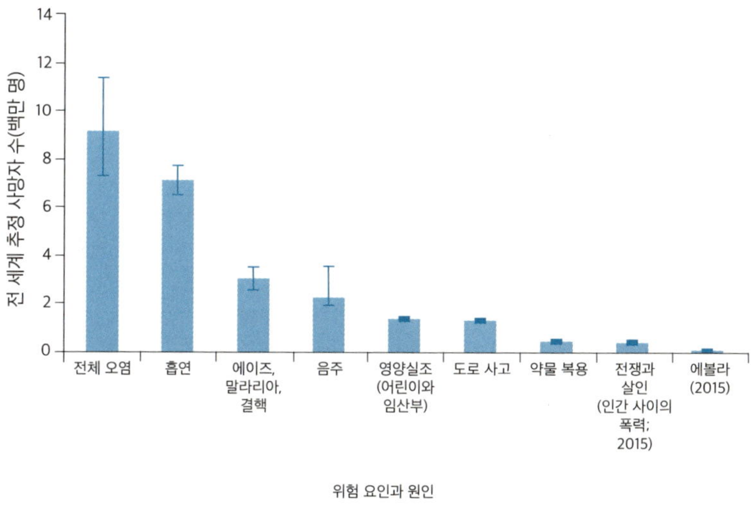


**그림 5-1. 주요 원인으로 인한 인구 100만 명당 사망자 수 추산**

출처: Landrigan et al., 2017[1]

표 5-1은 오염원별 조기 사망자 분포도를 보여준다. 이에 의하면 전체 환경 오염으로 인한 조기 사망자 900만 명 중에 대기오염으로 인한 조기 사망자가 650만 명으로 대략 72%를 차지하고 있고, 이어 수

표 5-1. 전 세계 질병부담연구(GBD; 2015)에서의 오염 인자별 추정 사망자 수(백만 명) 추산과 세계보건기구(WHO) 자료(2012) 비교

| | 전세계 질병부담연구(GBD) 추정 사망자 수 (95% CI) | 세계보건기구(WHO) 추정 사망자 수 (95% CI) |
|---|---|---|
| 공기(전체) | 6.5(5.7-7.3) | 6.5(5.4-7.4) |
| 가정내 공기 | 2.9(2.2-3.6) | 4.3(3.7-4.8) |
| 주변 입자상 물질 | 4.2(3.7-4.8) | 3.0(3.7-4.8) |
| 주변 오존 | 0.3(0.1-0.4) | .. |
| 물(전체) | 1.8(4.1-2.2) | 0.8(0.7-1.0) |
| 안전하지 못한 위생시설 | 0.8(0.7-0.9) | 0.3(0.1-0.4) |
| 안전하지 못한 상수원 | 1.3(1.0-1.4) | 0.5(0.2-0.7) |
| 직업성 | 0.8(0.8-0.9) | 0.4(0.3-0.4) |
| 발암성 물질 | 0.5(0.5-0.5) | 0.1(0.1-0.1) |
| 입자상 물질 | 0.4(0.3-0.4) | 0.2(0.2-0.3) |
| 토양, 중금속, 화학물질 | 0.5(0.2-0.8) | 0.7(0.2-0.8) |
| 납 | 0.5(0.2-0.8) | 0.7(0.2-0.8) |
| 전체 | 9.0 | 8.4 |

출처: Landrigan et al., 2017[1]

질 오염으로 인한 조기 사망자가 180만 명(약 20%), 작업 환경의 유해물질에 노출되어 발생한 직업병으로 인한 조기 사망자가 80만 명(약 9%), 토양, 중금속 및 화학물질 오염에 의한 조기 사망자가 50만 명, 납 오염에 의한 조기 사망자도 50만 명 정도인 것으로 분석되었다.

조기 사망을 일으키는 가장 위험한 원인으로 지목된 대기오염의 주범은 초미세먼지($PM_{2.5}$)였다. 2015년 한 해 동안 전 세계적으로 420만 명(전체 환경 오염으로 인한 조기 사망자의 약 47%)이 대기 중 초미세먼지

로 인해 조기 사망한 것으로 위원회는 분석했다. 또한 가정에서 요리할 때 발생하는 초미세먼지로 인한 조기 사망자도 290만 명(전체 환경 오염으로 인한 조기 사망자의 약 32%)이나 되는 것으로 나타났다(표 5-1).

최근, 세계보건기구(World Health Organization, WHO)는 우리나라의 환경 오염 문제 특히, 미세먼지가 세계 주요 선진국들과 비교해 상대적으로 매우 심각한 수준임을 지적하고 있다. 2012년에서 2014년까지 3년간 세계 주요 도시들의 미세먼지 농도를 비교한 결과, 우리나라의 미세먼지 농도가 대부분의 외국 선진국들을 크게 초과하고 있음을 보여준다. 미세먼지로 인한 건강 문제를 예방하기 위해 WHO가 권고하고 있는 미세먼지($PM_{10}$) 농도가 연평균 10ug/m$^3$ 미만인 데 비해 2014년의 경우 황사를 포함한 서울의 연평균 미세먼지($PM_{10}$) 농도는 46ug/m$^3$로 WHO 권고 기준을 4.6배 초과했고, 이 농도는 미국 LA보다 2.3배, 프랑스 파리, 영국 런던 및 일본 도쿄에 비해서도 각각, 1.6배, 2.1배 및 1.6배 더 높은 수준에 해당된다. 서울의 연평균 초미세먼지($PM_{2.5}$) 농도도 24ug/m$^3$로 미국 LA보다 2.2배, 프랑스 파리, 영국 런던 및 일본 도쿄에 비해서 각각, 1.3배, 1.6배 및 1.6배 더 높은 수준이었다.[2]

의학 전문 잡지 『란셋』이 구성한 란셋 카운트다운 위원회가 발표한 기후와 건강 보고서(The Lancet Countdown on health and climate)에 따르면 2015년 중국에서 100만 명당 700명이 초미세먼지($PM_{2.5}$)로 인하여 조기 사망했고, 한국에서는 100만 명당 380명이 조기 사망했다. 또한 북한의 경우 초미세먼지($PM_{2.5}$)로 인한 건강 피해가 중국보다 더 심각한 수준으로 100만 명당 750명이 조기 사망한 것으로 나타났다. 아시아 지역에서 초미세먼지($PM_{2.5}$) 때문에 조기에 사망하는 인구는 중국에서 연간 966,794명, 인도, 한국, 북한에서 각각, 524,680명, 19,355명, 18,850명으로 추산된다.[3]

2017년에 경제협력개발기구(Organization for Economic Co-operation and Development, OECD)가 우리나라의 환경 정책 수립·이행과 성과를 종합적으로 검토하고 정책 권고를 위해 발표한 "제3차 환경성과평가보고서"의 내용은 보다 충격적이다. 이 보고서에 의하면 현재 우리나라는 화석 연료 위주의 에너지 사용(1차 에너지 총 소모량의 82%) 등으로 온실가스 배출이 1990년 대비 2013년에 2.38배 증가하는 등 주요 환경 지표가 심각한 수준에 이르고 있다. 만일 이러한 심각한 대기오염 상황에 제대로 대처하지 못하면 앞으로 40여 년 뒤인 2060년에는 대기오염으로 인한 조기 사망률이 현재보다 약 3배 정도 증가하여 OECD 국가 중에서는 대한민국이 1위가 될 것으로 예측했다. 2010년 인구 100만 명당 359명이 조기 사망하는 수준에서 2060년에는 1,109명으로 높아질 것으로 예상했고, 이로 인한 의료비 증가, 노동 생산성 저하 등으로 0.63%의 GDP 손실이 초래될 것으로 전망했다.[4]

## 1. 미세먼지의 건강영향

대기오염이 인체의 건강에 미치는 영향은 매우 낮은 농도에서도 상대적으로 심각한 건강 문제를 일으키는 것이 특징이다.[5] 미세먼지는 지표면에 존재하는 오존($O_3$)이나 기타 일반 대기오염물질보다 인체 건강에 더 큰 위험을 초래한다. 대기 중 미세먼지는 대기 중에 떠다니는 고체 입자와 액체 입자가 합쳐진 형태로 존재하는데, 공간과 시간에 따라 입자의 크기와 화학 성분이 시시각각으로 변화한다. 미세먼지는 다양한 오염원에서 배출되는 1차 오염물질과 이들이 대기 중에서 물리・화학 반응을 일으켜 생긴 2차 오염물질로 이루어진다. 미세먼지의 성분에는 질산염, 황산염, 암모늄, 비휘발성 유기물, 유기탄소 등과 같은 유기화합물과 생물학적 화합물들뿐만 아니라 철, 구리, 니켈, 아연, 바나듐 등 중금속도 다량 함유되어있다.[6] 초미세먼지($PM_{2.5}$)의 대기 중 체류 시간은 약 7일로, 바람을 타고 장거리를 이동하여 주변국까지 영향을 끼친다. 한편 미세먼지($PM_{10}$)의 대기 중 체류 시간은 $PM_{2.5}$의 1/2-1/3 수준이다.

미세먼지 노출이 인체의 건강에 미치는 영향은 여러 가지가 있다. 대기 중 미세먼지의 농도가 높아질수록 병원 입원율과 응급실 방문 횟수가 증가한다. 또한 천식 환자의 발작 빈도가 증가하거나 호흡 곤란, 흉부 불쾌감 및 통증, 기침, 기도 염증과 같은 호흡기 증상을 호소하는 환자가 많아진다. 기존의 기관지염, 만성폐쇄성폐질환 같은 만성 호흡기 질환이 악화되거나 폐 기능이 크게 감소하고 부정맥, 허혈성 심장질환, 심근경색, 뇌경색 등이 발생하여 조기 사망률이 높아지기도 한다.[7-9] 임산부가 고농도의 미세먼지에 노출되면 조기 분만과 저체중아 출산을 일으키고 태아 및 영아 사망률이 증가하는 심각한 결과를 초래할 수 있다. 미국에서 수행된 역학 조사에 따르면 대기 중 미세먼지에 많이 노출될수록 성인 당뇨병 발생이 증가한다는 결과가 발표되었다.[10]

최근에 시행된 다수의 역학적 연구들에서는 미세먼지에 의한 대기오염으로 인해 발생하는 건강영향 지표로 '병원 입원율'과 '사망률'을 사용하고 있다. Fang 등의 연구(2013)[11]에 의하면 전 세계에서 발생되는 사망 중 심장과 폐질환으로 인한 사망의 약 3%, 폐암으로 인한 사망의 약 5%가 미세먼지로 인한 것이며, 초미세먼지($PM_{2.5}$)에 노출되면 평균 수명이 약 8.6개월 정도 감소되는 것으로 나타났다.[12] Correia 등(2013)[13]은 2000년에서 2007년 사이, 미국 전역에 걸친 545개 지역의 자료를 분석한 결과에서 대기 중 초미세먼지($PM_{2.5}$) 농도를 10$\mu g/m^3$씩 저감시킬 때마다 거주 지역 인구 집단의 기대수명이 0.35년 증가함을 보여주었다. 또한 Zanobetti와 Schwartz(2009)[14]는 대기 중 초미세먼지($PM_{2.5}$) 농도가 10$\mu g/m^3$씩 증가될 때마다 인구 집단의 사망률이 0.8%씩 높아지고, 미세먼지($PM_{10}$)의 경우에는 초미세먼지($PM_{2.5}$)에 비해서는 그 영향력이 적어 농도가 10$\mu g/m^3$씩 증가될 때마다 사망률이 0.6%씩 높아진다고 했다.

Atkinson 등(2010)[8]이 영국에서 수행한 연구 결과에 의하면 대기 중 미세먼지($PM_{10}$과 $PM_{2.5}$) 농도가 10$\mu g/m^3$ 증가하면 영국 인구의 전체 사망률이 0.5% 증가하고, 특히 호흡기 질환으로 인한 사망률은 2.1%나 증가했다. 네덜란드에서 진행된 유사한 연구에서도 대기 중 미세먼지($PM_{10}$과 $PM_{2.5}$) 농도가 10$\mu g/m^3$씩 증가할 때마다 전체 사망률과 호흡기 질환으로 인한 사망률이 각각 0.5%, 1.6%씩 증가했다.[15] 유사한 결과들이 다른 지역에서도 관찰되는데, 스페인 바르셀로나에서도 대기 중 초미세먼지($PM_{2.5}$) 농도가 10㎍/m³씩 증가할 때 사망률이 1.4%씩 증가했고,[16] 스웨덴 스톡홀름과 스페인 마드리드에서는 각각 1.5%, 2.7%씩 증가했다.[17-18] 장시간 동안의 지속적인 미세먼지 노출이 사망률에 미치는 영향에 대해서는 현재까지 명확하게 밝혀지지 않았다. 아마도 미세먼지가 사망에 미치는 영향 이외에도 시간의 흐름과 함께 다양한 원인들이 복합적으로 작용하기 때문일 것이다.[19]

대기 중 미세먼지에 노출되면 고령자의 심근경색 및 울혈성 심부전이 악화되어 병원에 입원할 위험이 증가하게 되는데[20] 미세먼지는 혈관의 죽상 동맥경화를 유발하거나 촉진하는 기전으로 작용하거나[21] 혈장 점성의 증가, 혈관 수축, 혈전 생성, 급성 반응물질, 혈관 내피의 기능 부전 및 심장의 자율 조절 기능의 변화 등 매우 다양한 요인들이 복합적으로 작용하여 심혈관계에 영향을 미친다.[22-25]

## 2. 미세먼지가 신체 각 기관에 끼치는 영향

798명을 대상으로 조사 한 미국 로스앤젤레스 연구에 의하면, 장기간의 10㎍/m³ 수준의 초미세먼지($PM_{2.5}$) 노출이 경동맥 중막(carotid intima-media) 두께를 증가시키는데,[26] 이는 결국 미세먼지가 동맥경화를 유발한다는 것을 의미한다. 또한 단기간의 초미세먼지($PM_{2.5}$) 노출만으로도 심혈관 및 호흡기 질환으로 인한 입원이 증가된다.[27] 대기 중 미세먼지 노출이 심근경색을 일으킬 수도 있다. 미세먼지의 노출이 높을수록 심박변이도(heart rate variability, HRV)는 오히려 감소되고, 심박변이도가 줄어들면 심장마비의 위험성은 증가된다.[28] 미세먼지에 대한 노출은 뇌수막 질환[12, 29]과 허혈성 심장질환에 의한 사망에도 직접적인 영향을 미치고, 폐경기가 지난 여성이 장기적으로 초미세먼지($PM_{2.5}$)에 노출되면 심혈관질환에 의한 사망률이 증가된다.[30]

미세먼지가 급성 심근경색에 미치는 단기 효과에 대한 메타분석을 시도한 Luo 등의 연구(2015)[31]에 의하면 대기 중 미세먼지($PM_{10}$) 농도가 10㎍/$m^3$ 증가함에 따라 단기적으로 급성 심근경색의 위험이 1.005배 증가하고, 초미세먼지($PM_{2.5}$)의 경우에는 그 영향이 더 커서 10㎍/$m^3$ 증가할 때 1.022배 증가했다. 2011년부터 2015년까지 홍콩에서 수행된 연구에서는 2일간 초미세먼지($PM_{2.5}$) 농도가 10㎍/$m^3$ 증가할 때 하루 사망자 수가 2.35% 증가했고, 급성 심근경색에 의한 생명손실년수(years of life lost, YLL)가 1.69 증가하는 것으로 나타났다. 이 연구에서 $PM_{2.5}$와 급성 심근경색에 의한 사망률 간의 연관성은 남성과 젊은 성인들에서보다 여성과 노인들 사이에서 더 크게 관찰되었다.

또한 중국 북부 지역 4대 도시(선양, 대련, 천진, 일조)에 거주하는 39,054명을 대상으로 실시한 연구 결과에서는 대기 중 미세먼지($PM_{10}$) 농도가 10㎍/$m^3$씩 증가함에 따라 전체 사망률이 24%, 심혈관질환에 의한 사망률이 23%, 뇌혈관질환에 의한 사망률이 23%씩, 허혈성 심질환과 심장마비에 의한 사망률이 각각 37%, 11% 증가했다.[32]

대기 중 미세먼지 노출은 폐암에 의한 사망률에도 영향을 미친다. 중국 광저우 시에서 2005년부터 2013년까지 초미세먼지($PM_{2.5}$)에 의한 폐암 발생과 그로 인한 사망자 수를 분석했는데, $PM_{2.5}$ 평균 농도는 1990년 38.37㎍/$m^3$에서 2013년 51.31㎍/$m^3$으로 34.6% 증가했고, 폐암으로 인한 사망자 수는 2005년에서 2013년 사이에 36.2% 증가했다. $PM_{2.5}$에 기인하는 폐암 사망 연수(lung cancer disability adjusted life years, lung cancer DALY)의 경우 2005년 12,105.0(남성은 8,181.0, 여성은 3,924.0)에서 2013년 16,489.3(남성은 11,291.7, 여성은 5,197.6)으로 증가했다. 이 분석을 요약하면 2013년 중국 광저우 시에서 발생한 폐암에 의한 사망의 23.1%는 대기 중 초미세먼지($PM_{2.5}$)가 원인이었다는 것이다.[33] 이 주제와 관련된 중국 내 다른 연구에서는 미세먼지 노출이 폐암에 의한 사망에 미치는 기여위험도가 각각 13.7%와 23.9%였다.[34, 35]

대기오염 특히 미세먼지는 뇌졸중 발생과도 관련이 있다. 이미 설명한 바와 같이 미세먼지가 심혈관질환을 유발하는 기전으로는 여러 연구들을 통해 혈관 내피의 기능 변화, 혈관 긴장도 변화와 혈관 수축, 혈장 점도의 상승, 혈전 및 죽상 동맥경화 유발 등이 알려져 있다. 그러나 미세먼지 노출이 뇌혈관에 미치는 영향은 관련 연구가 절대적으로 부족하여 구체적인 병태생리학적 작용기전을 알기 어려우나, 대부분의 전문가들은 심혈관에서 발생하는 작용기전이 뇌혈관에서도 유사하게 적용될 것으로 짐작하고 있다.

세계적으로 매년 5백만 명 이상이 뇌졸중으로 인해 사망하고 있으며, 다행히 생명에는 지장이 없더라도 안면마비, 구음장애나 반신불수와 같은 심각한 후유증을 동반하는 경우가 많다. 뇌졸중은 2/3가 개발도상국에서 발생하고 있지만, 세계적으로 이 질병과 그 후유증으로 인한 부담은 지속적으로 증가할 전망이다. 뇌졸중 위험을 증가시키는 주요 위험 요인으로 선진국에서는 인구의 고령화가 먼저 지목되지만 저소득 국가에서는 흡연, 고혈압 및 비만이 가장 중요한 위험 요인들이다.[36, 37] 대기오염이 뇌졸중에 미치는 영향에 대해서는 호흡기계 질환이나 심혈관계 질환에 비해 상대적으로 늦게 연구되기 시작했다. Shah 등(2015)[38]이 238개 연구 논문을 대상으로 대기오염이 뇌졸중에 미치는 영향에 대한 체계적 고찰과 메타분석을 실시했다. 이 연구에서 8개국에 걸쳐 총 620만 건의 뇌졸중 사례를 분석한 결과, 대기 중 일산화탄소 농도가 1ppm 상승할 때마다 뇌졸중으로 인한 입원율 또는 사망률이 1.015배씩 증가하고, 이산화황($SO_2$)과 이산화질소($NO_2$)는 10 ppb 상승할 때마다 각각 1.019배 및 1.014배씩 증가한 것으로 나타났다. 또한, 대기 중 초미세먼지($PM_{2.5}$)와 미세먼지($PM_{10}$) 농도가 10$\mu g/m^3$ 증가함에 따라 뇌졸중으로 인한 입원율 또는 사망률이 각각 1.011배, 1.003배씩 증가했다.

6장

# 미세먼지와 암

박원주

## 1. 암이란

암(Cancer)의 어원은 그리스어로 게를 뜻하는 Crab에서 유래되었다. 우리 몸에 찰싹 붙어서 집게 다리처럼 퍼져나가는 모습이 게와 닮아서이다. 그래서 대한암학회 로고에서도 빨간 게 한 마리를 볼 수 있으며, 학회의 상징으로 활약하기도 한다. 우리 몸은 약 60조 개의 세포로 이루어져 있으며 이 많은 세포가 단 하나의 세포에서 유래되었다는 것은 참 놀라운 일이다. 우리 몸의 세포들은 분열로 인한 탄생, 성장, 죽음의 과정을 반복하며 일정한 숫자를 유지한다. 하지만 어떠한 원인으로 인해 세포가 스스로의 조절 기능을 잃고 정상 세포보다 빨리, 그리고 계속적으로 분열 및 증식하는 상황을 세포가 암이 되었다고 말한다. 암세포는 끊임없이 증식하면서 주변의 정상적인 세포들을 파괴하고 자라다가 다른 장기에까지 전이되면서 결국 사람을 죽음에까지 이르게 한다. 국가암정보센터에 따르면 우리나라 국민들의 남녀 기대수명인 각각 79세, 85세까지 생존하는 경우 남성에서는 5명 중 2명(38.7%), 여성에서는 3명 중 1명(33.1%)에서 암이 발생할 것으로 추정하고 있다.[1]

암은 타고난 유전적 요인과 살아가면서 접촉하게 되는 다양한 환경적 요인에 의해 복합적으로 발생한다. 뭔가 스트레스를 받는 상황에서 우리는 "이러다 암 생기겠다!"라는 농담을 간혹 한다. 하지만 실제로 암세포는 그리 쉽게 생겨나지 않는다. 암세포가 되기 위해서는 유전자의 변이가 필수적이다. 그리고 이러한 과정은 한 단계가 아니라 암 유발 개시, 촉진 및 진행과 같은 복잡한 여러 단계를 거쳐야 한다. 유전자 변이가 발생했다 하더라도 이 또한 대부분 문제가 되지 않는다. 그 이유는 우리 몸은 암으로 변할 가능성이 있는 세포들을 복구하거나, 죽이는 시스템이 잘 발달되어 엄격하게 통제되고 있기 때문이다. 이러한 복잡한 여러 단계의 과정을 거쳐야 정상세포가 암세포로 변하게 된다. 따라서 환경적 발암물질 노출에 의한 암세포화 과정은 짧은 시간에 이루어지기 어려우며 수년에서 수십 년에 거쳐서 발생하게 된다. 뉴스 기사에서 발암물질을 취급한 근로자가 산업재해 불승인 판정받았다는 내용을 접하는 경우가 있다. 그 이유를 자세히 들여다보면 발암물질에 비교적 짧은 기간 노출되어 그 기간 동안 발암물질에의 노출량이 정상세포를 암세포로 변화시켰다고 볼 수 있는 과학적 근거가 부

표 6-1. 일반적인 암의 원인

| 원인 | 국제암연구소 | 미국 국립암협회지 |
|---|---|---|
| 흡연 | 15 - 30% | 30% |
| 만성 감염 | 10 - 25% | 10% |
| 음식 | 30% | 35% |
| 직업 | 5% | 4% |
| 유전 | 5% | - |
| 생식 요인 및 호르몬 | 5% | 7% |
| 음주 | 3% | 3% |
| 환경 오염 | 3% | 2% |
| 방사선 | 3% | 3% |

출처: 국가암정보센터 홈페이지

족하기 때문이다.

암을 일으키는 물질을 발암물질이라고 한다. 발암물질은 직접 DNA와 같은 핵산에 결합하여 구조와 기능을 변화시켜 암을 유발하기도 하지만, 대부분은 발암성이 없다가 체내에서 대사 과정을 통해 화학적 성분이 바뀌면서 활성화되어 발암 능력을 갖게 된다. 이러한 발암물질의 종류에는 개별적인 화학물질, 생활습관 요인, 생물학적 요인, 물리적 요인 및 직업적 요인들이 있다. 인간에 대한 발암물질 연구는 매우 어려운 과정이다. 세상에는 수많은 물질과 수많은 암이 존재하기 때문에 발암물질 연구는 전 세계적인 협동이 필요하다. 전 세계적인 연구 결과들을 빠짐없이 수집하여 발암성을 결정하는 대표적인 기관은

프랑스 리옹에 위치한 국제암연구소(International Agency for Research on Cancer, IARC)이다. 국제암연구소는 세계보건기구(World Health Organization, WHO) 산하의 기관으로 1965년 결성되어 반세기 넘게 발암물질을 평가하고 분류하는 활동을 하고 있다. 이러한 노력에 따라 2019년 5월 현재 120개의 물질이 확실히 사람에게 암을 일으키는 1군 발암물질로 분류되었고 393개의 물질이 발암 가능성이 있는 2군 발암물질로 분류되었다. 이러한 국제암연구소에서 2016년 109번째 1군 발암물질로 대기오염(outdoor air pollution) 및 미세먼지를 지정하여 보고서를 발간했다. 보고서의 수많은 연구 결과들은 일관되게 대기오염과 미세먼지가 폐암을 일으키는 발암물질임을 입증하고 있다.

표 6-2. 국제암연구소에 따른 발암물질 분류

| 분류 | 내용 |
| --- | --- |
| 1군 | 인간에서 발암성이 확인된 물질 |
| 2군 | 인간에서 발암 가능성이 높거나, 가능성이 있는 물질 |
| 3군 | 인간에서 발암성이 분류되지 않은 물질 |
| 4군 | 인간에서 발암성이 없을 가능성이 높은 물질 |

## 2. 미세먼지 속의 발암물질

미세먼지는 다른 대기오염물질과 함께 폐를 통해 우리 몸 속으로 들어온다. 따라서 미세먼지의 발암성을 고려 시에는 다른 대기오염물질의 발암성도 같이 살펴보는 것이 필요하다. 대기오염물질은 크게 분진과 가스로 구분할 수 있다. 가스 형태의 오염물질도 대기 중에 흔히 있는 성분들이면서 반응성이 강한 오존, 수증기, 암모니아 등과 반응하여 분진 형태로 변화하여 폐에 흡수되기도 한다. 미세먼지의 발암성의 강도는 그 구성 성분 및 크기에 따라 좌우된다. 미세먼지의 구성 성분은 시기, 발생원과 자신이 생활하는 위치 등의 다양한 상황에 따라 달라진다. 주변의 교통량, 인근 공장의 종류와 가동률, 건설 현장, 환기 상태 등에 따라 미세먼지를 구성하는 발암물질 종류와 함유량이 변화하기 때문이다. 우리나라에서는 일반적으로 황산염, 질산염, 탄소류, 검댕, 지표면의 광물 등이 미세먼지의 주요 성분이나, 그 밖의 기타 성분의 비중 또한 무시할 수 없다. 주위 환경과 여러 조건에 따라서 높은 수준의 중금속, 유기화합물 및 혼합물에 노출될 가능성도 있다. 대기 속에 포함될 수 있는 1군 발암물질은 표 6-3과 같이 매우 다양하며, 이 물질들은 모두 국제암연구소에서 확실히 사람에게 암을 일으키는 1군으로 분류된 물질들이다. 대기에 포함되어 있는 1군 발암물질들 중 10 μm 이하의 입자 형태로 공기 중에 존재할 수 있는 물질들이 바로 미세먼지 속의 발암물질이 되겠다.

미세먼지 속의 개별적인 발암물질의 양은 미미한 수준이라 하더라도, 수많은 물질이 다중으로 노출되기 때문에 안심할 수는 없다. 이러한 발암물질은 미량이라 하더라도 그 환경에 살고 있는 한 어쩔 수 없이 장기간 지속적으로 노출되어 세포의 발암화 기회를 높이기 때문이다. 우리나라의 미세먼지 성분 분석에서도 1군 발암물질인 크롬, 카드

표 6-3. 대기오염물질 속에 포함될 수 있는 1군 발암물질들

| 금속 및 섬유상 물질 | 화학물질 | 혼합물 | 기타 |
| --- | --- | --- | --- |
| 비소 | 벤젠 | 담배연기 | 다핵방향족 탄화수소 |
| 크롬(6가) | 포름알데히드 | 디젤 배기가스 | 벤조파이렌 |
| 니켈화합물 | 다이옥신 | 실내 석탄 연소 | 라돈 |
| 카드뮴화합물 | 1,3-부타디엔 | 나무분진 | |
| 베릴륨 | 산화에틸렌 | 미네랄 오일 | |
| 석면 | 트리클로로에틸렌 | 콜타르 | |
| 결정형규산 | 비닐클로라이드 | 코크스 부산물 | |
| | | 폴리염소화비페닐 | |

출처: 국제암연구소 Monographs-109

뮴, 비소 등이 측정되며 환경 조건에 따라 건강에 매우 우려가 되는 수준으로 검출되기도 한다.[2]

미세먼지는 그 구성 성분 속의 발암물질뿐만 아니라, 너무 작은 크기 때문에 발암성을 갖기도 한다. 미세먼지는 크기가 작기 때문에 다시 몸 밖으로 배출되지 않고, 쉽게 흡수되어 전신을 비교적 자유롭게 이동한다. 이러한 이동 과정에서 미세한 물리적 손상을 발생시키며, 손상과 회복 과정이 반복되는 중에 세포가 변성되고 이로 인해 유전적 변이가 발생하여 암세포화가 될 수 있다. 이러한 물리적 손상과 더불어 황산염, 질산염과 같은 산성 물질에 의한 손상, 크롬 및 카드뮴과 발암물질에 의한 추가 손상이 복합적으로 작용하여 암세포를 유발하게 된다. 화살 자체도 위험하지만 화살에 독을 바르면 보다 위험한 독

화살이 되는 것처럼, 미세먼지 자체도 작은 크기로 인한 기본 위험성과 더불어 그 성분 또한 유독하다면 그 위험성이 배가 되는 것이다.

## 3. 미세먼지와 폐암

폐암이란 폐조직에 생긴 악성종양으로 크게 소세포폐암과 소세포폐암이 아닌 비소세포폐암으로 분류한다. 소세포폐암은 전체 폐암의 15-20%를 차지하며 다른 폐암과는 특성, 예후 및 치료 방침이 확연히 다르기 때문에 따로 분류한다. 소세포폐암은 다른 폐암에 비해 악성도가 높고 증식 속도가 빨라 예후가 나쁘다. 중앙암등록본부 자료에 따르면 2014년에 24,027명의 새로운 폐암 환자가 발생했다. 이는 전체 암 발생의 11.1%로, 남성에서 발생률 2위, 여성에서 5위를 차지했다. 인구 10만 명당 47.3명의 폐암이 발생하여 100만 명이 사는 도시라면 1년간 약 473명의 폐암 환자가 새로 발생하는 것이다.

폐암의 발생률 순위는 전체 암 중에 4위이지만, 사망률 순위에서는 독보적인 1위이다. 2016년 한해 동안 폐암으로 17,963명이 사망했으며 이는 전체 암 사망자의 23%를 차지한다. 인구 10만 명당 사망률은 35.1명으로 100만 명이 사는 도시라면 1년간 약 351명이 폐암으로 사망하는 것이다. 폐암의 전체 5년 생존율은 2010-2014년 기간 동안 25.1%로 폐암 발생자 4명 중 3명은 5년 이내에 사망에 이르게 되는 무서운 질환이다. 하지만 1990년대 초에는 10명 중 9명이 사망했던 것에 비해서는 생존율이 많이 향상되었다. 향후 의학 발달, 발암물질 관리, 생활습관 향상 및 효율적인 조기 검진의 보급 등으로 생존율은 더욱 향상될 것이다.

폐암의 가장 큰 위험 요인은 흡연으로 전체 폐암 원인의 80-90%를 차지한다. 흡연자는 비흡연자에 비해 폐암에 걸릴 위험이 20배 이상 높다. 간접흡연자는 간접흡연이 없는 자에 비해 20-30%의 폐암 발생률이 증가한다. 폐암 및 모든 암을 예방하기 위해서 가장 중요한 전략은 금연이다. 금연을 통해 전체 암의 약 30%와 폐암의 80-90%를 예방할 수 있다. 우리나라는 상대적으로 미세먼지의 농도가 높고 대기 질이 좋지 않으므로 금연의 필요성이 더욱 중요하다. 흡연과 미세먼지와 같은 여러 발암물질이 함께 노출되는 경우 상승작용으로 인해 폐암의 발생률이 더욱더 증가하게 된다.

**표 6-4. 폐암을 발생시키는 1군 발암물질들**

| | | | |
|---|---|---|---|
| 흡연 | 간접흡연 | 석면 | 라돈 |
| 대기오염물질 | 디젤배기가스 | 미세먼지 | 실내 석탄 연소 |
| 비소 | 크롬(6가) | 니켈화합물 | 베릴륨 |
| 카드뮴화합물 | 용접흄 | 결정형규산 | 석탄 가스화 |
| 코크스 오븐 작업 | 페인트 도장 | 콜타르 피치 | 적철광 지하광산 |
| 알루미늄 제련소 | 철강주조 | 비스클로로메틸에테르 | 고무산업 |
| 엑스선 | 감마선 | 플루토늄 | 애치슨 공법 |
| 검댕 | 머스터드 황 | MOPP 제조 취급자 | |

출처: 국제암연구소

미세먼지는 직경이 작아 폐 속으로 쉽게 흡입되고, 직접적으로 폐포에 도달해 폐조직에 물리적 화학적 영향을 미친다. 미세먼지 속의 발암물질들은 그 특성에 따라 각각 다양한 발암기전을 시도한다. 기관지와 폐포의 상피세포에 염증 반응을 일으키고, DNA에 손상을 일으키기도 하며 활성산소를 발생시켜 산화 스트레스 반응을 일으키기도 한다.

수많은 연구에서 미세먼지 농도와 폐암과의 관련성이 일관되게 보고되고 있다. 대표적인 연구로는 미국 하버드의 6개 도시 연구(Harvard Six Cities study)로 미국 동부에 위치한 6개의 도시에서 총 8,096명을 대상으로 1974년부터 2009년까지 미세먼저 노출 수준과 폐암 사망률에 대한 연관성을 조사했다. 그 결과 $PM_{2.5}$가 10㎍/$m^3$ 증가할수록 폐암 사망의 비교위험도가 1.37배씩 증가하는 것으로 나타났다.[3] 비교위험도가 1.37배라는 말의 뜻은 다음과 같다. 평균적으로 1년에 폐암으로 100명이 사망하는 도시가 있다고 가정해보자. 어떠한 이유로 이 도시에 $PM_{2.5}$가 10㎍/$m^3$ 증가하면 137명이 폐암으로 사망하게 되고 결과적으로 1년간 37명이 더 폐암으로 사망한 셈이 된다. 더 나아가 20㎍/$m^3$ 증가한다면 1.37 곱하기 1.37은 1.88로 폐암으로 100명이 사망하던 도시에 188명의 폐암 사망자가 발생하여 88명이 더 사망에 이르게 된다는 뜻이다.

미국암학회의 암 예방연구(American Cancer Society Cancer Prevention Study-II)에서도 1.08-1.11배의 비교위험도가 증가하는 것으로 나타났다.[4] 미국뿐만 아니라 다른 나라에서 수행된 연구에서도 일관되게 미세먼지와 폐암과의 관련성을 보이고 있다. 유럽의 다국가 연구에서도 $PM_{2.5}$와 $PM_{10}$이 10㎍/$m^3$ 증가할수록 폐암의 한 종류인 폐선암의 발생률이 각각 1.55, 1.51배 증가하는 것으로 분석되었다.[5] 미국 국립환경보건과학연구소에서 발간하는 연구지에서 그동안의 연구 결과를 통합 분석한 결과 $PM_{2.5}$와 $PM_{10}$이 10㎍/$m^3$ 증가할수록 폐암의 비교위험도는 각각 1.09, 1.08배 그리고 폐선암은 각각 1.40, 1.29배 증가하는 것으로 보고했다.[6] 우리나라의 미세먼지 농도는 이러한 연구가 수행된 세계 주요 도시보다 높은 수준이므로 폐암의 발생과 사망에 기여하는 정도가 더 높을 가능성이 있다. 우리나라의 수도권 연구에서도 $PM_{10}$이 10㎍/$m^3$ 증가할수록 폐암의 발생률이 1.09배씩 증가되는 것으로 분석되었고, 특히 버스 또는 택시 정류장과 같이 교통량이 많은 곳 근처에서 장기간 거주 시 폐암의 발생 위험이 증가한다는 연구 결과도 보고되었다.[7]

## 4. 미세먼지와 그 밖의 암

미세먼지의 발암성에 대해서는 주로 폐암을 중심으로 많은 연구가 진행되었다. 아주 작은 크기의 분진은 폐포와 모세혈관 사이의 장벽을 직접 통과해 혈액 순환을 통해 폐 이외의 다른 기관에 쉽게 도달할 수 있다. 따라서 미세먼지가 폐 이외의 장기에서 암을 유발할 수 있는가에 대한 합리적 의문이 제기되었고, 이에 대한 연구도 활발하게 이루어지고 있다. 교통량이 많은 곳에서 생활하거나 직업적으로 운전을 하는 직종, 교통경찰 등에서 방광암의 발생이 증가하는 경향이 있다. 이것은 미세먼지 자체의 영향보다는 디젤 배기가스와 같은 대기오염 물질이 방광암 발생에 영향을 주었을 것으로 현재 추정하고 있다. 국제암연구소에서는 대기오염물질, 특히 디젤 배기가스는 방광암의 발생에 영향을 미칠 가능성이 있는 2군 발암물질로 구분했다. 간암, 유방암, 악성 뇌종양, 전립선암, 백혈병, 소아암 등과 미세먼지와의 관련 가능성이 일부 제시되고 있으나 일관된 연구 결과가 나오지 않아 아직은 결론이 나지 않은 상태이다.[8-12] 미세먼지와 다른 암과의 관련성을 밝히는 데는 앞으로 더 많은 연구와 노력이 필요할 것이다.

간암, 유방암과 같이 폐암 이외의 암환자에서도 미세먼지에 높은 농도로 장기간 노출되면 암생존률이 떨어진다는 연구 결과들이 제시되고 있다.[13-15] 암환자는 취약 집단으로 미세먼지로 인한 건강영향을 더 받는 것이다. 암환자는 암 치료의 효과를 높이기 위해 미세먼지를 회피하는 노력을 일반인보다 더 엄격히 해야 할 것이다. 암 투병을 위해 공기 좋은 산속으로 거주지를 옮기는 암환자들이 있다. 도시를 떠나 자연 속에서 좋은 공기를 마시며 암 치료를 하고자 해서이다. 피톤치드와 같은 삼림욕의 효과, 낙엽의 수분 조절 기능으로 인한 미세먼지 발생 억제, 정신적 안정, 교통 및 도시 관련 오염물질 감소 등 자연 속의 생활은 긍정적인 면이 많이 있다. 다만 나무, 석탄 연료, 각종 땔감 등을 이용한 취사 및 난방 활동은 연소 과정에서 많은 미세먼지와 발암물질이 발생할 수 있다는 것을 인지하여 현명한 자연 생활을 해야겠다.

## 5. 미세먼지와 직업성 암

산업재해보상보험은 근로자가 업무상 재해를 입었을 경우 신속하게 치료 및 보상을 받고 다시 직장으로 빠르게 복귀하도록 돕는 제도이다. 산업재해보상보험법에 따르면 업무 수행 과정에서 위험 요인에 노출된 경력이 있고 그 위험 요인에 노출된 정도가 질병을 유발할 수 있음이 의학적으로 인정되는 경우 업무상 질병으로 본다고 명시되어 있다. 업무 중에 발암물질에 상당량 노출되어 이로 인해 암이 발생하는 경우 직업성 암이라고 말한다. 현재 1군 발암물질인 대기오염, 미세먼지와 직업성 폐암에 대한 관련성 강도, 즉 어느 노출 수준까지 업무 관련성이 있는가에 대한 논의가 진행되고 있다. 산업안전보건연구원에서는 디젤 배기가스, 다핵방향족 탄화수소 및 차량의 브레이크 라이닝 등에 의한 분진 등 대기오염물질에 장기간 노출된 고속도로 요금 징수 근로자에게 발생한 폐암을 직업성 암으로 판단한 사례가 있다.[16] 앞으로도 근무 중 대기오염물질 및 미세먼지에 장시간 노출되는 주차관리 근로자, 교통 경찰관, 도로 환경 미화원 등 야외 근로자에게 발생한 폐암에 대해 직업성 암으로 산재 신청 및 인정하는 사례가 많아질 것으로 예상된다. 직업성 폐암을 예방하기 위해서 미세먼지에 무방비로 노출되는 야외 근로자에 대한 교육, 적절한 보호구 지급 및 정기 건강검진이 필요할 것이다.

7장

# 미세먼지와 뇌혈관질환

배상혁

## 1. 뇌혈관질환의 정의

뇌혈관질환(cerebrovascular disease)은 흔히 뇌졸중(stroke)이라고도 알려져 있는데, 뇌혈관이 막히거나 터져서 혈액의 흐름에 이상이 생길 때 생기는 병이다. 예를 들어, 동맥경화증에 의해 혈관이 좁아지거나 몸의 다른 곳에서 응고된 후 혈관을 따라 돌아다니던 혈액 덩어리(혈전)에 의해 뇌혈관이 막히면 해당 혈관으로부터 영양분과 산소를 전달받아야 하는 뇌조직에 손상이 생기게 된다. 이렇게 혈관이 막혀서 생기는 손상을 허혈성 손상이라고 하고, 허혈성 손상에 의해 생기는 뇌졸중은 허혈성 뇌졸중, 또는 뇌경색이라고 부른다. 고혈압이 있거나 선천적으로 혈관 기형이 있어 혈관이 터지는 경우 흘러나온 혈액이 두개골이라는 한정된 부피를 가지는 공간에 고이게 되고, 이 때문에 두개골 내의 압력이 높아지면 상대적으로 연한 뇌조직에 손상이 생기게 되는데, 이를 뇌출혈이라고 한다. 병이 생기고 증상이 나타날 때까지의 과정은 차이가 있지만, 나타나는 증상은 뇌조직이 손상되어 생기는 마비와 감각 이상 등으로 비슷하기 때문에 한데 묶어서 뇌졸중이라고 한다.

## 2. 뇌혈관질환의 특징 및 위험 요인

뇌졸중은 2016년 우리나라 전체 사망 건수 중 11.1%를 차지하고, 건강에 대한 부담을 나타내는 장애보정생존년(disability adjusted life years, DALY)도 우리나라 전체의 5.6%를 차지하고 있는 주요 질환이다.[1] 뇌졸중에 걸린 환자는 손상이 더 심각해지기 전에 신속히 치료해야 하는데, 손상이 더 심각해지기 전까지의 시간을 흔히 황금시간(golden hour)이라고 표현한다. 그러나 뇌졸중에 걸려 사망하지 않고 회복되더라도 대부분 크고 작은 장애를 가지게 되기 때문에 뇌졸중이 생기기 전에 예방하는 것이 중요하다.

대한뇌줄중학회에서 발간한 뇌졸중 진료 지침은 뇌졸중이 생길 위험을 높이는 인자들을 소개하고 있는데, 조절할 수 없는 인자로는 나이, 성별, 출생 시 저체중, 유전적 요인이 있고, 조절 가능한 인자로는 고혈압, 흡연, 당뇨병, 심방세동, 심장 질환, 이상지질혈증, 경동맥협착, 폐경 후 호르몬 치료, 신체 활동 부족, 비만, 그리고 식이 요인 등이 있다.[2] 조절할 수 있는 인자는 제거하도록 노력하면 뇌졸중을 예방할 수 있다는 의미이고, 조절할 수 없는 인자는 가지고 있는 경우 특별히 조심해야 한다는 의미를 가지고 있다.

## 3. 뇌혈관질환 발병과 미세먼지

뇌졸중 진료 지침에 미세먼지가 위험 요인으로 포함되어 있지 않은 것에서 미루어 짐작할 수 있듯이 미세먼지가 뇌졸중 발생 위험을 높인다는 것은 일반적으로 잘 알려져 있지 않다. 이는 미세먼지 노출이 높을수록 뇌졸중의 위험이 증가한다는 것이 비교적 최근인 1990년대 후반에서 2000년대 초반 사이에 보고되기 시작했기 때문일 것이다.

뇌졸중 발생 위험을 높이는 미세먼지 노출은 며칠 단위의 급성노출과 수년에 걸친 만성노출로 나뉘어 연구되었다. 미세먼지에 대한 급성노출이 뇌졸중 발생을 증가시키는지 여부를 살피기 위한 연구는 주로 시계열분석이나 환자-교차분석으로 수행되었다. 시계열분석은 일정한 인구 집단을 대상으로 일정한 단위로 나뉘어진 시간에 따라 요인과 결과의 변화가 서로 비슷하게 일어나는지 따지는 분석 방법인데, 미세먼지와 뇌졸중의 경우 매일 변하는 미세먼지 농도와 뇌졸중으로 인한 사망자 수나 병원 입원 환자 수가 비슷하게 변하는지 분석하는 것이다. 미세먼지 농도가 높았던 날에 뇌졸중 환자가 많이 생기고, 반대로 미세먼지 농도가 낮았던 날에 뇌졸중 환자가 적게 생기는 것이 관찰된다면, 미세먼지 농도가 증가하면 뇌졸중 환자가 많아지는 것이라고 추정할 수 있을 것이다. 시계열분석에 대한 더 자세한 내용은 부록의 연구 방법에 설명되어 있다. 이런 개념으로, 시계열분석의 결과를 나타낼 때 보통 대기 중 미세먼지 농도가 일정량 증가할 때 뇌졸중 환자가 몇 % 증가한다고 설명한다. 미세먼지($PM_{10}$)와 뇌졸중의 관련성을 처음으로 밝힌 연구 중 하나인 1992년에서 1994년 사이에 영국 버밍햄에서 수집된 자료를 분석한 연구는 대기 중 미세먼지($PM_{10}$) 농도가 10 $\mu g/m^3$ 증가할 때 뇌졸중에 의한 입원이 2.1% 증가했다고 보고했다.[3]

환자-교차분석은 각 뇌졸중 환자를 대상으로 뇌졸중이 발병했던 시점과 뇌졸중이 발생하지 않은 다른 시점의 미세먼지 농도를 비교하는 방법이다. 만약 뇌졸중이 발생한 시점의 미세먼지 농도가 다른 시점의 농도보다 높았다면, 미세먼지가 높았기 때문에 뇌졸중이 생긴 것이라고 추정할 수 있다. 이 방법은 개인의 질병 상태와 같은 다른 요인에 의해 결과가 영향을 받을 수 있는 시계열분석과 달리, 같은 사람의 다른 상태를 비교하는 것이기 때문에 그 결과가 개인적인 위험 요인을 포함한 다른 요인들의 영향을 받지 않는다는 장점이 있다. 환자-교차분석에 대한 더 자세한 내용은 부록의 연구 방법에 설명되어 있다. 2003년에 보고된 한 환자-교차분석 연구에서는 1997년에서 2000년 사이에 타이완 가오슝에서 발생한 뇌졸중 환자 23,179명을 대상으로, 입원한 날의 미세먼지($PM_{10}$)를 포함한 다섯 가지 대기오염물질의 농도와 입원 1주일 전 날과 입원 1주일 지난 날의 농도를 비교했다. 이 분석에서 다섯 가지 대기오염물질이 모두 뇌졸중이 일어난 날에 높았지만, 대기오염물질 서로 간의 영향을 제거하고 분석했더니 미세먼지($PM_{10}$)와 이산화질소($NO_2$)가 뇌졸중의 위험을 높이는 것으로 나타났다. 이 연구에 따르면 미세먼지($PM_{10}$) 1사분위간범위(전체 미세먼지 값을 순서대로 늘어놓았을 때 1/4 위치의 값과 3/4 위치의 값의 차이) 증가 당 뇌경색으로 인한 입원이 1.46배 증가했다.[4] 이 결과를 앞서 소개한 영국에서 수행된 연구처럼 미세먼지($PM_{10}$) 농도가 10$\mu g/m^3$ 증가할 때마다 초과로 생기는 뇌졸중 입원 건수를 백분율로 환산하면 약 5.9%가 된다.

2000년대 초반 이후 전 세계의 여러 지역을 대상으로 시계열분석과 환자-교차분석을 통해 밝혀진 뇌졸중에 의한 입원과 미세먼지 농도의 관련성이 보고되었다. 지역에 따라 13.3%까지 증가하는 것으로 보고된 사례[5]가 있는가 하면 -2.6%, 즉 감소한다고 보고된 사례[6]도 있었다. 이렇게 연구마다 차이가 나는 것은 연구 지역과 연구 대상자의 특성, 연구 대상자 수 등이 다르기 때문이기도 하고, 미세먼지 농도 측정과 뇌졸중 발병 여부를 확인하는 방법에서 조금씩 차이가 나기 때문이기도 하다. 이렇게 조금씩 다른 연구 결과들에서 결론을 도출하기 위해 여러 연구 결과들을 하나로 모아 평균적인 결과를 추정하는 방법을 메타분석이라고 한다. 시계열분석과 환자-교차분석 12건의 연구 결과를 종합한 최근의 메타분석에 의하면 미세먼지($PM_{10}$) 농도가 10$\mu g/m^3$ 증가할 때 뇌졸중 입원이 0.3% 증가했는데, 우연히 그런 현상이 관찰될

가능성을 배제할 수는 없다고 결론을 내렸다.[7]

## 4. 뇌혈관질환에 의한 사망과 미세먼지

미세먼지에 의한 건강영향을 나타내는 또 다른 중요한 지표는 사망이다. 앞서 살펴본 입원은 뇌졸중이 발생하여 병원에 온 사람 중 당장 사망하지 않은 사람들이 포함되는 것이므로 사망보다는 더 좁은 범위의 건강영향을 나타내는 것이라고 할 수 있다. 입원과 마찬가지로 미세먼지의 급성노출이 뇌졸중 사망을 증가시키는지 여부도 시계열분석과 환자-교차분석으로 연구되었다. 미세먼지($PM_{10}$) 농도와 뇌졸중 사망의 관련성을 처음 보고한 것은 우리나라의 연구였다. 서울에서 1995년에서 1998년 사이에 발생한 뇌졸중 사망자 수와 같은 기간의 미세먼지($PM_{10}$) 농도 자료를 분석한 이 연구에서 미세먼지가 1사분위간범위가 증가할 때 뇌졸중 사망자 수는 1.5% 증가했다.[8] 환자-교차분석을 사용한 다른 연구에서도 비슷한 결과가 나타났는데, 2003년에서 2005년 사이에 스페인 마드리드의 자료를 분석한 한 연구에서는 뇌졸중 사망이 1.8% 증가했다.[9] 최근의 메타분석에서는 미세먼지($PM_{10}$)가 10$\mu g/m^3$ 증가할 때마다 뇌졸중으로 인한 사망자가 0.5% 증가하는 것으로 나타났다.[7]

미세먼지 농도가 더 높은 중국의 4개 도시에서 수행된 다른 코호트 연구에서는 미세먼지($PM_{10}$)의 평균 농도가 10$\mu g/m^3$ 증가할 때마다 뇌졸중 사망의 위험이 1.23배 증가했다.[10] 또 다른 중국의 코호트 연구에서는 연구 대상자의 비만도에 따라 미세먼지 노출에 의한 뇌졸중 사망의 위험이 변한다는 것을 보고했는데, 미세먼지($PM_{10}$)의 평균 농도가 10㎍/$m^3$ 증가할 때마다 체질량지수가 25 이상으로 과체중 이상인 사람들은 뇌졸중 사망의 위험이 1.17배, 체질량지수가 30 이상으로 비만인 사람들은 1.33배 증가했으나 정상 체중인 사람에게서는 뇌졸중의 위험이 증가하지 않았다.[11] 이들 연구를 바탕으로 추론하면, 미세먼지의 농도가 높거나, 여성이거나, 비만인 경우에 같은 정도의 미세먼지에 노출되더라도 다른 사람들보다 더 큰 영향을 받는다고 생각할 수 있다.

우리나라의 경우 미세먼지 노출 정도가 심한 편이므로 미세먼지 노출에 의한 영향은 미국보다는 중국에 가까울 것이라고 생각한다면, 장기적 노출이 10㎍/$m^3$ 증가할 때마다 뇌졸중 사망의 위험이 약 1.2배, 단기적 노출이 10㎍/$m^3$ 증가할 때마다 뇌졸중 사망자 수가 약 1% 증가한다고 할 수 있다. 1.2배나 1%는 얼핏 작은 숫자라고 생각될 수도 있으나 미세먼지는 모든 사람이 광범위하게 노출되기 때문에 작은 양의 증가라도 이로 인해 초과로 생기는 사망의 절대적인 숫자는 무시할 수 없는 양이 된다. 2016년 우리나라의 뇌혈관질환 사망자 수는 23,415명이므로,[12] 만약 2016년 한 해 동안 우리나라의 미세먼지 농도가 평균 10㎍/$m^3$ 낮았다면 사망의 위험이 약 16% 낮았을 것이므로 최대 3,746명이 미세먼지 농도가 10㎍/$m^3$만큼 더 높았기 때문에 뇌졸중으로 사망했다는 계산이 가능하다. 물론 이 수치는 여러 가지 가정을 바탕으로 한 대략적인 수치이긴 하지만, 실제 규모가 큰 차이를 보이지는 않을 것이므로, 결코 적지 않은 수의 뇌졸중 환자가 미세먼지 때문에 사망했다고 할 수 있다.

## 5. 뇌혈관질환과 초미세먼지

미세먼지($PM_{10}$)보다 지름이 더 작은 초미세먼지($PM_{2.5}$)는 미세먼지($PM_{10}$)보다 폐의 더 깊은 곳까지 침투할 수 있고 구성 성분에 유해한 화학물질의 비중이 더 커서 건강에 더 위험하다고 알려져 있다. 그러나 초미세먼지($PM_{2.5}$)에 대한 연구는 미세먼지($PM_{10}$)에 대한 연구보다 적게 수행되었는데, 그 이유는 초미세먼지($PM_{2.5}$)의 측정이 나중에 시작되었기 때문이다. 2006년에 보고된 미국의 204개 도시 지역을 대상으로 한 시계열연구에서는 초미세먼지가 10㎍/$m^3$ 증가할 때 뇌졸중에 의한 입원은 2.1% 증가했다.[13] 2012년에 보고된 미국 보스턴의 자료를 분석한 환자-교차분석에서는 10㎍/$m^3$ 증가할 때 뇌졸중에 의한 입원이 17.7%나 증가하기도 했다.[14]

초미세먼지($PM_{2.5}$) 노출은 뇌졸중 사망과도 관련성이 보고되고 있는데, 일본 도쿄의 자료를 대상으로 초미세먼지($PM_{2.5}$) 농도와 뇌졸중 사망의 관련성을 시계열분석으로 조사한 연구에서는 초미세먼지($PM_{2.5}$) 농도가 10㎍/$m^3$ 증가할 때 사망이 1.3% 증가했다.[15] 미국 27개 지역을 대상으로 한 환자-교차분석에서도 사망이 1% 증가했다.[16]

뇌졸중은 증상이 갑자기 나타나는 급성 질환이다. 그렇기 때문에 매일매일의 농도의 변화가 해당 날짜에 뇌졸중이 생기게 한다고 가정하는 시계열분석이나 환자-교차분석이 적절한 것이다. 그러나 뇌졸중이 일어나기 전까지의 과정은 당장 나타나는 것이 아니라 몇 개월에서 몇 년 간에 걸쳐 진행되는 것으로 생각되고 있다. 그래서 매일매일의 미세먼지 농도와의 관련성뿐만 아니라 긴 기간 동안의 평균적인 미세먼지 농도와 뇌졸중 발생이나 사망 간의 관련성도 분석할 필요가 있다. 이런 관련성은 일반적으로 코호트 연구를 통해 분석된다. 코호트 연구는 관심이 되는 질병에 걸리지 않은 연구 대상자들을 질병의 원인이라고 의심되는 요인에 노출된 집단과 노출되지 않은 집단으로 나누어서 병이 생길 때까지 일정 기간 추적 조사를 하여 두 집단 사이에 병의 발생률이 다른지 비교하는 방법이다. 코호트 연구에 대한 더 자세한 내용은 부록의 연구 방법에 설명되어 있다. 미세먼지와 같은 대기오염물질은 전혀 노출되지 않은 사람이 존재하지 않으므로, 상대적으로 많이 노출된 사람과 적게 노출된 사람들을 비교하는 개념으로 수행된다. 미국의 50개 주 전체에 걸쳐 319,000명을 추적 관찰하여 2004년에 결과를 보고한 코호트 연구에서는 각 사람의 주소를 바탕으로 가장 가까운 대기오염 측정소의 측정값과 연결하여 초미세먼지($PM_{2.5}$)에 대한 장기적 노출을 추정했고, 16년간의 연구 기간 동안 21,692건의 뇌졸중 사망을 관찰했는데, 초미세먼지의 16년간 평균 농도가 10㎍/$m^3$ 증가할 때마다 뇌졸중 사망은 1.02배 증가했지만 우연에 의한 결과를 배제할 수는 없었다.[17] 그러나 비슷한 기간에 미국의 36개 대도시에서 50

세 이상의 여성 65,893명을 대상으로 한 코호트 연구에서는 초미세먼지($PM_{2.5}$) 평균 농도가 10㎍/m³ 증가할 때마다 뇌졸중의 발생 위험은 1.35배, 뇌졸중 사망 위험은 1.83배 증가했다.[18]

8장

# 미세먼지와 심혈관질환

김종은

## 1. 미세먼지가 심혈관계에 영향을 주는 생물학적 기전

미세먼지가 심혈관계에 영향을 주는 기전은 산화 스트레스(oxidative stress)와 염증 반응(inflammation), 자율신경계(autonomic nervous system) 이상 그리고 초극세입자(ultrafine particles, UFP)나 그 구성 성분이 직접 심혈관계 질환을 유발하는 것으로 알려져 있다.

미세먼지로 인한 심혈관계 질환 발생 기전은 다양한 가설과 기전이 있으며 이러한 기전은 단독 혹은 복합적으로 인체에 영향을 줄 수 있다. 자율신경계를 통해 간접적인 영향을 줄 수 있고 미세먼지 자체가 전신 순환하여 직접적인 영향을 준다는 가설[1]이 있으며 이러한 가설에

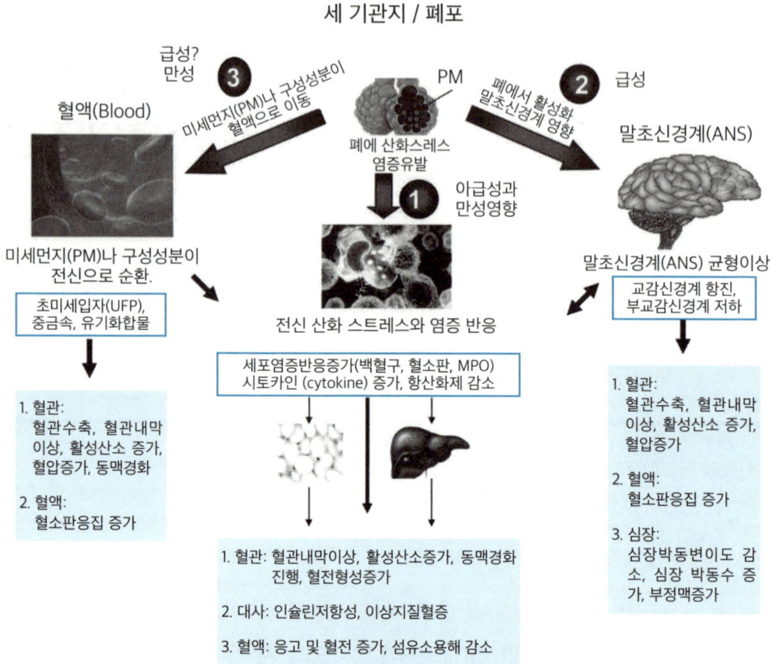


**그림 8-1. 미세먼지와 관련된 건강영향 경로**

출처: Robert D. Brook et al. Circulation. 2010;121:2331-2378

대한 기전은 크게 세 가지로 요약할 수 있다(그림 8-1).[2]

첫 번째 경로는 아급성 및 만성 반응으로 산화 스트레스와 염증 반응을 일으켜 혈관내막 이상과 혈관 수축, 동맥경화증 진행, 활성산소(reactive oxygen species, ROS)증가가 일어날 수 있다. 그리고 대사적으로는 이상지질혈증, 인슐린저항성을 일으키고 혈액에는 응고 이상, 혈전 생성을 유발하며 섬유소 분해는 감소시킬 수 있다.

두 번째 경로는 급성 반응으로 혈액으로 들어온 미세먼지가 전신 자율신경계를 교란시켜 혈관에는 혈관내막 이상과 혈관 수축 및 혈압 증가, 활성산소 증가를 일어나게 하고, 혈액에는 혈소판끼리 서로 들러붙는 혈소판 응집 반응, 심장에는 심박변이도(heart rate variability, HRV)를 떨어뜨리고, 심박수 이상 및 부정맥을 유발할 수 있다.

세 번째 경로는 급성 및 만성 반응이 명확하지는 않지만, 초극세입자나 그 구성 성분인 중금속이나 유기화합물이 전신으로 유입되어 혈관내막 이상과 혈관 수축 및 혈압 증가, 활성산소 증가 등으로 심혈관계 질환을 유발할 수 있다.

## 2. 심혈관질환의 종류

미국심장협회(American Heart Association, AHA)에서 2004년, 2010년에 발표한 "공기 오염과 심혈관질환"에서, "미세먼지는 심혈관질환과 사망에 기여한다"는 결론을 내렸다. 단 몇 시간에서 몇 주 사이에 $PM_{2.5}$미만의 초미세먼지에 노출될 경우 심혈관계 질환 사망률과 발생률을 증가시키며 1년 이상 장기간 노출 시에도 심혈관계 질환을 유발할 수 있다.[2,3]

미세먼지에 의한 심혈관계 질환 발생 여부에 대한 역학적 증거에 대한 연구마다 차이는 있지만, 미세먼지가 심혈관계 질환을 발생시킬 수 있다는 기전과 연구는 활발하게 지속되어 많은 연구에서 그 관련성을 제안하고 있으며 몇몇 연구에서는 관련성이 낮다는 연구도 있다. 이는 미세먼지 발생 지역과 국가 그리고 미세먼지 기준 및 연구 대상에 따라 다소 차이는 있을 수 있다.

미세먼지 때문에 발생할 수 있는 심혈관계 질환의 종류는 고혈압, 당뇨, 부정맥, 심박변이도, 심부전 그리고 이상지질혈증 및 죽상동맥경화증, 허혈성 심질환(협심증, 심근경색증), 말초동맥 및 정맥 질환, 사망률 증가 등이다.

### 1) 고혈압

고혈압은 심혈관계 질환의 주요한 위험 인자로 대기오염물질에 노출되면 만성적으로 혈압이 높아지고 그 결과 고혈압을 유발할 수 있다.[4,5] $PM_{2.5}$가 고혈압을 일으키는 기전은 첫 번째로 전신 염증 반응, 산화 스트레스가 있는데 이는 교감신경활성도 증가, 혈관의 리모델링(remodeling) 변화, 활성화된 면역세포와 염증성 시토카인 증가로 혈관 내피 기능과 혈관의 항상성 이상을 유발한다. 두 번째 기전으로는 자율신경계 이상과 직접 혈관을 수축하여 고혈압을 유발한다.[5]

세계보건기구(World Health Organization, WHO) 연구의 일환으로 50세 이상 12,665명을 대상으로 한 연 평균 $PM_{2.5}$ 농도와 고혈압에 대한 장기 연구(1년, 5년)에 의하면 10㎍/$m^3$ 증가할 때 고혈압이 1.14배 증가했으며,[5] 2001년부터 2014년까지 361,560명을 대상으로 한 대규모 타이완 코호트 연구에서도 2년 평균 $PM_{2.5}$농도가 10㎍/$m^3$ 증가할 때 고혈압이 약 1.03배 증가했다.[6] 2009년- 2013년 지역사회건강영향조사 자료를 이용한 국내 연구에서도 장기간(2-5년) $PM_{10}$에 노출될 경우 1㎛ 증가할 때마다 고혈압 유병률의 오즈비(odds ratio, OR)가 1.003만큼 의미 있게 증가하여[7] 이는 현재 미세먼지 농도가 높으면 향후 몇 년 후에도 고혈압을 유발할 수 있음을 알 수 있다.

### 2) 당뇨

당뇨는 유전, 식이 및 생활습관 그리고 환경적 영향이 주요한 원인이다. 당뇨환자는 미세먼지에 민감한 그룹으로 분류되지만, 다른 심혈관질환보다 기전이 덜 알려져 있다. 미세먼지는 제2당뇨병과 임신성 당뇨병을 유발할 수 있다.

미세먼지 때문에 발생하는 제2형 당뇨 발생 기전으로는 혈관내막 이상, 면역체계 이상 그리고 소포체 스트레스로 인한 인슐린형질변화,[8] 인슐린 민감도 및 당대사 변화,[9] 에너지 대사 및 혈당 항상성 이상[10] 등이 있다.

미세먼지와 당뇨 유병률 연구에서 미국 환경보호청(Environmental Protection Agency, EPA)과 미국 질병통제예방센터(Centers for Disease Control and Prevention, CDC) 자료를 분석한 연구 결과 $PM_{2.5}$이 10㎍/$m^3$ 증가할 때 약 1% 정도 당뇨병이 증가했다.[11]

미세먼지와 당뇨병에 관한 여러 가지 연구를 종합 분석한 메타분석 연구 결과 11개의 코호트 연구에서 장기간 $PM_{2.5}$에 노출되었을 때 당뇨 위험도는 1.25배[12] 증가했고, 13개의 연구 분석 결과 $PM_{2.5}$ 10㎍/$m^3$

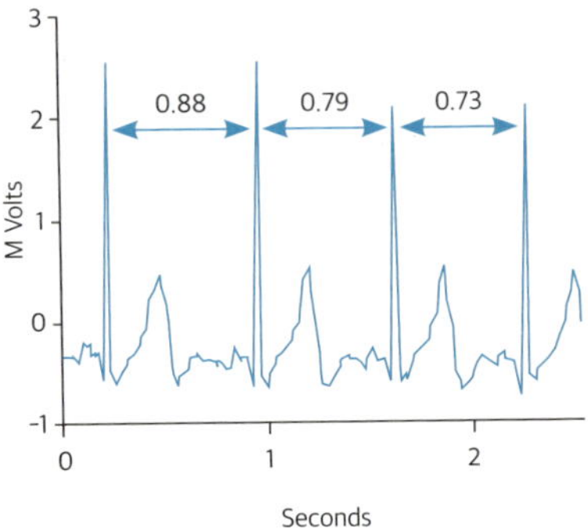


그림 8-2. 심박변이도

출처: https://www.scienceforsport.com

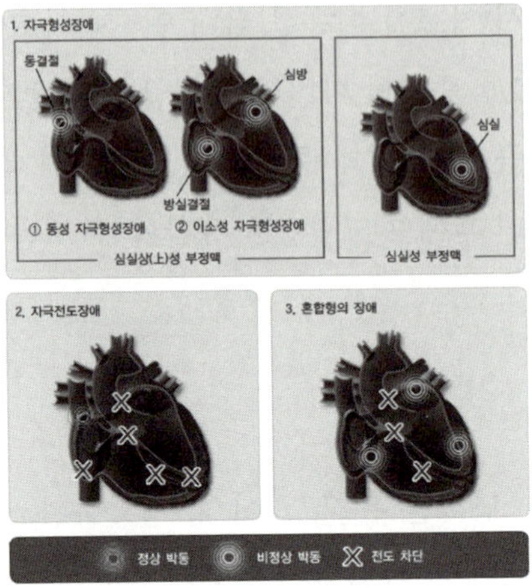


그림 8-3. 부정맥 (보건복지부, 대한의학회)

출처: 질병관리본부, 대한의학회 국가건강정보포털

증가할 때 제2형 당뇨 위험도는 약 1.10배 증가,[13] 22개의 연구 분석 결과 장기간 노출 시 $PM_{2.5}$이 10㎍/$m^3$ 증가할 때 당뇨 위험도는 1.1배 증가했다.[14]

미국에서 410,267명의 출생 자료를 이용한 연구에서 $PM_{2.5}$이 5㎍/$m^3$ 증가할 때 임신성 당뇨병이 증가했다.[15]

### 3) 부정맥, 심박변이도

부정맥은 심장 박동이 비정상적으로 빨라지거나 늦어지거나 혹은 불규칙해지는 경우이며, 심박변이도는 하나의 심장박동 주기로부터 다음 심장주기 사이의 미세한 변화 차이를 뜻한다.

심박변이도 감소는 심혈관계 질환의 사망률과 질병 발생률의 중요한 지표이며 이것은 자율신경계 기능의 이상으로 발생한다. $PM_{2.5}$농도와 홀터 심전도(Holter ECG monitoring)를 이용하여 분석한 결과 미세농도 노출 시 미주신경긴장도를 감소시켜 심박변이도가 감소한다.[16]

전미의학협회지(The Journal of the American Medical Association, JAMA)에 발표된 미국 204개 도시에서 65세 이상 1,150만 명을 대상으로 수행한 연구 결과 $PM_{2.5}$ 농도가 10㎍/$m^3$ 증가할 때 부정맥에 의한 입원율이 0.57%(95% CI, 0.01-1.15) 증가했고,[17] 또 다른 연구에서 부정맥 때문에 응급실을 방문한 환자를 조사한 결과 $PM_{10}$이 22.2㎍/$m^3$ 증가할 때 입원율이 6.7% 증가했으며,[18] 관상동맥질환이 있는 경우 $PM_{2.5}$나 초미세먼지 증가는 24-71시간 및 5일이동평균농도선에서 부정맥의 하나인 심실빠른맥(심실상빈맥)과 심실빠른맥(심실성빈맥)을 유발할 수 있다.[19]

### 4) 심부전

심부전이란 심장의 구조적 또는 기능적 이상으로 인해 심장이 혈액을 받아들이는 충만 기능(이완 기능)이나 짜내는 펌프 기능(수축 기능)이 감소하여 신체 조직에 필요한 혈액을 제대로 공급하지 못해 발생하는 질환군을 말한다(서울대학교병원 의학정보, 서울대학교병원).

미국 국가 법률 청구 파일 (Medicare National Claims History Files)에서 입원 환자를 분석한 결과 일별 $PM_{2.5}$ 농도가 10㎍/$m^3$ 증가할 때 당

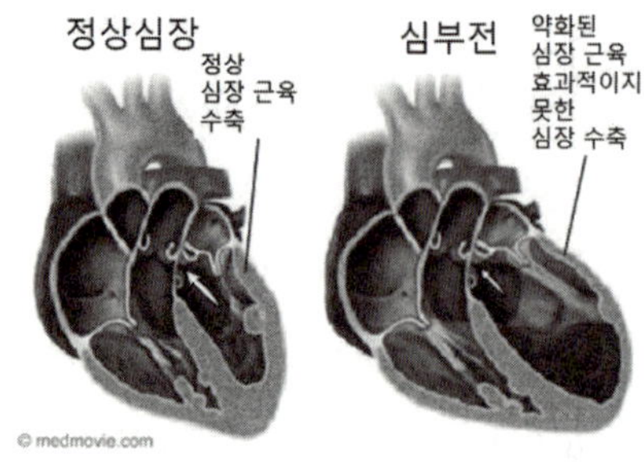


그림 8-4. 심부전
출처: American Heart Association, medimovie.com

일 심부전으로 인한 입원율이 1.28% 증가하여 당일 $PM_{2.5}$ 농도 증가와 심부전의 관련성을 확인했다.[17] 미국 유타 지역에서 수행한 연구에서도 14일 이상의 기간 동안 평균 축적 $PM_{2.5}$의 농도가 10㎍/m³ 증가할 때 심부전으로 인한 입원율이 13.1%가량(95% CI 1.3-26.2%) 증가하여 약 2주 정도의 누적된 $PM_{2.5}$ 노출과 심부전의 관련성을 확인했다.[20] 35개의 논문들을 이용하여 메타 분석한 연구에서는 $PM_{2.5}$가 10㎍/m³ 증가할 때 심부전으로 인한 입원이나 사망이 2.12% 증가했고, $PM_{10}$이 10㎍/m³ 증가할 때는 1.63% 증가하여 당일 농도 증가와 지속적인 $PM_{2.5}$의 영향이 심부전과 관련성이 있음을 확인했다.[21]

### 5) 이상지질혈증 및 죽상동맥경화증

죽상동맥경화증은 혈관의 가장 안쪽 막(내피)에 콜레스테롤이 침착되고 혈관 내피세포의 증식이 일어나 혈관이 좁아지거나 막히게 되어 말초로의 혈류 장애를 일으키는 질환으로 죽상경화증과 동맥경화증을 혼합하여 죽상동맥경화라고 쓰기도 한다(서울대학교병원 의학정보, 서울대학교병원).

죽상동맥경화증의 위험요인은 가족력, 흡연, 고혈압, 당뇨, 이상지질혈증, 비만, 운동 부족, 스트레스 등의 개인적 요인과 미세먼지 등의 환경적 인자가 있으며 합병증으로 협심증, 심근경색증 그리고 뇌졸중 말초동맥질환 등을 유발할 수 있으므로 주의해야 한다.

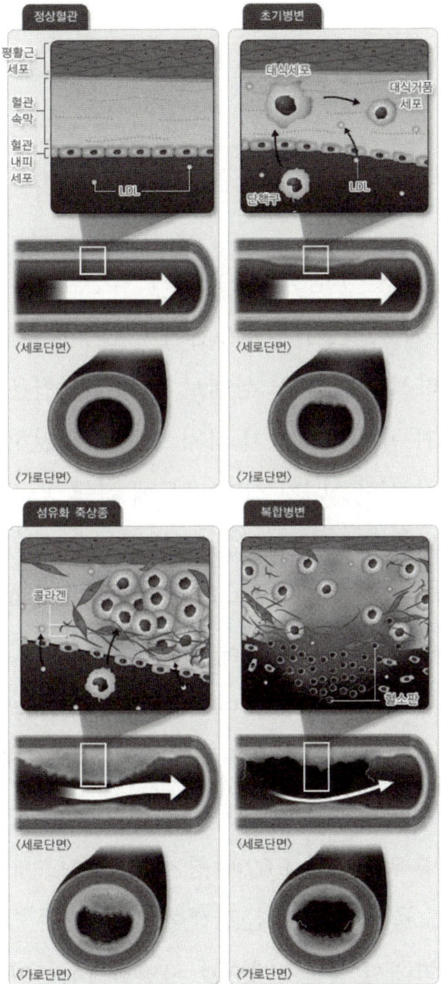


**그림 8-5. 동맥경화증**

출처: 질병관리본부, 대한의학회 국가건강정보포털

독일 코호트 연구에서 관상동맥의 석회화 점수를 평가한 결과 $PM_{2.5}$는 관상동맥 경화증의 진행에 영향을 주며,[22] 미국 로스앤젤레스에서 798명을 대상으로 수행한 연구에서는 장기간 $PM_{2.5}$ 노출시 $PM_{2.5}$ 농도가 10$\mu g/m^3$ 증가할 때마다 경동맥 벽의 내막-중막 두께(intima-media thickness, IMT)가 증가했다.[23]

### 6) 허혈성 심질환 (협심증, 심근경색증)

허혈성 심장질환은 크게 협심증과 심근경색증으로 구분하는데 협심증은 혈관이 서서히 좁아져 심장 근육에 혈류 공급이 일시적으로 모자라서 오는 허혈 상태로 생명에 위협은 없다. 반면 심근경색증은 좁아진 혈관이 갑자기 터져 혈관을 완전히 막는 상태로 혈관이 막히면 혈전이 만들어져 심장 근육에 혈액 공급이 전혀 되지 않아 심장이 잘 안 뛰고 사망할 수 있는 위험한 질환이다.

허혈성 심질환은 미세먼지 농도에 따라 단기간 고농도 노출뿐만 아니라 장기간 노출에 의해서도 발생할 수 있다. 미세먼지의 단기 노출 연구는 미국 보스턴 지역에서 772명의 심근경색 환자를 대상으로 한 연구에서 심근경색의 발병 2시간 전에 $PM_{2.5}$가 10$\mu g/m^3$ 증가할 경우 발병 위험도가 1.48배, 24시간 동안 20$\mu g/m^3$ 증가할 경우 심근경색 발병 위험도가 1.69배 증가하여 $PM_{2.5}$에 대한 몇 시간 또는 하루 이내의 노출에 따라 심근경색이 발생할 수 있음을 시사했다.[24] 일본 도쿄 지역에서 심근경색으로 사망한 14,950명을 대상으로 수행한 연구에서 부유분진(suspended particulate matter, SPM)이 높은 경우 수 시간 이내 심근경색으로 인한 사망률이 증가했다.[25] 단기 노출(1-7일)과 심근경색과의 관련성 여부를 분석하기 위해 34개의 논문들을 이용하여 시행한

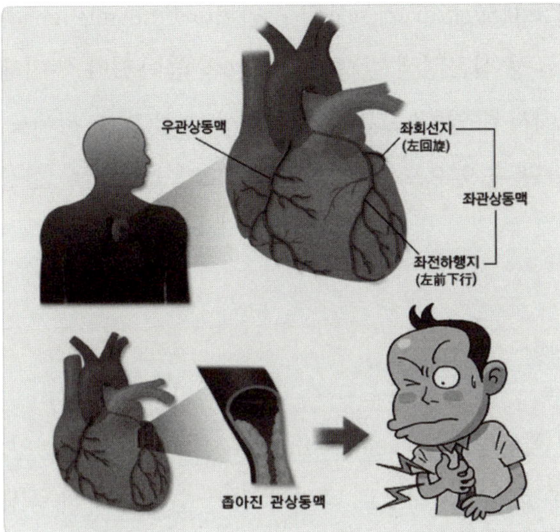


그림 8-6. 관상동맥질환
출처: 질병관리본부, 대한의학회 국가건강정보포털

메타분석 연구에서는 $PM_{2.5}$는 1.025배, $PM_{10}$은 1.006배로 심근경색 발생에 있어 유의하게 증가했다.[26]

미세먼지의 장기 노출 연구는 스웨덴에서 수행한 연구에서 30년 동안의 오염물질에 대한 연평균 농도와 심근경색증과의 관련성을 분석한 결과 $PM_{10}$ 농도 증가 시 심근경색은 1.39배 증가했으며,[27] 1,120명을 대상으로 심혈관계 사망과 재발을 약 13년 정도 추적 조사한 연구에서 $PM_{2.5}$가 10㎍/$m^3$ 증가할 경우 사망 위험비는 1.3배, 심혈관계 질환 재발 위험비는 1.5배 정도 증가했다.[28] 미국 메사추세츠 주 우스터 심장 마비 연구(Worcester Heart Attack Study)의 환자-대조군 연구 결과 $PM_{2.5}$ 농도(0.59㎍/m$^3$)가 4분위수 범위(interquartile range, IQR) 증가할 때마다 급성 심근경색 발생률이 16%씩 높아졌다.[29] 미세먼지 노출 후 수 시간에서 수일 내 그리고 1년 이상 만성 노출 시에도 허혈성 심질환을 유발할 수 있으므로 미세먼지 농도가 높은 날은 항상 주의해야 한다.

### 7) 정맥질환

심부정맥 혈전증(deep vein thrombosis, DVT)이란 많은 양의 피가 지나가는 심부정맥이 피떡으로 막혀서 정맥 순환이 막혀 증상이 나타나는 질환이다. $PM_{10}$이하 미세먼지는 혈액응고 장애 및 혈전증을 유발할 수 있다. 정맥에 관한 연구는 거의 없었지만, 2008년 이탈리아에서 871명을 대상으로 한 연구에서 장기간 $PM_{10}$의 농도가 10㎍/m$^3$ 증가 시 심부정맥 혈전증이 1.7배 증가하여 미세먼지는 정맥에도 영향이 있음을 제안했다.[30]

### 8) 사망률

장기간 미세먼지에 노출될 경우 사망률은 허혈성 심질환, 심부전 그리고 심정지와 관계가 있으며 심혈관계 질환 사망률은 PM 농도 10㎍/m$^3$ 증가 시 전체 사망률이 8-18% 정도 증가한다.[31] 2013년까지 수행한 리뷰 연구에 의하면 하버드연구(Harvard Six Cities study), 미국암학

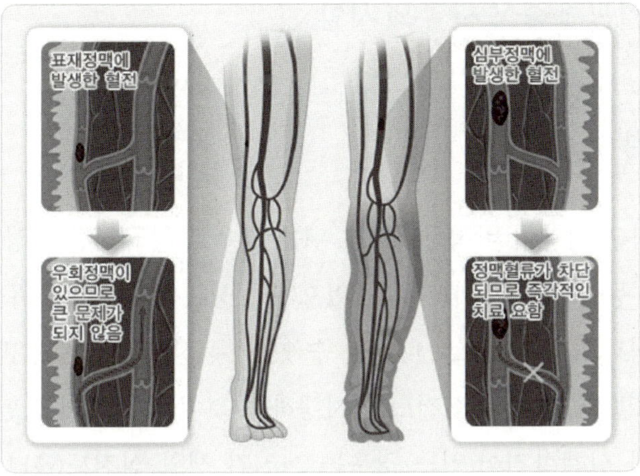


그림 8-7. 심부정맥 혈전증

출처: 질병관리본부, 대한의학회 국가건강정보포털

회(American Cancer Society, ACS) 연구, 코호트 및 기타 연구를 종합한 결과 장기간 $PM_{2.5}$가 10㎍/$m^3$ 증가할 때마다 심혈관계 질환 사망률은 11% 정도 증가했다.[32] 논문이나 보고서를 종합한 국내 연구 보고서(복지부)인 '미세먼지, 황사 건강피해 예방 및 권고 지침 개발연구(심혈관 질환)'에 의하면 장기간의 평균 $PM_{2.5}$ 농도가 10㎍/$m^3$ 증가할 때 전체 사망률이 대략 10%가량 증가하며 심혈관질환 연관 사망률은 3-76%까지도 증가하는 것으로 나타났다.[3]

## 3. 심혈관계 증상 시 주의 사항

### 1) 부정맥

부정맥은 심장이 비정상적으로 뛰는 경우로 불규칙한 심장박동, 서맥, 빈맥 등 다양하게 나타날 수 있으며 증상은 가슴이 두근두근, 벌렁벌렁거림과 쿵쿵거림으로 나타날 수 있다. 부정맥은 종류가 많기 때문에 증상 발생 시 즉시 심전도를 시행하는 것이 중요하며 간헐적인 부정맥이나 심계항진이 있는 경우는 24시간 생활 심전도(홀터)나 사건 발생 기록기(Event recorder, loop recorder) 그리고 휴대용 심전도를 이용한 검사를 통해서 정확한 부정맥을 진단해야 한다.

### 2) 허혈성 심질환 (협심증과 심근경색증)

심장질환은 전조 증상 없이 심장마비가 올 수도 있지만, 심근경색 발생 전 나타날 수 있는 전조증상이나 징후는 1. 피로감 2. 가슴을 움켜잡는 듯한 강한 흉부압박감 3. 숨이 가쁘거나 호흡 곤란 4. 왼쪽 어깨 통증이나 왼손의 저림 5. 식은땀 6. 현기증 7. 배가 아프거나 불쾌감, 통증 등이 있다. 심근경색증이 의심되는 증상이 있을 경우 급성심근경색증의 생존 가능 시간은 180분 정도(1시간 이내 도착이 중요)이므로 최대한 빨리 병원에서 진료를 받아야 하며 가장 중요한 것은 예방과 조기 발견이다.

# 9장
# 미세먼지와 폐질환

이철갑

## 1. 호흡기 기도의 구조

호흡(respiration)은 생명을 유지하기 위한 필수적인 과정으로 세포가 포도당을 분해하여 에너지를 만드는 데 필요한 산소($O_2$)를 공급하는 과정이다. 신생아 때는 분당 30~50회를 호흡하지만 성인이 되면 안정 시에 12~15회를 한다. 70kg 성인은 한 번 숨 쉴 때마다 450~500ml 정도 공기를 들여 마시므로 분당 7~8ℓ가 폐에 들락거리며, 무게로는 하루 15kg에 달한다. 이는 1.5kg의 음식과 2kg의 물을 소비하는 것에 비할 때 많은 양이며, 운동 시에는 평상시보다 산소가 더 필요하기 때문에 호흡량이 더욱 증가한다. 호흡기는 순수한 공기 이외에도 우리 몸에 영향을 미치는 미세먼지나 세균, 바이러스 등 외부 물질이 들어오는 주요 통로가 된다.

호흡은 생리적으로 몇 가지 단계로 구분한다. 몸 밖의 공기가 폐포(alveolar)까지 다다르는 폐환기(pulmonary ventilation)와 폐포에 도달한 공기 중의 산소와 폐포를 둘러 싸고 있는 모세혈관 속의 이산화탄소를 교환하는 확산(diffusion) 및 혈액 속의 헤모글로빈과 결합한 산소를 조직 세포까지 운반하는 단계, 마지막으로 세포 내에서 에너지를 생성하는 세포호흡(cellular respiration)으로 구분한다(그림 9-1). 천식(asthma)과 만성폐쇄성폐질환(chronic obstructive pulmonary disease, COPD)은 기도에 문제가 생겨 폐환기가 곤란해진 것이고, 정상 폐조직

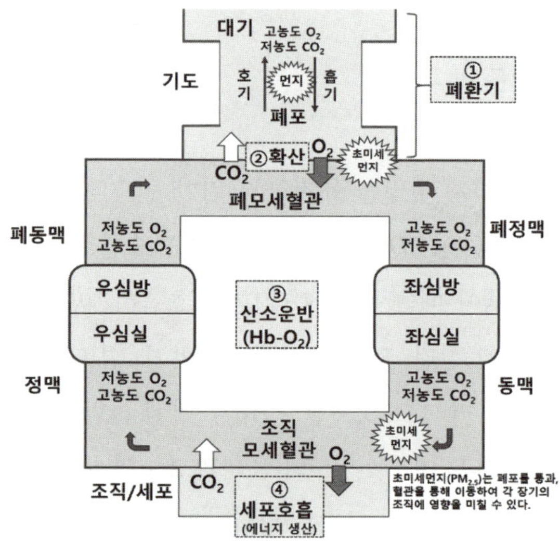


그림 9-1. 호흡 개념도

이 면역반응 등으로 변화하여 폐섬유화(pulmonary fibrosis)가 진행되면 확산이 어려워진다. 빈혈이나 일산화탄소 중독의 경우는 산소와 결합하여 조직까지 산소를 운반할 헤모글로빈이 부족하여 호흡 곤란이 발생한 것이며, 밀폐된 지하 하수도나 농촌에서 동물 분변 처리 작업 중 발생하는 황화수소 중독은 세포에서 산소를 이용하는 효소가 억제되어 호흡 곤란으로 사망한다.

숨을 깊게 들이마셨을 때 폐 전체 부피의 80%는 공기가 차지하며, 10%는 혈액이고 나머지 10%가 폐 조직이다. 코나 입을 통해 흡입된 공기는 갈비뼈로 둘러싸인 흉곽 속 통로인 기도(airway)를 통해 이동한다. 코를 통해 들어간 공기 중 이물질은 우선 비강(nasal cavity)을 지나며 걸러지고, 가습되어 인두(pharynx)와 후두(larynx)를 통해 기관(trachea)으로 들어가는데, 코에서 후두까지를 상부기도(upper airway)라 한다. 기관을 지난 공기는 기관지(bronchi), 세기관지(bronchioles)를 거쳐 산소와 이산화탄소의 교환이 가능한 호흡세기관지(respiratory bronchioles)와 폐포관(alveolar duct), 폐포낭(alveolar sac) 및 폐포(alveolar)에 도달하는데, 이를 하부기도(lower airway)라 한다(그림 9-2).

임상적으로 비강이나 인두, 후두에 바이러스 감염이 발생하여 시간이 지남에 따라 자연스럽게 좋아지는 감기(비인후염)나 부비동염, 인두염, 인후두염을 통칭해서 급성상기도염이라 한다. 기도 직경이 2mm 이하인 세기관지를 소기도(small airway)라 한다. 천식이나 기관지염(bronchitis), 폐기종(emphysema) 및 기관지확장증(bronchiectasis)은 주로 소기도에 구조적인 변화가 발생하여 호흡 곤란을 일으키며, 이들은

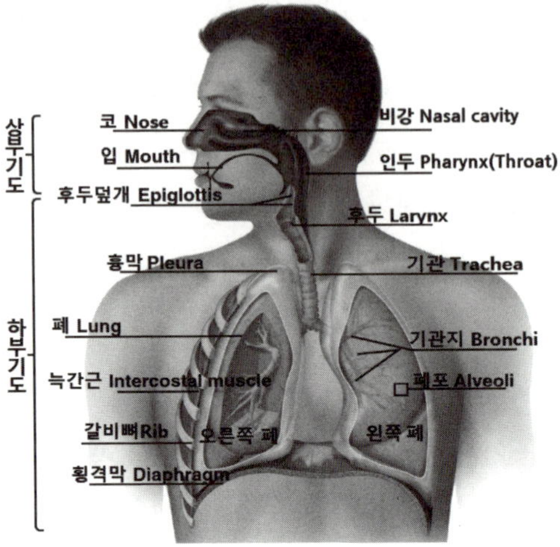


그림 9-2. 호흡기 구조

출처: Human biology-Concepts and current issues, 2012

한 번 발생하면 만성적으로 지속되기 때문에 만성하기도염이라 한다. 호흡 곤란을 일으키는 흔한 호흡기 질환은 만성하기도염과 같이 기도의 변화로 발생하는 폐쇄성(obstructive) 폐질환과 폐실질이나 흉막, 흉벽 및 호흡에 관여하는 신경근육성질환에 의한 제한성(restrictive) 폐질환으로 구분하고, 폐기능검사(pulmonary function test, PFT)에 의해 확인할 수 있다. 이외에도 호흡 시 폐에 들어오는 바이러스나 세균, 곰팡이 등에 의한 감염성 질환과 폐에 발생하는 종양 및 폐혈관 질환으로 구분한다[1](표 9-1). 미세먼지는 폐쇄성 및 일부 제한성 폐질환과 폐암의 발생에 영향을 미치며, 감염성 질환을 악화시키기도 한다.

콧구멍을 통해 들어오는 공기의 속도는 코 입구의 전정부위에서 급격히 감소되고, 온도를 감지할 수 있는 수용체가 있어서 따뜻한 경우

표 9-1. 호흡기 질환 분류

| 구분 | | 질병 예 |
|---|---|---|
| 폐쇄성폐질환 | | 천식(Asthma)<br>만성폐쇄성폐질환(Chronic obstructive pulmonary disease, COPD)<br>기관지확장증(Bronchiectasis)<br>세기관지염(Bronchiolitis) |
| 제한성폐질환 | 폐실질 | 특발폐섬유화증(Idiopathic pulmonary fibrosis, IPF)<br>석면증(Asbestosis)<br>박리간질폐렴(Desquamative interstitial pneumonitis, DIP)<br>사르코이드증(Sarcoidosis) |
| | 신경근육장애 | 근위축축삭경화증(Amyotrophic lateral sclerosis, ALS)<br>길랭-바레증후군(Guillain-Aarré syndrome)<br>중증 근무력증(Myasthenia gravis)<br>척주측후만증(Kyphoscoliosis)<br>강직척추염(Ankylosing spondylitis) |
| | 흉벽/흉막 | 만성흉막삼출액(Chronic pleural effusions) |
| 폐혈관질환 | | 폐색전증(Pulmonary embolism)<br>폐동맥고혈압(Pulmonary arterial hypertension)<br>폐정맥폐쇄질환(Pulmonary venoocclusive disease)<br>혈관염(Vasculitis) |
| 악성종양 | | 기관지원성암종(Bronchogenic carcinoma)<br>전이성암(Metastatic disease) |
| 감염성질환 | | 폐렴(Pneumonia)<br>기관지염(Bronchitis) |

출처: Harrison's Principles of Internal Medicine(20$^{th}$, 2018)

는 저항을 줄이고 차가울 경우는 저항을 증가시켜, 비강 내에서 34℃ 정도의 상대습도 100%인 공기를 만든다. 코는 분당 20-30L의 공기를 처리할 수 있지만 운동할 때와 같이 공기가 더 많이 필요하면 입으로 숨을 쉬어 수분 소실이 42%까지 증가된다. 비강 점막은 섬모상피세포(ciliated epithelium)와 점액(mucus)을 분비하는 세포들로 이루어져 있어서 10㎛보다 큰 미세먼지는 대부분 걸러내며, 술잔세포(goblet cell)는 면역글로불린(IgA)이 포함된 점액을 분비하여 병원균의 침입을 방지한다. 비강 상피세포 섬모 운동은 미세먼지가 포착된 점액을 평균 6mm/min 속도로 이동시켜, 10-20분 이내에 인두를 거쳐 삼켜서 식도를 통해 위로 들어가게 한다. 어린 소아는 성인에 비해 섬모운동이 약하다. 감기 바이러스가 증식하거나 만성부비동염이 있는 경우에도 섬모운동은 감소한다. 반대로 소금물이나 식염수로 비강을 세척할 때는 섬모운동 속도가 증가한다.[2] 이렇듯 비강은 공기 압력과 온도를 감지하는 신경이 분포하여 공기 흐름 속도를 조절하고, 체온과 비슷하게 공기를 데워 습도를 맞출 뿐만 아니라 1차적으로 미세먼지 등의 이물질을 거르는 역할을 한다. 비강에는 이외에도 냄새를 맡고 감지하는 후각신경이 분포하여 5,000여 가지 이상의 냄새를 구분할 수 있다. 그러나 후각신경은 시각이나 청각에 비해 낮은 물질 농도를 구분할 수 있는 한계 능력이 떨어지지만, 자극성 화학물질이나 기계적 자극과 맛을 감지할 수도 있다.[3]

폐는 기도와 혈관 및 결합조직(connective tissue)을 구성하는 40여 가지의 서로 다른 형태와 기능을 담당하는 세포들로 이루어져 있다. 기도 안쪽부터 상피세포, 기저막, 고유판 및 이를 둘러싸는 평활근층과 맨 바깥쪽은 연골로 덮여 있어서 세균이나 바이러스, 또는 입자상 물질(미세먼지)과 같은 오염물이 포함되지 않은 깨끗한 공기가 폐포까지 잘 도달하도록 발달되어 있다. 폐포는 모세혈관으로 둘러싸여 공기 중 산소와 혈액 속의 이산화탄소를 신속하게 교환하고, 숨을 들이

쉬고 내쉴 때마다 팽창과 수축을 반복해도 잘 견딜 수 있는 구조로 되어 있다.[4] 기도 세포는 구성과 기능 측면에서 기관지, 세기관지 및 호흡세기관지 세 부분으로 나눈다. 기관과 기관지는 연골이 있어서 호흡하는 동안 모양이 크게 변하지 않고 공기가 지나는 통로 역할만 한다. 직경이 1mm 이하인 세기관지는 연골이 없고, 평활근층으로 둘러싸여 있어서 숨을 들이마셔 폐가 팽창하면 직경도 따라서 변한다. 호흡세기관지부터는 공기가 지나는 통로 역할뿐만 아니라 가스 교환을 한다. 기도는 형태학적으로는 1개 기관지가 2개로 나누어지는데, 기관에서부터 폐포까지 평균 23번 정도 나누어지므로 폐포낭(alveolar sac) 수는 800만 개 이상이며, 폐포 수는 4-5억 개에 이른다.[5-7](그림 9-3).

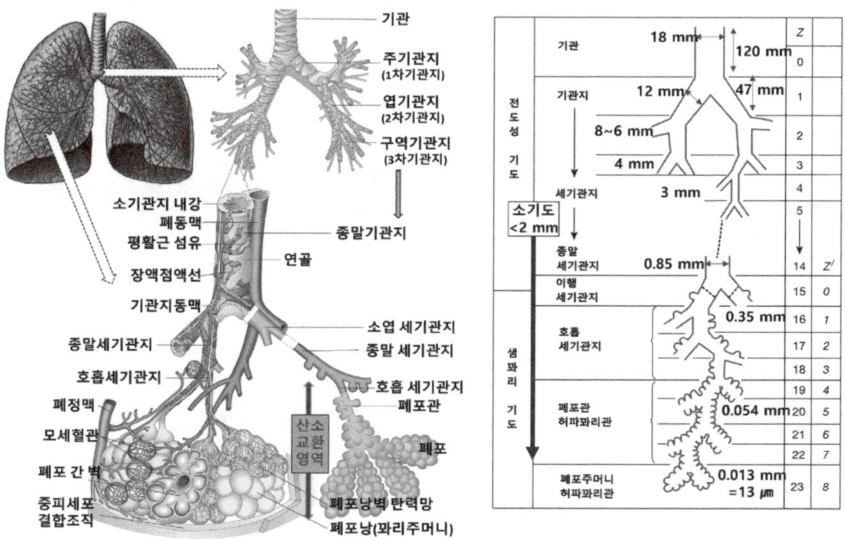


그림 9-3. 기관지 분지 모형도

출처: Gray's Anatomy-The Anatomical Basis of Clinical Practice, 2016

기관과 기관지 내면은 섬모가 있는 섬모원주세포(ciliated columnar epithelium)와 점액(mucus)과 면역 관련 물질을 분비하는 세포(secretory cells) 두 가지가 있다. 점액을 분비하는 술잔세포(goblet cells)는 주로 기관과 기관지에 분포하며, 세기관지로 갈수록 줄어들고 면역 기능을 하는 물질을 분비하는 곤봉세포(club, clara cell)가 늘어난다. 기관의 60%는 섬모세포이고 20%는 술잔세포가 차지한다.[8] 기저세포(basal cells)는 이들 세포가 손상될 때 재생하는 기능을 담당한다. 폐포는 1형(Type I), 2형(Type II) 폐세포(pneumocytes)로 이루어져 있고, 2형 폐세포는 폐포가 표면장력을 유지할 수 있도록 지방이 주성분인 표면활성제(surfactant)를 분비한다. 직경이 2mm 이상의 큰 기관지에는 점막하샘(submucosal gland)이 있고, 부교감신경 자극에 의해 점

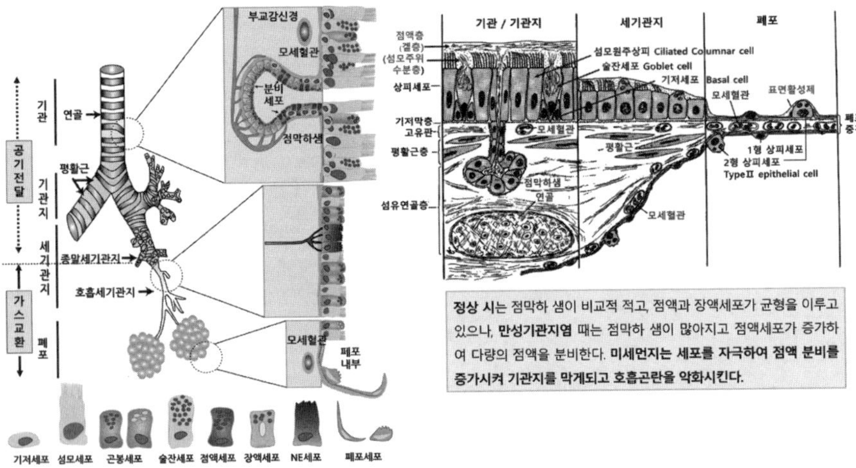


그림 9-4. 기관지 상피 구조

출처: Fishman's Pulmonary Diseases and Disorders, 2015

액을 분비한다. 점막하샘의 60%는 점액을 분비하는 점액세포(mucus cells)이며, 40%는 장액세포(serous cells)인데 항균단백질이 포함된 물질을 분비한다. 천식과 만성폐쇄성폐질환에서는 점막하샘의 점액세포 비율과 크기가 증가하여 점액을 과다 분비함으로써 기관지를 막게 되어 호흡 곤란을 유발한다[6](그림 9-4).

## 2. 호흡기 미세먼지 침착과 방어 기전

지역마다 미세먼지의 주요 발생원이 다르므로 구성 성분과 크기나 모양도 다양하고, 미세먼지 농도에 따라 흡인되는 양도 달라 폐의 반응도 다르다. 흡입된 미세먼지 중 어떤 것은 짧은 시간 내에 쉽게 폐에서 제거되지만 어떤 성분은 평생 동안 제거되지 못하거나 림프관이나 혈액을 따라 몸 전체로 이동하여 폐 이외의 기관에 영향을 미친다. 그러므로 미세먼지가 폐포까지 흡입되어 침착함으로써 호흡의 주기능인 가스 교환을 방해하는 것을 막는 폐의 방어 기전을 살펴보아 미세먼지가 폐에 미치는 건강영향을 이해할 수 있다.

미세먼지는 비강부터 폐포까지 참작되며, 이를 제거하기 위한 폐의 방어 기전은 크게 세 가지 범주로 구분할 수 있다. 첫째는 미세먼지가 기도를 지나며 폐포에 이르기까지 기관지 벽에 충돌(impaction)하거나 중력에 따른 침강(sedimentation), 또는 확산(diffusion)되면서 걸러져 폐포까지 이르지 못하게 한다.[9] 미세먼지가 들어오면서 기도에 있는 수용체를 기계적 또는 화학적으로 자극하면 재채기나 기침이 발생하여 이를 기도 밖으로 내보낸다.[10] 코를 통해 들어오는 이물질은 물에 얼마나 잘 녹는지의 여부에 따라 어느 정도까지 폐 깊숙이 들어오는지가 결정된다. 이황화탄소($SO_2$)나 포름알데히드와 같이 수용성이 매우 높은 물질은 비강을 통과할 때 감지되어 피하게 되므로 아주 높은 농도가 아닌 한 기관지까지 침범하지는 않는다. 오존($O_3$)이나 이산화질소($NO_2$)는 비교적 수용성이 낮아 소기도를 지나 폐포까지 도달하고, 일산화탄소(CO)나 황화수소($H_2S$)는 물에 전혀 녹지 않아 호흡기를 거쳐 혈액을 통해 전신으로 분포되어 중독을 일으킨다.[3] 미세먼지 성분 중 비강이나 기관지 점액에 녹는 정도, 주요 금속 성분, 또는 방향족탄화수소(polycyclic aromatic hydrocarbons, PAH)와 같은 성분을 얼마나 포함하느냐에 따라 면역반응 유발 물질 종류도 차이가 난다.[11]

미세먼지가 호흡기에 축적되는 것에 가장 크게 영향을 미치는 것은 미세먼지 크기와 기관지의 직경이다. 기관(trachea)은 직경 18mm, 단면적은 2.5cm$^2$로 공기 흐름 속도는 4,000mm/초에 이르지만, 깊이 들어가면서 계속 갈라져 종말세기관에 이르면 전체 단면적이 180cm$^2$에 달해 공기 흐름 속도가 5.4mm/초로 떨어지고 폐포에 이르면 공기 흐름은 거의 멈추게 된다.[12] 10㎛ 이상보다 크거나 0.02㎛보다 적은 미세먼지는 대부분 비강에서 걸러지거나 침착하는데, 입으로 숨을 쉬면 기관지나 폐포까지 더 많이 들어가게 된다. 2.5-10㎛ 크기의 미세먼지는 공기 흐름을 따라 일정한 속도로 들어가다가 기관지가 갈라지거나 굽어지는 곳에서 공기 흐름 방향이 갑자기 바뀌게 되면 계속 진행하려는

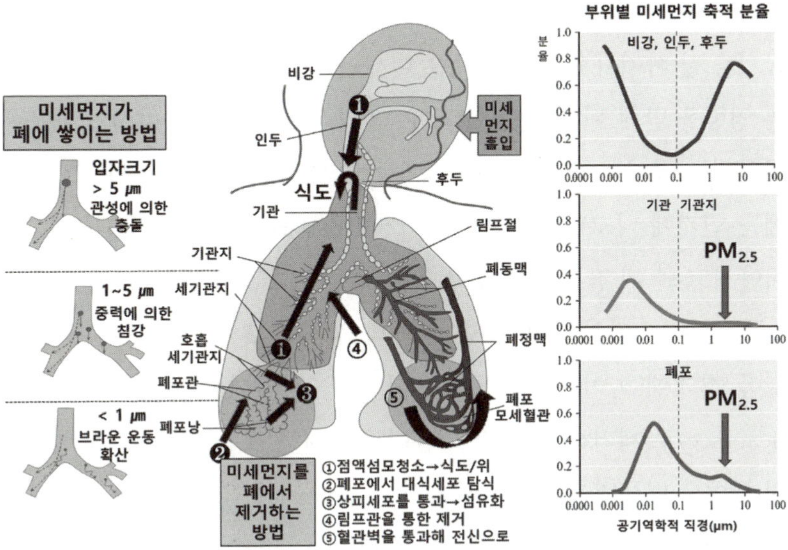


그림 9-5. 미세먼지가 쌓이고 제거되는 기전

관성에 따라 기관지 벽에 부딪쳐 침착한다.[11] 석면과 같이 길이가 폭보다 긴 섬유상 물질도 기관지 벽에 부딪쳐 잡힌다. 공기 흐름 속도가 떨어지는 세기관지에서 미세먼지는 중력에 의해 가라앉는다. 미세먼지가 기도를 통해 이동 시 중력은 아래 방향으로 작용하는 반면 부력과 공기 저항은 위로 올리려고 하여, 크기가 1㎛보다 작은 경우는 부력이 더 커져 중력에 의한 침강보다 확산을 통해 침착한다. 결국 폐포에는 0.01-2.5㎛ 크기의 미세먼지가 가장 많이 쌓이게 된다[3, 13](그림 9-5).

만성폐쇄성폐질환이나 천식의 경우 염증으로 기도가 좁아지기 때문에 오히려 공기 흐름 속도가 빨라져, 공기 중의 미세먼지는 기관지가 나뉘는 곳에 더 자주 부딪치면서 더 많이 침착하게 되고,[14] 들이마신 공기도 잘 빠져나오지 못해 같은 미세먼지 농도라도 정상인보다 더 나쁜 영향을 받게 된다. 운동할 때도 더 많은 공기를 들이마시기 때문에 흡입되는 공기 속도가 빨라져 충돌에 의한 침착이 증가한다. 흡연 시에는 연기에 니코틴이 붙으면서 0.5-1.0㎛ 크기의 입자가 되는데, 들이마시고 난 뒤 잠시 숨을 멈추므로 폐포에 더 많이 축적된다.[3]

두 번째는 이물질이 기도 내벽의 상피세포까지 침범하지 못하도록 점액에 녹이거나 침착한 이물질을 점액섬모청소(mucocillary clearance)로 제거하고, 가스 교환이 일어나는 호흡세기관지와 폐포까지 들어온 미세먼지를 대식세포(macrophage)가 잡아 먹거나 둘러싸서 섬모운동이나 림프관을 통해 제거한다.

기도의 점액은 수분 손실을 방지하고, 외부로부터 들어오는 수용성 유해가스가 녹거나 미세먼지나 미생물 등이 침착하는 매체가 된다. 점액섬모청소는 상피세포 표면을 덮고 있는 점액과 섬모(cilia)에 의해 이루어진다. 점액은 술잔세포와 점막하샘에서 분비되며, 8-10㎛ 두께로 섬모 주위를 둘러싸는 고밀도의 수분층(pericililary layer)과 그 위의 겔(gel)로 2개 층으로 구분된다.[15] 점액의 97%가 수분이며, 나머지 3%가 뮤신(mucim)과 이온 및 단백질이다. 상피세포 상단에는 6-7㎛ 길이의 섬모가 세포당 200-300여 개씩 있어서 정상 성인의 경우 섬모가 3조 개 이상에 이른다. 상피세포에는 미토콘드리아가 풍부하여 섬모가 운동을 지속할 수 있도록 에너지를 공급한다. 섬모는 초당 12-20Hz 빈도로 세기관지에서 후두 방향으로 물결치듯이 조화로운 율동운동을 하여, 점액을 1.0-5.5mm/분의 속도로 위쪽으로 이동시킨다.[8] 섬모운동을 통해 후두로 올라온 점액은 인두를 거쳐 삼켜져 위로 들어 가는데, 사람들이 보통 이를 느끼지 못할 뿐이다. 만약 점액이 비정상적으로 과도하게 많아지면 기관이나 큰 기관지에 집중적으로 분포하는 기침 수용체를 자극하고, 기침 반사를 일으킴으로써 가래로 뱉어낸다. 점액섬모청소는 큰 기관지에서 인두까지 수십 분 내에 제거하지만, 호흡세기관지부터는 수일이 걸릴 수도 있다.[16] 흡연하는 사람은 세포의 섬모 길이가 짧아지거나 비정상적인 섬모 수가 많아지고, 섬모운동도 감소할 뿐만 아니라 기저세포가 정상적인 섬모원주세포로 분화하지 못하고 편평세포형으로 변형되어 점액섬모청소율도 떨어지고 암으로 발전하기도 한다. 간접흡연의 경우에도 마찬가지이다. 대기오염물질인 오존과 이산화황, 디젤연소물질(diesel exhaust particles)과 실내 오염물질인 포름알데히드, 아크롤레인(acrolein) 및 카드뮴, 니켈 등과 같은 중금속도 섬모의 구조와 운동에 영향을 미친다.[17]

점액의 섬모 주위 수분층은 섬모운동이 잘 유지되도록 윤활유 역할과 함께 미세먼지 같은 이물질이 세포 표면과 접촉하는 것을 차단하므로, 수분층이 정상적으로 유지되는 것이 중요하다. 유전질환인 낭성섬유증(cystic fibrosis)은 유전적으로 수분층을 유지하는 기능이 결여되어 점막이 탈수 상태가 되고, 점액층 점도가 증가하여 섬모운동이 어려워진다. 흡연이나 미세먼지와 바이러스 등은 상피세포를 덮고 수분층 두께와 특성을 변화시켜 점액층 점도를 증가시켜 섬모운동을 방해한다. 외부 공기가 건조한 경우에도 기관지 수분층 두께는 영향을 받으며,

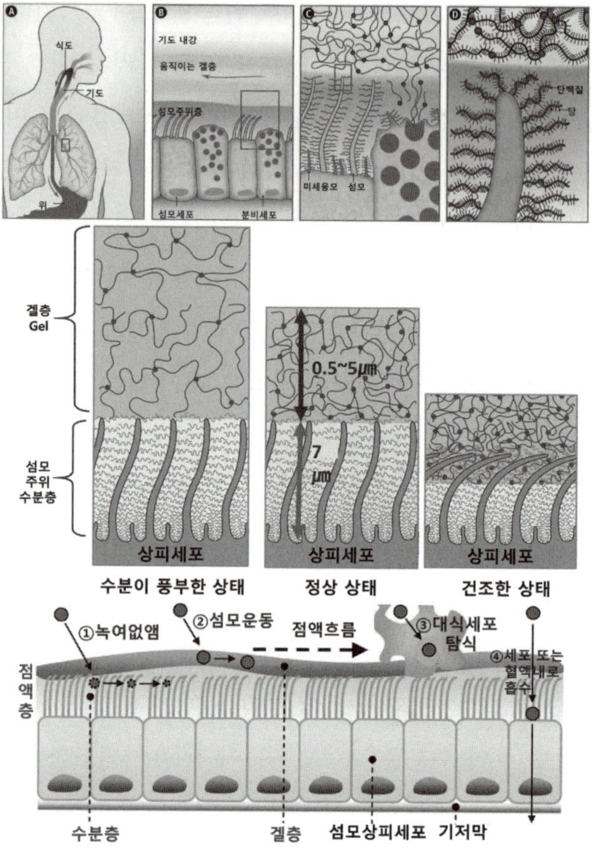


그림 9-6. 기도의 점액섬모청소운동

출처: Science, 2012

어린이나 노쇠한 경우에는 더 쉽게 영향을 받는다. 섬모운동이 장애를 받게 되면 이물질을 제거하지 못하고 쌓이게 되어 폐렴을 일으킨다.[18] 점액에 포함된 여러 종류의 당단백질은 면역반응을 시작하는 역할을 한다. 특정한 당단백질이 부족한 경우 섬모운동이 억제되어 이물질이 기도에 쌓이고 막혀서 세균 감염이 발생하고 탐식세포 작용도 방해 받는다[16, 19](그림 9-6).

마지막으로는 앞의 두 가지 과정을 통해 제거되지 못할 경우에는 여러 가지 복합적인 면역반응을 일으켜서 방어하게 된다.[9] 폐포에 미세먼지가 침착하면 폐포에 있는 대식세포(macrophage)가 세 시간 이내에 50% 이상을, 적어도 24시간 이내에 거의 모두 잡아 삼켜 기관지로 보내 점액섬모운동으로 제거하거나, 세포 내에 있는 여러 가지 효소들을 이용하여 녹여 없애거나 파괴한다. 폐에는 기도를 따라 림프관이 나란히 배열되어 녹지 않는 미세먼지는 림프관으로 보내서 처리한다.[3] 하지만 탄소 같은 입자는 림프절에 오랫동안 남거나 폐포나 주위 간질 조직에 있으면서 폐포를 파괴하여 폐기종(emphysema)을 유발하며,[20] 제거되지 못한 것은 폐포를 통과하여 혈액을 통해 전신으로 퍼져 나간다(그림 9-5).

## 3. 미세먼지와 폐쇄성폐질환

미세먼지가 사람들의 건강 상태에 어떤 영향이 있는지 연구하는 계기는 1948년 영국의 도노라 대기오염 사건이었다. 1950년대에 런던의 대기오염이 심한 지역에 근무하는 우편배달부들이 만성기관지염으로 결근이 많고, 일찍 사망하게 된다는 것을 알게 되었다. 1960년대에는 아시아, 아프리카 지역에서 땔감을 연료로 사용하여 실내공기가 오염됨으로써 만성폐쇄성폐질환(COPD)의 발생이 높다는 것이 알려졌다. 1990년대 초반에는 런던 시민들의 비사고성 사망률이 대기오염 발생과 관련이 있다는 것이 밝혀졌으며, 65세 이상 고령에서 호흡기 질환으로 인한 병원 입원율이 증가했다.[20] 1993년에는 미국 6개 도시에서 8,000명 이상의 사망 원인과 대기오염과의 관계를 추적한 연구(Harvard Six Cities study)에서 사망과 가장 관련이 높은 흡연을 제외하면, 대기오염과 가장 많은 관련이 있다고 보고되었다.[21] 이 대단위 연구에서는 2.5㎛ 이하 초미세먼지($PM_{2.5}$)가 문제라는 점이 드러났다는데 의미가 있다. 미세먼지가 호흡기계에 미치는 영향은 천식과 만성폐쇄성폐질환과 같이 유병률이 높고, 예방 가능한 폐쇄성폐질환을 중심으로 연구되었다. 많은 역학적 연구가 미세먼지 농도가 증가할 때 폐쇄성폐질환으로 인해 병원이나 응급실 방문자 수가 증가하는지, 또는 입원하거나 사망하는 사람의 수가 증가했는지 조사한다. 그 결과 미세먼지가 급성 또는 만성적으로 천식이나 만성폐쇄성폐질환의 발생과 악화 및 이로 인한 사망과 관련이 있다는 것이 밝혀졌다. 하지만 역학 연구는 큰 인구집단 단위로 이루어지기 때문에 이를 근거로 어떤 한 개인에게서 발생한 천식이 곧 미세먼지가 원인이라고 직접 연결 짓는 것은 쉽지 않다. 가령 일정 지역에 거주하는 많은 사람들이 똑같은 농도의 미세먼지에 노출되지만 모든 사람에게서 호흡기계 증상이나 질병이 발생하지는 않는다. 각 사람마다 유전적, 개인적 상태 등 감수성이 다르기 때문이다(그림 9-7).

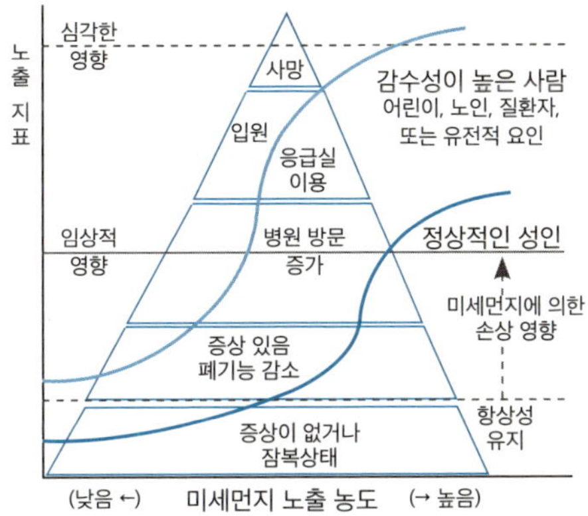


그림 9-7. 미세먼지 노출과 감수성에 따른 의료 이용

만성폐쇄성폐질환(COPD)은 미세먼지나 가스 흡입에 의하여 기도와 폐포에 변화가 발생하여 기류 제한과 지속적인 호흡기 증상이 일어나는 것이 특징이며, 예방과 치료가 가능한 질병이다. 만성폐쇄성폐질환 발생에는 흡연이 가장 큰 작용을 하지만, 공기 오염물질과 같은 환경적 요인과 직업적 활동에 따른 기도 자극 요인도 기도의 만성 염증 상태를 일으킨다. 만성폐쇄성폐질환은 기도의 섬유화와 같은 구조적인 변화로 소기도가 좁아지는 만성기관지염 형태와 산소 교환 장소인 폐포가 파괴되는 폐기종 형태가 복합적으로 작용하여 발생한다. 보통 40세 이상 성인에서 운동시 호흡 곤란, 기침, 가래가 만성적으로 있는 경우 폐활량을 측정하여 진단한다.[22, 23]

만성폐쇄성폐질환은 기도의 구조적인 변화로 한번 발생하면 되돌릴 수 없는 비가역적인 기류 제한인 데 반해, 천식은 시간에 따라 강도가

달라지는 만성적인 기도의 염증 상태로 색색거리며 숨이 차고, 가슴이 답답하며 기침이 대개 밤과 이른 아침에 심해진다. 천식은 보통 어릴 때부터 시작되는 경우가 많고, 증상 경과도 다양하여 증상이 없는 동안에는 폐기능이 정상이다. 그러나 자극 물질에 노출되면 기관지 수축 반응을 일으키는 기관지 과민성을 나타낸다. 천식 환자의 호흡 곤란은 만성폐쇄성폐질환과 같이 기도의 점액 분비 증가 때문이기도 하지만, 기관지 평활근이 과도하게 수축하여 공기 흐름을 막는 것이 원인이다.[24]

한편 천식과 만성폐쇄성폐질환의 특징을 모두 가진 경우 구분하기 어려운 경우도 있다.[25] 한편 이러한 폐쇄성폐질환이 발생할 위험은 태아나 유아기 때부터 시작된다고 본다. 엄마가 임신 중 흡연하는 경우 태어난 어린이의 천식 발생률이 증가한다. 임신부가 흡연하거나 미세먼지 같은 대기오염물질에 노출될 때 엄마 뱃속에 있는 태아도 영향을 받으며, 태어난 후 유아기에 노출되면 폐의 발달이나 면역반

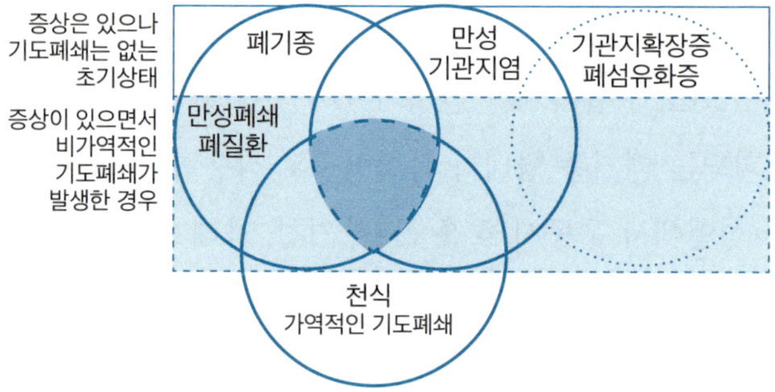


그림 9-8. 폐쇄성폐질환 범주

응을 변화시켜 천식이나 만성폐쇄성폐질환을 평생 동안 지속시킬 수 있다[26, 27](그림 9-8).

천식이나 만성폐쇄성폐질환 발생과 악화에 영향을 미치는 공기 오염물질은 미세먼지(PM)만이 아니라, 오존($O_3$)과 이산화황($SO_2$), 질소산화물(NOx), 일산화탄소(CO) 등이 복합적으로 작용하기 때문에 이를 구분하는 것이 쉽지 않다. 2.5㎛ 이하 초미세먼지($PM_{2.5}$)는 크기는 작지만 더 큰 단면적과 여러 가지 독성 물질을 함유하고 있고, 코와 기관지를 통과하여 기관지에 침착하기 때문에 더 해롭다. $PM_{2.5}$에 포함된 중금속이나 PAH가 폐의 세포들을 산화시키는 활성산소와 단백질이나 DNA, 지질 등을 산화시켜 세포를 죽이는 활성산소(reactive oxygen species, ROS)를 증가시키고, 이를 억제하는 세포의 항산화 작용은 감소시키며, 염증세포와 사이토카인 생성을 과도하게 증가시켜 세포를

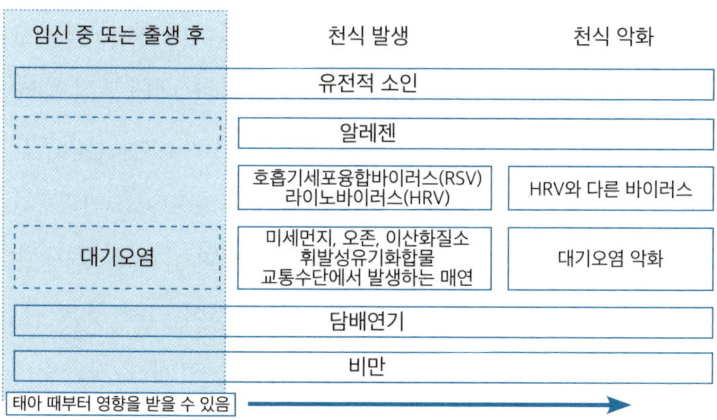


**그림 9-9. 천식 발생과 악화 위험 요인**

출처: Nature Reviews, 2015

공격하는 방아쇠 역할을 한다.[28]

공기 오염물질과 질병 간의 상관관계 정도를 탐구하는 역학 연구는 보통 오즈비(Odds ratio, OR)와 이의 95% 신뢰구간(confidence interval, CI)으로 표현한다. 오즈비는 비교 기준이 되는 공기 오염물질 농도 상태에서의 질병과 비교 기준이 되는 보다 낮은 상태 때(A)보다 비교하려는 농도가 증가했을 때(B)에 천식이나 만성폐쇄성폐질환의 발생이나 악화 정도가 얼마나 되는지를 비(B/A)로 표시한다.

미국, 캐나다, 일본 등 12개 국가의 22개 연구를 메타분석한 결과 대기오염물질 농도의 증가에 따라 천식이 심해져 응급실이나 입원한 오즈비는 $PM_{2.5}$가 10$\mu g/m^3$ 증가 시마다 2.8% 더 많았고(OR 1.028; 95% CI: 1.009, 1.047), 오존과 이산화질소는 10ppb 증가 시 각각 3.2%, 2.4% 더 많았다. 일산화탄소는 1ppm 증가할 때 0.5% 더 많았다. 반면 $PM_{10}$은 2.4%, 이산화황도 3.9% 많았으나 통계적 유의성은 없었다.[29] 유럽과 미국 각 10건, 서태평양 5건, 캐나다 6건, 남미 2건 등 38개 연구의 129개 도시의 사망률 연구에 대한 메타분석에서 $PM_{2.5}$가 10$\mu g/m^3$ 증가 시 호흡기 질환 사망률은 1.10%(95% 신뢰구간 0.59-1.62%) 증가했다.[30] 반면 심장 질환 사망률은 0.80%(95% 신뢰구간 0.41-1.20%), 모든 사망률은 0.89%(95% 신뢰구간 0.68-1.10%) 증가했다. 호흡기 질환 사망률과 가장 일관되고 강한 연관성이 있는 것은 원소탄소(elemental carbon)와 칼륨(K)이다. 탄소 입자는 크게 유기탄소(organic carbon)와 원소탄소 및 무기탄소(inorganic carbon)로 나눈다. 유기탄소는 대기 중으로 직접 방출되거나 대기 중 광산화 및 유기 종의 중

합에 의해 생성된 화합물이 응축하여 만들어진 것을 말하고, 원소탄소는 주거용 난방이나 자동차, 발전소 및 산업체에서 사용하는 탄소가 포함된 연료가 불완전 연소되면서 배출된 것들이다.[31] 미국에서 인공호흡기 치료를 했던 급성호흡곤란증후군(acute respiratory distress syndrome, ARDS) 93,950명의 데이터 분석에서 오존 농도가 높은 15개 도시는 병원 사망률이 34.9%로 다른 낮은 지역의 30.8% 보다 높았다. 사망에 영향을 미치는 여러 가지 요인들을 조정한 위험도에서 오존이 0.01ppm 증가할 때마다 사망 위험비는 1.07 (95 % CI 1.06-1.08, $p < 0.01$)였는데, 입자상 물질의 경우 10mg/m$^3$ 증가할 때 사망 위험비가 1.08(95 % CI 1.02-1.16, $p < 0.01$)이었다.[32] 2008-2009년 중국 베이징에서는 $PM_{10}$ 농도를 4단계로 구분하여 한 단계씩 증가할 때마다 전체 호흡기 사망률이 8.04%(95 % CI 4.00, 12.63), 만성 하부 호흡기 질환은 6.63%(95 % CI 1.65, 11.86), 만성폐쇄성폐질환은 5.68%(95 % CI 0.54, 11.09)가 증가했다. 여성과 노인의 경우 $PM_{10}$ 노출로 인한 더 높은 위험이 관찰되었다.[33] 역학 연구들을 통해 밝혀진 미세먼지가 만성폐쇄성폐질환 발생과 악화에 미치는 영향의 기전은 동물 실험을 통해서도 입증된다. 쥐를 대상으로 실내에서 음식 조리 시 발생하는 미세먼지와 차량에서 발생하는 미세먼지를 노출시키면 대식세포 등에서 분비되는 여러 가지 면역 반응 물질들이 증가하고, 이들이 쥐의 폐 조직을 자극하여 섬유화나 평활근의 증식을 일으키고, 점액의 분비를 증가시키며 폐포를 파괴하는 현상이 관찰된다.[34]

우리나라 연구에서는 1999-2003년까지 서울, 부산, 인천, 대구, 광주, 대전, 울산 7개 대도시에서 천식으로 인한 병원 입원율은 $PM_{10}$ 농도가 10$\mu g/m^3$이 증가할 때 어린이는 1.5%, 노인에서는 1.3% 증가했다. NO2가 1ppb 증가할 때 노인에서 0.5% 증가하고, CO 농도 1ppm 증가 시 1.9% 증가했다.[35] 부산 지역에서 2007-2010년 동안 기관지염, 알레르기성 비염, 천식의 호흡기 질환 입원율은 미세먼지 농도가 증가하고, 온도가 높으며 상대 습도가 낮을 때 유의하게 증가했다. $PM_{2.5}$ 수준이 높을수록 $PM_{10}$ 수준보다 호흡기 관련 병원 입원에 더 큰 영향을 미쳤으며 소아와 노인에서 호흡기 질환 입원율이 더 높았다.[36] 2006-2012년까지 춘천에서 COPD로 인한 병원 외래 및 입원율이 $PM_{2.5}$가 10$\mu g/m^3$ 증가 시 0.26% 증가했고, 알루미늄과 규소 및 원소탄소(element carbon) 성분이 많을 때 더 높았다.[37] 2005-2009년 서울 지역에서 천식으로 응급실을 방문한 비율은 $O_3$, $NO_2$, PM이 증가할 때 증가했다.[38]

미세먼지는 소아에서 폐렴이나 세기관지염 발생을 증가시키기도 한다. 화석 연료 사용, 음식 조리 중 실내공기 오염이나 대기오염으로 5세 미만 소아들에서 폐렴이나 세기관지염과 같은 급성하기도감염은 $PM_{10}$이 10$\mu g/m^3$가 높아질 때마다 1.2%(95% CI 1.008-1.016) 증가했고, $PM_{2.5}$의 경우는 12%(95% CI 1.03-1.30) 증가했다.[39] 성인에서 실내공기 오염에 따른 급성하기도 감염 발생에 관해서는 증가한다는 경우와 관련이 없다는 연구 결과들이 있어서 아직 근거가 제한적이다.[40]

우리 몸의 호흡기는 외부 세계와 가장 많이 노출되는 기관으로 공기를 들이마실 때 여러 가지 이물질이 함께 들어오게 되고, 이를 제거하기 위한 기본적인 방어 시스템이 발달되어 있다. 하지만 인간 활동에 따른 환경 변화로 인해 예전 사람들은 노출되지 않았던 각종 유해 물질이 포함된 일반 대기 중 미세먼지뿐만이 아니라 오염된 실내공기에도 더 많이, 더 자주 노출되고 있다. 미세먼지는 만성폐쇄성폐질환과 천식과 같은 폐쇄성폐질환을 유발하고, 증상을 악화시키며, 이로 인한 사망을 증가시킨다는 것이 많은 역학 연구를 통해 밝혀졌고, 동물 실험을 통해 그 기전들이 알려졌다. 따라서 미세먼지에 가급적 노출을 줄이는 것이 폐쇄성폐질환 발생을 예방하는 최선의 방법이다.

10장

# 미세먼지와 알레르기 질환

이지호

## 1. 알레르기 질환의 증가와 환경적 원인

알레르기 질환은 우리 몸의 면역반응이 과민하게 되어 생기는 질환인데, 유전적으로 알레르기 질환의 소인을 가진 사람이 여러 가지 환경 요인에 노출되면서 해당 요인에 대한 면역이 비정상적으로 활성화되어 유발되는 질환이다.[1] 알레르기 질환은 어린아이와 청소년기에 흔한 만성 재발성 염증성 질환이며, 대표적인 질환으로는 천식, 알레르기 비염, 아토피 피부염 등이 있다. 이들 질환이 생길 경우 기침, 콧물, 가려움증, 두드러기 등 다양한 증상들이 오랫동안 호전과 악화를 반복하게 되어 치료에 어려움을 겪게 되며, 드물게는 생명의 위협을

초래하는 원인이 되기도 한다.[2-3]

1995년, 2000년, 2010년에 전국의 아동과 청소년을 대상으로 한 역학조사에 따르면 우리나라 아동과 청소년에서 천식, 알레르기 비염, 아토피 피부염 환자가 증가하고 있다. 질환 증가의 원인은 다양하지만 변화가 적은 유전적 요인의 증가보다는 환경적 요인의 악화가 알레르기 질환 증가의 원인이 되었을 것이다.

알레르기 질환을 일으킬 수 있는 환경 요인의 변화로는 실내 및 실외의 환경오염물질의 증가, 모유 수유의 감소, 기후 변화로 인한 꽃가루의 증가, 호흡기 바이러스 감염의 증가 등이 거론되고 있다. 흥미롭게도 개발도상국보다 선진국에 알레르기 질환 환자가 많은데, 이는 위생 상태가 좋아지면서 우리 몸의 면역계가 외부감염에 의한 반응기회가 줄어들어 신생아 때의 면역상태를 유지하게 됨으로써 외부환경 요인에 과민반응을 나타내게 된다는 "위생가설"로 설명하기도 하지만 아직 명확하게 밝혀진 것은 없다. 반면에 산업 사회가 발달함에 따라 다양한 환경요인이 생활 속으로 유입되고 이들 물질이 신체 조직을 직접적으로 자극하여 알레르기 질환이 증가했다고 보는 시각도 있다.[4]

표 10-1은 알레르기 질환에 영향을 미칠 수 있는 대표적인 환경 요인을 나타낸 것이다. 알레르기 질환의 발생 혹은 악화에 관여하는 환경적 요인은 생물학적 요인, 화학적 요인, 물리적 요인 등으로 분류할 수 있다. 생물학적 요인으로는 실내 및 실외에 있는 흡입 알레르겐과 식품 알레르겐, 부유세균이나 진균 등이 포함되고, 화학적 요인으로는 공기 오염과 관련된 각종 화학물질들이 있으며, 물리적 요인으로는 온

표 10-1. 알레르기 질환에 영향을 미칠 수 있는 환경 요인

| 분류 | 종류 | 내용 |
|---|---|---|
| 알레르겐 | 흡입 알레르겐 | 화분, 집먼지 진드기, 개, 고양이, 바퀴 등 |
| | 식품 알레르겐 | 우유, 계란, 견과류, 해산물, 밀 등 |
| | 기타 | 곤충(개미, 벌), 약물, 라텍스 등 |
| 공기 오염물질 | 실외 오염물질 | 미세먼지, 오존, 질소산화물, 황산화물 등 |
| | 실내 오염물질 | 미세먼지, 휘발성 유기화합물, 포름알데히드 등 |
| 미생물 | | 부유세균, 진균 등 |
| 화학물질 | | 살균제, 방향족 아민, 염료, 금속, 보존제, 방향제, 시멘트 등 |
| 기타 | | 온도, 습도 등 |

도, 습기 등이 포함된다.[5]

미세먼지는 실내외 공기 오염물질의 대표적인 요인이자 흡입 알레르겐으로 작용하는 물질이다. 같은 질량이라도 입자의 크기가 작아지면 표면적이 급속히 증가하기 때문에 미세먼지의 구성 물질인 유해 중금속과 알레르겐으로 작용하는 물질의 농축 정도는 급속히 증가한다.

## 2. 대기오염과 관련한 알레르기 질환의 병리기전(염증 관련)

대기오염물질의 주요 구성 성분인 디젤 엔진 입자를 포함한 다양한 물질들이 유입되어 세포 표면에 부착될 경우 기도의 염증 반응을 유도하게 된다. 이때 미세먼지를 포함한 다양한 물질들이 염증 반

표 10-2. 알레르기 질환의 종류와 발생 기전

| 알레르기 질환 | 기전 |
| --- | --- |
| 천식, 비결막염 | 도시지역의 공기오염물질의 주요 구성 성분인 디젤엔진 입자(diesel engine particles)는 수지상 세포(dendritic cell)의 기능을 자극함으로써 폐의 면역반응을 조절하고 그에 따른 기도의 염증반응을 유도함.<br>polycyclic aromatic hydrocarbons(PAHs)과 같은 디젤 입자들은 세포표면에 도달하여 염증을 유도하는 사이토카인을 생산하도록 기도 표피세포를 자극하는 분자적 메카니즘을 활성화함. |
| 천식 | 조절 T세포(Regulatory T cell)가 알레르겐 노출에 반응하여 알레르기 감작 및 IgE 생산 경로를 억제하는데 필수적인 역할을 하는데, 공기오염이 Regulatory T cell 기능을 손상시킴.<br>미세먼지는 산화 스트레스(글루타치온 생산 감소), 염증매개물질 증가, 감작 증가, 기도과민성 유발, 비염 악화, 유전감수성(항산화기전에 관여하는 효소 유전자, 염증매개물질 유전자 변이)에 영향을 미침. |
| 천식, 비염,<br>아토피 피부염 | 산화손상 촉진, 염증매개물질 발현 및 세포투과성을 증가시켜 감작 촉진, 알레르기 관련물질 DNA 메틸화에 영향, miRNA 발현에 영향을 미침. |

응의 억제를 담당하는 조절 T세포의 기능을 둔화하여, 알레르겐에 대한 감작과 IgE(면역글로블린 E) 및 사이토카인의 생산을 증강시키게 된다. 또한 산화 손상을 촉진시키고 염증 매개 물질의 발현을 통한 세포 투과성의 증가 등을 거쳐 다양한 알레르기 질환의 증상 발현에 관여하며, 항산화 기전에 관여하는 효소 유전자, 염증 매개 물질 유전자 변이를 통하여 알레르겐에 대한 유전적 감수성에도 영향을 미치게 된다.[6]

## 3. 알레르기질환에 대한 미세먼지 영향

### 1) 천식

미세먼지의 농도가 증가할수록 천식으로 인한 당일 입원의 위험도 및 노출 4일 후 입원에 대한 상대위험도가 증가하는데, 10㎍/$m^3$이 증가할 때마다 $PM_{10}$의 경우 1.16, $PM_{2.5}$는 1.25로 증가하여 실내외 미세먼지의 노출이 천식을 동반한 성인에서 호흡기 증상의 발생이 증가했다. 또한 미세먼지의 증가는 천식 여자 환자의 응급실방문 증가와 천식 남자 환자의 외래 방문 증가했고, 환경부 기준치 초과한 지역($PM_{10}$ 평균농도: 53.6-66.6㎍/$m^3$)에서 주요도로, 오염물질 배출원 인접학교의 초등학교 학생에서 높은 증상 유병률과 폐기능의 저하가 관찰되었다. 이러한 결과는 미세먼지 노출이 천식 증상, 폐기능 및 입원에 영향을 미침을 시사한다.[7]

미세먼지는 노출시 단기적으로 알레르기 물질의 감작 및 천식악화와 연관을 나타내는데, 장기간 노출되는 경우 폐기능을 감소시키고, 천식조절에 부정적 영향을 미치며, 그로 인한 병원이용률을 증대시키는 것으로 보인다.[8]

### 2) 알레르기 비염

$PM_{2.5}$ 및 $PM_{10}$ 노출과 알레르기비염의 발생에 대한 관련성에 대해서

는 아직 논란의 여지가 있다. 그러나, 미세먼지에 대한 장기노출 시 다른 알레르겐에 대한 감작을 증가시키고, 시골에 비해 대도시 지역에서 알레르기비염의 유병률이 높아지고 있으므로 환경오염과의 관련성을 완전히 배제할 수는 없는 상황이다. 디젤 연소분진, 대기오염지표 관련 물질의 노출, 알레르겐의 감작상태 및 바이오매스의 연소 등의 단기적 노출은 알레르기 비염의 유발과 관련이 있는 것으로 알려져 있다. 즉, 알레르기 비염과 미세먼지와의 관련성은 아직 논란은 있으나 전반적으로 미세먼지가 알레르기 비염의 발병 위험을 높이며, 단순히 미세먼지뿐만 아니라 오존, $SO_2$, $NO_2$와 같은 대기오염물질의 증가도 동시에 영향을 미치는 것으로 판단된다.

### 3) 아토피 피부염

아토피피부염과 미세먼지와의 관계에 대한 연구에서는 특히 실외 미세먼지의 경우 일관된 결과를 보이지 못하고 실내 먼지의 중요성이 많이 강조되었다. 그러나 실내 미세먼지 농도가 실외 미세먼지 농도에 영향을 받는다는 점, 미세먼지와 다른 실내 오염물질의 상호작용을 고려한다면 아토피피부염 환자의 질환 악화에 영향을 미칠 수 있을 것으로 보인다.

아토피피부염은 미세먼지 자체의 물리적 자극 기전 보다는 미세먼지의 구성 성분에 의한 화학적 기전에 영향을 받으며, 미세먼지 보다는 벤젠, 톨루엔 및 자일렌, 스틸렌과 같은 실내 휘발성 유기화합물과 포름알데하이드에 의한 영향이 더 중요한 것으로 알려져 있다.

## 4. 알레르기 질환의 종류별 정의와 일반적 관리 방안

천식은 가역적 기도 폐쇄로 인해 천명음(숨 쉴 때 나는 쌕쌕거리는 소리), 호흡 곤란, 기침 등의 호흡기 증상이 반복적으로 나타나는 만성 염증성 기도 질환이다. 천식의 발생과 악화에 영향을 주는 환경 요인은 유발 물질과 기여 인자로 나눌 수 있다. 산모의 흡연, 식이, 미생물에 의한 감염 등이 후성유전학적 기여 인자로 태아에게 전해져 태어난 자녀의 천식과 호흡기 질환 발생에 영향을 미칠 수 있다. 유발요인은 미세먼지와 집먼지 진드기 등의 흡입 알레르겐, 실내외 공기 오염물질, 흡연과 바이러스 감염 등이 있으며, 이들 요인에 천식 환자가 노출되었을 때 급성 천식 증상 및 기도의 염증이 증가하며 천식의 악화 인자로 작용할 수 있다. 또한 기후 변화는 대기오염에 의한 직간접적인 위험 요인의 증가, 꽃가루나 곰팡이 알레르겐의 대기 중 농도 및 노출 기간 증가에 영향을 주게 된다.

천식의 위험이 높은 집단에서 흡입용 스테로이드제의 조기 치료는 치료 기간 중 천식 증상의 조절에 효과적인 조기 치료 방법이지만, 장기적으로 천식의 발생 또는 진행을 예방하는 효과는 확실하지 않다. 질환의 발생 가능성 높은 고위험군의 경우 집먼지 진드기 제거, 애완동물 제거, 금연 등의 위험 요소 제거와 같은 방법을 통한 천식의 예방이 필요하다.

알레르기 비염은 콧속에 생기는 염증 질환으로, 어떤 원인 물질에 의해 반응하는 특이 항체가 생성되었다가 반복적으로 노출되는 경우 점막의 과민반응에 의해 발작적이고 반복적인 재채기, 코 가려움, 맑은 콧물과 코막힘 등의 증상이 나타나는 질환이다. 집먼지 진드기, 꽃가루, 동물, 곰팡이 등이 대표적인 실내 알레르겐으로 작용한다. 미세먼지를 포함한 대기오염물질은 알레르겐의 표면에 부착하여 알레르겐의 모양을 변화시켜 알레르기 유발 가능성을 증가시키고, 염증을 일으켜 알레르겐이 보다 쉽게 호흡기로 침입하도록 촉진한다. 알레르기 비염은 다른 알레르기 질환에 비해 성인까지 지속되는 경우가 많고 완전 치유가 어려운 알레르기 질환이기 때문에 질병으로 나타나기 전에 예방하는 것이 가장 효과적이다. 알레르기 비염 예방을 위해서는 모유 수유를 추천하고, 간접흡연, 집먼지 진드기 노출 등을 피하는 것이 바람직하다.

아토피 피부염은 영아와 어린이에게 집중적으로 발생하는 만성, 재발성, 염증성 피부 질환으로, 심한 가려움증을 동반하는 대표적인 알레르기 질환의 하나이다. 아토피 피부염은 면역계의 과민반응과 관련된 외인성 아토피 피부염과 면역 물질의 증가가 없고 알레르기 검사에서 모두 음성인 내인성 아토피 피부염으로 구분할 수 있다. 아토피 피부염은 2세 이전에 주로 발생하여 성장하면서 대부분 자연 소실된다. 따라서 대부분의 아토피 피부염의 경우에는 자연히 좋아질 것을 예상하면서 증상 중심의 치료를 하되 장기적인 관리가 이루어져야 한다.

이를 위해 피부 관리 및 악화 요인의 회피 등 기본적인 치료방법들이 충실히 이루어질 수 있도록 관리하되, 그럼에도 불구하고 잘 낫지 않는 일부 난치성 아토피 피부염의 환자는 전문가의 판단에 의한 개인별 치료 방법들을 적용하는 것이 옳다. 아토피 피부염 발생을 예방할 수 있는 확실한 방법은 아직 없다. 그러나 현재까지 알려진 바로는 모유 수유, 가수분해 조제유의 섭취, 프로바이오틱스 투여 등이 비교적 효과적인 예방 방법으로 거론되고 있다.[9]

11장

# 미세먼지의 태아 및 어린이 건강영향

하은희

전 세계 인구의 92%가 대기오염 수준이 세계보건기구(World Health Organization, WHO) 한도를 초과하는 지역에 살고 있으며, 특히 어린이의 경우 대기오염으로 인한 더 큰 건강 위험에 노출되어 있다. 대기오염으로 인해 매년 약 60만 명의 5세 미만 어린이가 사망하고 있고, 더 많은 어린이가 호흡기 감염, 천식 등의 질환에 걸릴 위험에 처해 있다. 또한 대기오염은 어린이의 인지 발달에 악영향을 미칠 수 있고 태아 및 영유아 시기의 대기오염 노출은 성인기에 이르러서도 만성질환을 일으킬 수 있다는 연구 결과가 보고되고 있다.[1]

어린이들은 환경적, 행동적, 생리학적 요인 때문에 대기오염의 영향에 대해 성인보다 더 취약하고 이로 인한 건강 악화는 평생 지속될 수 있다. 예를 들면, 어린이들은 성인보다 체중당 폐 면적이 더 커서 성인보다 체중당 50% 더 많은 공기를 마시기 때문에 대기오염에 의한 영향을 더 많이 받게 된다. 어린이의 폐는 출생 후부터 약 18세까지 계속 성장하는데, 이 시기에 대기오염에 노출되면 폐 기능의 성숙을 방해하여 성인이 되어서도 건강에 지속적인 영향을 줄 수 있다.[2]

## 1. 태아 성장 발달에 미치는 영향

최근 들어 대기오염과 다양한 좋지 않은 출생 결과와의 연관성이 널리 연구되고 있다.[3,4] 대기오염의 영향으로 인해 발생할 수 있는 임신 합병증으로는 자궁 내 발육 지연과 조산이 있다. 자궁 내 발육 지연과 조산은 독립적으로 또는 함께 발생할 수 있으며 저체중아 출산을 초래할 수 있다.[5]

좋지 않은 출생 결과는 이환율, 사망률, 장애 및 질병과 관련될 수 있으며 성인기까지 영향을 미칠 수 있고,[5,6] 출생 후 의료 기관 이용 증가 등으로 인한 사회적 비용을 증가시킬 수 있어[5] 대기오염 노출에 따른 출생 결과 영향의 중요성이 강조되고 있다.

### 1) 태아 성장

저체중아는 WHO에서 출생 시 태아의 체중이 2,500g (5.5lb) 미만으로 정의했고,[1] 이는 전 세계적으로 중요한 공중 보건 문제이며 다양한 장단기 건강영향과 관련되어 있다. 전 세계 출생의 15-20%에 해당하는 연간 2천만 명가량이 저체중아로 출생하는 것으로 보고되고 있다. 한편 자궁 내 성장 지연은 임신 주수에 비해 출생 체중이 작은 아기를 말하며, 일반적으로 재태 연령과 성별에 대한 출생 체중이 10 백분위수 미만인 경우로 저체중아와 자궁 내 성장 지연 모두 조산[5]과 연관될 수 있다.

임신부가 대기오염에 노출되면 태아 성장 저하를 일으킬 수 있으며, 이는 자궁 내 성장 지연으로 인한 저체중아 출산과 관련이 있다. 이러한 저체중은 성인기 심혈관계 질환 이환율 및 사망률의 증가와 관련되어 있으며, 최근에는 인지 발달 지연과 지능 저하 위험이 증가한다는 연구 결과가 보고되고 있다.[4]

### 2) 저체중

대기오염의 주요 원인인 교통 관련 요인과 건강영향을 살펴보면, 주요 도로와의 거리 및 대기오염물질(CO, NO, $NO_2$, $PM_{2.5}$, $PM_{10}$, $O_3$, $SO_2$)의 저체중 출생과의 관련성을 본 전향적 코호트 연구를 통해 고속도로 50m 이내에 거주하는 경우 저체중아 출생이 11% 증가한 것으로 보고했다(95% 신뢰구간, 1.01-1.23). 밴쿠버에 거주하는 임신부 대상 코호트에서는 주변 대기오염을 줄이는 경우 상대적으로 낮은 대기오염에 노출되었고 이는 대기오염 노출을 줄일 수 있는 효과적인 도시 계획의

중요성을 제시했다.[7]

1994년과 2004년 사이에 실시한 연구에서는 $NO_2$, $SO_2$, CO 및 $PM_{2.5}$가 출생 체중 감소와 유의한 관련성이 있음을 보고했다(오염물질 농도의 사분위수 증가 당 16g 감소). 더욱이, 비히스패닉계 백인 유아에 비해 히스패닉계 및 비히스패닉계 흑인 유아에서 연관성이 큰 것으로 나타나 인종에 따른 생리적 차이가 있음을 보고했다.[8]

### 3) 조산

임신부가 임신 중 대기오염물질에 노출되면 조산과 관련이 있다. WHO에서 정의한 조산은 임신 37주 이전에 태어난 아기로,[9] 매년 1,500만 명의 아기가 조기에 태어난다. 또한 조기 출산 합병증은 5세 미만 어린이의 주요 사망 원인이 되는 것으로 추산되고 있다(매년 약 백만 명이 사망하는 것으로 추정).

호주에서 2000-2003년 사이에 28,200명의 출생아(쌍둥이 제외)를 대상으로 미세먼지, 오존 및 이산화질소 노출과 조산과의 관련성을 연구한 결과 임신 삼분기의 $PM_{10}$과 오존에 대한 노출이 조산의 증가와 관련성이 있는 것으로 보고했다(위험비 = 1.15, 95 % CI = 1.06-1.25 및 OR = 1.26, 95 % CI 1.10-1.45).[10]

## 2. 영아 사망에 미치는 영향

영유아 시기에는 폐와 면역 체계가 미숙하여 대기오염에 노출되면 사망 위험이 높아질 수 있으므로, 대기오염으로 인한 영유아 사망을 예방하는 데 공중보건학적 관심이 필요하다. 미세먼지가 호흡기 질환에 미치는 영향의 근거는 충분하지만 유아 사망률과의 관련성의 증거는 아직 부족하다.[11, 12] 하지만 최근 보고된 미세먼지와 영아 사망률 관련 연구 결과를 통해 추가적인 근거를 검토했다.

1998년과 2006년 사이에 수집된 벨기에의 영유아 사망률 데이터를 사용하여[9] 살펴본 결과 일일 평균 $PM_{10}$이 10㎍/$m^3$ 증가 시 영아 사망 위험이 4% 증가한 것으로 나타났다. 그러나 사망 당시 연령별 모집단 분석에서 이 연관성은 신생아의 경우에만 통계적으로 유의한 것으로 나타났다. 주산기와 선천성 및 염색체 이상으로 인한 영아의 사망률은 일일 평균 $PM_{10}$이 10㎍/$m^3$ 증가 시 유의하게 증가하는 것으로 나타났다. 또한 $PM_{10}$ 농도의 컷오프 값 이상일 때 선천성 및 염색체 이상으로 인한 신생아 사망 위험이 높아짐을 발견했다.[13]

미세먼지에 대한 장기간 노출과 영아 사망률 사이의 관련성을 조사한 우리나라 코호트 연구 결과 임신 중 $PM_{10}$의 사분위수 증가(6.93㎍/$m^3$) 시 정상 출생 체중아의 모든 원인 및 호흡기 원인으로 인한 영아 사망의 위험을 증가시켰다. 또한 임신 중 총부유분진(Total Suspended Particles, TSP)과 $PM_{2.5}$의 사분위수(interquartile range, IQR) 증가 시 (주당 8.91㎍/$m^3$ 및 3.15㎍/$m^3$) 정상 출생 체중아의 모든 원인 사망의 위험을 유의하게 증가시켰으며, 임신 중 TSP, $PM_{10}$, $PM_{2.5}$의 사분위수(IQR) 증가 시 호흡기 관련 사망의 위험을 증가시킨 것으로 나타났다. 이러한 증가는 1분기 임신 시간 노출에 대해서만 통계적으로 유의한 것으로 보고했다.[14]

## 3. 신경 인지 발달에 미치는 영향

신경세포가 발달하는 단계는 태아의 중추 신경계가 발달하는 중요한 시기이다.[15] 최근 보고된 세 건의 체계적인 문헌 고찰을 통한 잠정 결론은 신경 발달에 대한 대기오염의 영향을 무시할 수 없으며 대기오염물질에 대한 증거를 "보통"으로 분류했다. 이러한 중추 신경계 손상의 원인이 되는 것으로 알려진 잠재적인 세포 기전은 신경 염증, 산화 스트레스, 신경 교뇌 활성화 및 백질 손상이지만,[16] 중추 신경계 손상과 관련된 분자 메커니즘에 관여하는 요소에 대해서는 여전히 더 많은 연구가 필요하다.[17]

스페인의 출생 코호트 연구에서는 $PM_{2.5}$ 및 $NO_2$ 노출이 15개월 된 유아의 베일리 영유아 발달검사(Bayley Scale of Infant Development, BSID) 인지 점수를 유의하게 감소시켰다고 보고했다.[18] 또한 우리나라 출생 코호트 연구에서도 출생 전 대기오염 노출은 6개월 영유아의 인지 지수(Mental Development Index, MDI)와 동작 지수(Psychomotor Development Index, PDI)에 유의한 영향을 미쳤으나, 12개월과 24개월

에는 유의한 연관성이 발견되지 않았다.[19]

스페인에서 1년간의 종단 연구를 통해 높은 대기오염 노출이 맥카시 아동 능력 척도(McCarthy Scales of Children's Abilities, MSCA)의 감소와 관련이 있다는 것을 보고했다.[20] 다른 출생 코호트 연구를 통해 미세먼지 속 유해 성분인 블랙카본(Black carbon, BC)의 로그 변환 사분위수 범위 증가가 카우푸만 간편지능검사(Kaufman Brief Intelligence Test, K-BIT)와 기억 및 학습의 광범위 평가(Wide Range Assessment of Memory and Learning, WRAML) 점수의 감소와 관련이 있음을 보고했다.[21]

스페인 종단 연구[22]는 학교에서 높은 수준의 $PM_{2.5}$, 블랙카본 및 초극세 입자에 노출된 사람들은 낮은 수준에 노출된 사람들보다 일하는 기억력과 주의력 테스트에서 더 낮은 결과가 나타났으며, 12개월 후에는 그 차이가 상당히 넓어지는 것을 보고했다.

## 4. 소아 비만

현재 주요 공중 보건 문제로 등장한 소아 비만은 전 세계적으로 증가하고 있는 추세이다.[23] 특히 2003-2006년에 미국의 청소년 비만 및 비만율은 약 32%로 높은 유병률을 보였다. 소아 비만은 신진 대사 또는 심혈관질환과 같은 심각한 질병으로 발전할 수 있으며 최근 들어 급격히 증가하는 유병률은 아동기의 환경적 요인에 기인할 수 있다.[24, 25]

유년기 비만의 발생 요인을 찾아내는 데에 많은 노력이 있었지만 환경적 요인, 특히 대기오염, 교통 등과 같이 예방 가능한 요인을 구체적으로 파악하는 것이 필요하다. 대기오염과 유년기 비만의 연관성을 조사한 역학 연구는 거의 없지만, 최근의 두 개의 체계적인 문헌 고찰을 통해 대기오염이 아동기의 비만 발생에 크게 기여한다는 결론을 내렸다. 그러나 체계적 문헌 고찰의 연구 수가 적은 한계로 소아 비만 및 기타 대사성 질환에 대기오염물질의 영향 증거를 "불충분 한" 것으로 분류했다.[26]

대기오염과 소아 비만 발생 관련 가능성 있는 기전으로는 대기오염물질이 지질과 단백질에 직접 작용하거나 세포 내 산화제로 간주되어 간접적으로 작용하는 것이다.[27] 따라서 미세먼지에 노출되면서 발생하는 산화 스트레스는 인슐린 저항성 발달에 중요한 역할을 할 수 있다. 또 다른 가설은 미세먼지가 내분비 및 대사 체계를 방해하여 어린이의 성장 패턴을 변화시키고 체중 증가를 유도한다는 사실에 근거한다. 이 가설에 따르면 미세먼지는 환경에서 몸 속으로 들어와 대사 호르몬 또는 뇌 신경 전달 물질로 작용하여 체중 증가를 유발하는 "환경 오비소겐(obesogen: 비만을 일으키는 화학물질)"이다.[28]

## 5. 호흡기 질환 영향

전 세계적으로 폐렴은 어린이들의 가장 큰 사망 원인이며, 이른 시기 상부 및 하부 호흡기 질환으로 인한 질병 부담이 높다. 미세먼지는 염증 매개체와 산화 스트레스로 작용하여 폐렴을 일으키는 감염인자에 대한 방어 기작을 손상시키는 것으로 알려지고 있다. 어린이들은 호흡률이 높고, 기도가 좁으며, 폐 및 면역 체계가 완전하지 않고, 옥외 공기에 자주 노출되므로 대기오염의 건강영향에 더 취약할 수 있다.

$PM_{2.5}$의 태아 노출과 출생 시부터 7년 동안의 조기 아동기의 급성 기관지염 및 폐렴 발생 관련성을 살펴본 결과 재발성 기관지 폐렴의 발병 위험 비가 증가한 것으로 보고하여(OR = 2.44, 95 % CI: 1.12-5.36), $PM_{2.5}$의 태아기 노출이 어린 시절의 호흡기 감염에 대한 감수성을 증가시킬 수 있음을 시사했다.[29]

미국 보스턴의 출생 코호트 연구에서는 교통량의 사분위 범위 증가는 호흡기 감염 위험을 5%(95 % CI 0.98, 1.13) 증가시킬 수 있음을 보고했다.[30]

천식은 지난 수십 년 동안 발병률이 증가하여 어린이들에게 가장 흔한 만성질환이 되었다. 아이들은 성인에 비하여 야외 활동이 많아 여과되지 않은 대기오염물질이 아직 성장 중인 어린이의 폐에 영향을 줄 수 있다.

대기오염물질에 대한 단기 노출과 천식 관련 응급실 방문(Emergency

Room Visit, ERV) 및 입원 간의 연관성을 정량화하기 위해 체계적인 문헌 고찰을 한 결과 대기오염물질이 천식 ERV와 입원 위험을 유의하게 증가시켰다[$PM_{10}$ : RR (95% CI), 1.010 (1.008, 1.013); $PM_{2.5}$ : RR (95% CI), 1.023 (1.015, 1.031)].[31] 영유아 시기에 교통 관련 대기오염(The Effects of Prenatal and Postnatal Traffic-Related Air Pollution, TRAP) 노출에 따른 천식 발생 영향은 분명하지 않지만 출생 코호트 연구 결과 $PM_{2.5}$ 노출 증가가 어린 시절의 천식 발병 위험 증가와 관련이 있음을 보여주었다($PM_{2.5}$ : 1.14, 95% CI 1.00 to 1.30 / 2㎍ / $m^3$). 또한 교통 관련 대기오염물질에 대한 유아기 노출은 12세까지의 아동기 천식 발병과 관련이 있는 것으로 나타났다.[32]

## 6. 건강영향 예방을 위한 조치

대기오염 노출을 줄이기 위한 예방 조치를 하려면 대기오염의 원인과 노출 경로, 어린이의 고유한 취약성과 잠재적인 건강영향에 대해 교육하고 알려야 한다. 또한 대기질 지수를 따라 일일 최고 대기오염 시간에 야외 활동 및 운동을 제한할 수 있어야 한다. 지역 사회와 국가의 노력을 통해 대중 교통의 더 많은 이용과 안전한 보행 및 자전거 도로를 확보하는 것이 대기오염과 관련된 건강영향을 줄이기 위한 방안이 될 수 있다.

# 12장
# 미세먼지와 치매

천재중

## 1. 치매란?

치매는 뇌의 신경세포가 대부분 파괴되어 이해하고 기억하는 능력에 장애가 생긴 상태로 신경정신의학적 증후군이라 할 수 있다. 증후군이란 질병의 증상이 단일하지 않고 여러 가지 증상이 복합적으로 나타나는 것을 의미한다. 일반적으로 치매는 초기 기억력 장애로부터 시작되어 계산, 서술 등 고차원적인 사고기능의 장애를 보이다가 변 · 뇨 실금 및 우울, 긴장 등의 정신 신체 장애까지 보이게 된다.[1] 중증치매가 되면 비정상적 반복행동 및 유아기적 행동 등 퇴행행동증상을 보이고 불안, 망상 등 정신학적 증상을 보일 뿐 아니라 개인 성격까지 변화시키는 등 환자 본인과 가족, 사회에 큰 부담을 주기에 치매는 비극적인 질병이라 할 수 있다.[2] 치매는 유발 요인에 따라 나눌 수 있는데 뇌세포의 퇴행에 따른 알츠하이머 치매(Alzheimer's dementia)와 뇌졸중 등 뇌혈관의 질환에 의해 뇌세포가 파괴되어 유발되는 뇌혈관성 치매로 나눌 수 있다. 또한 알코올성 치매의 경우처럼 독성 중독 물질도 치매를 유발할 수 있다. 치매는 대부분의 암이나 골절과는 달리 한두 가지 검사 결과로 진단, 확정할 수가 없다. 일단 기억력 감소 등 인지 능력 장애가 동반할 경우 이에 대한 증상 및 정도를 병력 청취 및 임상적 진찰, 신경학적 검사를 통해 평가하고 확인한다. 또한 신경 심리 검사, 뇌영상 촬영, 혈액 검사 등을 통해 치매의 유형 및 정도를 확인한다.[3] 치매의 치료는 뇌세포의 파괴를 막고 치매의 증상을 완화시키는 것을 목표로 한다. 따라서 치매를 조기에 진단하여 중증의 치매로 진행되지 않게 조속히 치료하는 것이 중요하다. 치매를 예방하기 위해서는 의료기관 및 전문 기관에서 제공하는 치매의 증상, 진단, 치료와 같은 전반적인 치매에 대한 내용을 스스로 학습하고 항상 관심을 가져야 한다. 그리고 낱말 외우기, 계산하기 등의 기억력 운동을 포함하는 적절한 인지 기능 훈련을 해야 한다. 혈압, 당뇨, 이상지질혈증 등 뇌혈관에 문제를 일으킬 수 있는 기저질환을 잘 관리하고 생활습관으로는 금연을 유지하고 적정한 음주로 과음하지 않고 규칙적인 신체 운동을 통하여 신체와 뇌의 기능을 유지하는 것이 예방의 첫걸음이라 할 수 있다.[4]

## 2. 미세먼지가 치매를 유발하는 병태생리

대기오염 중의 미세먼지는 오존($O_3$) 및 유기화학물질(organic chemical complex) 등과 함께 뇌혈관에 염증 반응을 유발한다. 연구에 의하면 오랜 기간 미세먼지를 포함한 대기오염에 노출이 되면 씨클로옥시지나제(cyclooxygenase-2, COX2) 등 염증 매개 물질이 뇌신경에 염증 반응을 상승시키며 뇌의 전체적인 기능을 저하시킨다고 한다. 또한 만성적으로 베타아밀로이드(β-amyloid) 등의 단백물질이 뇌에 침착하여 신경반(neuritic plaques)과 신경섬유뭉치(neurofibrillary tangles)와 같은 알츠하이머 치매에서 보이는 뇌병리학적 구조물을 형성시키어 치매를 유발, 가속화시킨다.[5]

미세먼지에 의해 만성적으로 진행되는 전신의 염증 반응, 활성화 산소에 의한 산화 작용, 이로 인한 혈관 속 상피 내의 손상은 뇌혈관 치매의 위험 요인이다. 미세먼지는 경동맥(carotid artery)의 죽상동맥경화증(atherosclerosis)과 망막 미세혈관들의 협착 증상을 유발하는데 이러한 현상은 크고 작은 뇌혈관들에 병변을 유발하여 뇌졸중 및 뇌혈관 치매의 위험을 증가시킨다.[6,7]

## 3. 미세먼지와 치매 관련된 사례와 연구

특별히 미세먼지를 포함한 대기오염과 치매 등 인지 기능의 건강영향과의 관련성은 고령의 노인에게서 더 크다. 초미세먼지($PM_{2.5}$)에 장시간 노출될 경우에는 알츠하이머 치매 혹은 뇌혈관성 치매 환자의 경우에서 사고 능력과 같은 인지 기능과 기억력이 저하되는 것으로 알려졌다.[8] 과거에 초미세먼지($PM_{2.5}$)와는 달리 미세먼지($PM_{10}$)는 뇌기능에 영향을 주지 않는다고 알려졌었다. 하지만 최근의 연구에서는 화석연료의 불완전 연소 시 생성되는 블랙카본(black carbon)과 미세먼지($PM_{10}$)가 결합될 때 고령의 노인에게 전반적인 인지 기능을 저하시키는 것으로 나타났다.[9] 또 다른 연구에서는 교통량이 많은 주요 도로에서 100미터 이내에 거주하는 평균 78세 고령의 노인들을 대상으로 조사했더니 주요 도로에서 떨어져 지내는 다른 노인들에 비하여 기억력, 언어 구사력, 정신 행동 능력, 문제 해결 능력, 계산 능력 등 전체적인 인지 기능이 떨어지는 것으로 나타났다.[10]

고령의 인구뿐만 아니라 7세부터 18세 미만의 어린이들에게도 미세먼지를 포함한 대기오염은 기억력, 언어 수행 능력, 문제 해결 능력, 충동 조절 능력, 계획하는 능력 등의 고차원적인 지적 기능의 감소가 나타났다. 대기오염이 심한 곳에 사는 특별한 질병이 없는 어린이들에게 신경학적 검사와 뇌 자기공명영상검사(magnetic resonance imaging, MRI)를 시행한 결과 뇌의 백색질(white matter)에 이상 부위가 관찰되었는데 이는 백색질(white matter)과 전전두엽 피질(prefrontal cortex)과의 교류를 차단하여 지적 기능을 저하시키는 것으로 보고되었다.[11]

13장

# 미세먼지와 정신건강

김경남

다른 건강영향에 비해 미세먼지와 정신질환과의 관련성에 대해서는 아직까지 수행된 연구가 상대적으로 적은 편이다. 미세먼지 노출로 인해 일부 정신질환의 발생이나 증상악화 위험이 높아질 수 있다고 보고되고 있는데 이 중 가장 많은 연구가 수행된 질환이 우울증이다. 우울증은 저하된 기분, 의욕 저하, 피로감 등의 증상이 지속되는 질환으로 매우 흔하고 사회적 부담이 커서 공중보건학적으로 중요한 관심사 중 하나이다.[1] 미국에서 평생 한번이라도 우울증을 경험하는 비율은 18.6%[2], 우리나라에서는 6.7%[3]로 알려져 있다.

여러 대기오염물질 중 미세먼지는 작은 크기로 인해 중추신경계에 도달하여 영향을 미칠 가능성이 있어 다양한 건강영향 중 신경행동학적 영향의 가능성이 높다고 할 수 있다.[4,5] 특히 미세먼지에 노출되면 염증 반응이 일어날 수 있는데 우울증 발생 역시 전신 및 신경계 염증과 관련되어 있어,[6] 기전 상 미세먼지 노출로 인한 우울증의 발생의 가능성이 있다고 할 수 있다.

이러한 이유에서 최근 미세먼지 노출과 우울증 또는 우울 증상 사이 관련성에 대해 연구가 진행되고 있다. 대기오염 분야에서는 수주 또는 그 이하의 노출을 단기 노출, 수개월에서 수년 이상의 노출을 장기 노출이라고 하는데 기존 연구들은 대기오염 단기 노출에 의해서도 우울 증상이 발생될 수 있음을 보고하고 있다. 예를 들어 캐나다의 6개 도시 11개 병원 퇴원 진단 자료를 이용하여 수행한 연구에서 대기오염 단기 노출 시 우울 증상으로 인한 응급실 방문이 증가한다고 보고하고 있다.[7] 또한 우리나라 노령 인구를 대상으로 수행한 연구에서 대기오염 단기 노출 시 설문지를 통해 평가된 우울 증상이 증가한다는 결과가 보고되었다.[8] 우리나라 건강보험심사평가원 청구 자료를 이용한 또 다른 연구에서 대기오염에 대한 단기적인 노출이 늘어날 때 우울 증상으로 인한 응급실 방문도 같이 늘어난다고 보고되기도 했다.[9]

우울증뿐 아니라 우울증과 밀접하게 관련된 자살 역시 대기오염 단기 노출 시 증가될 수 있다는 연구 결과도 있는데, 예를 들어 캐나다 밴쿠버에서 수행된 연구에서 대기오염 단기 노출 시 자살 시도 횟수가 증가된다는 보고가 있었고,[10] 미국 유타 주의 행정 자료를 이용하여 수행된 연구에서 자살 성공 횟수가 증가된다는 보고가 있었다.[11]

미세먼지 단기 노출 연구에 비해 미세먼지 장기 노출과 우울증 또는 우울 증상 사이 관련성에 대한 연구는 상대적으로 부족한 편이다. 실험 동물인 마우스를 이용한 동물 연구에서 미세먼지 장기 노출은 마우스의 우울 행동을 유발했다고 보고된 바 있다.[12] 하지만 보스턴 지역 노령 인구를 대상으로 수행된 연구에서는 미세먼지 장기 노출과 설문지를 통해 평가한 우울 증상 사이의 관련성이 관찰되지 않았다.[13] 반면 우리나라 건강보험 자료를 이용하여 수행된 연구에서는 미세먼지 장기 노출 시 우울증 발생 위험이 증가되었다.[14] 보스턴 연구와 우리나라 연구의 결과 차이는 지역별 미세먼지 구성 성분 및 농도, 연구 대상, 측정 결과 지표, 연구 설계 등 다양한 요인 때문일 수 있다.

미세먼지 노출과 우울증 사이의 관련성과 관련해서 또 한 가지 주목해야 할 내용은 미세먼지 노출로 인한 우울증 발생 위험이 기존에 앓고 있는 질환이 있는 경우에 더 클 수 있다는 점이다. 이전 연구에서 대기오염 단기 노출과 우울 증상으로 인한 응급실 방문 사이의 관련성은 당뇨병, 심혈관계 질환, 만성폐쇄성폐질환, 천식, 우울장애 등 질환을 보유한 집단에서만 관찰되었다.[9] 또한 대기오염 단기 노출과 자살 위험과의 관련성은 심혈관계 질환 보유 집단에서만 나타난 것으로 보고되었다.[15] 한편 미세먼지 장기 노출로 인한 우울증 발생의 위험은 당뇨병, 심혈관계 질환, 만성폐쇄성폐질환과 같은 기저 질환을 가진 사람에게서 가지지 않은 사람보다 더 크게 나타났다.[14] 이러한 연구 결과는 향후 기저 만성질환 보유자의 미세먼지 노출로 인한 우울증 발생 위험에 대해 추가적 관심을 가질 필요가 있음을 의미한다.

미세먼지 노출이 어떻게 우울증을 일으키는지에 대해 다음과 같은 설명이 제시되고 있다. 미세먼지 노출은 호흡기계에서 국소 염증 반응을 일으킬 수 있는데 이러한 국소 염증은 다양한 경로를 통해 전신적 염증으로 확대될 수 있다.[16] 전신적 염증은 중추 신경계에도 신경 염증을 일으키고 이를 통해 신경화학적 변화를 일으킬 수 있다는 것이다.[17,18] 또한 아직 증거가 확실하지는 않으나 미세먼지가 폐조직을 통과하여 전신순환계로 들어간 후 직접 중추 신경계에 접촉하여 염증 및 산화 손상을 일으킬 가능성도 있다.[19] 한편 이러한 염증 반응이 신경화학적 변화를 일으켜 우울증 발생 위험을 높일 수 있다는 것은 여러 증거가 잘 보여주고 있다.[20] 우울증은 자주 당뇨병, 심혈관계 질환 등 만성 염증과 관련된 질환과 같이 발생되며,[21] 우울증을 가진 환자는 정상인에 비해 전신을 순환하는 염증 매개체 농도가 높다.[22] 이러한 연구 결과들을 종합했을 때 미세먼지 노출은 전신 및 신경계 염증과 산화 손상을 통해 우울증을 야기할 수 있으며, 만성 염증과 관련되는 기존 질환 보유자에게 미세먼지 노출로 인한 우울증 발생 위험이 더 크게 나타날 가능성이 있다고 할 수 있다.

기존 연구 결과가 모두 일관적인 것은 아니지만 이와 같은 많은 연구들이 미세먼지 노출이 우울증 위험을 증가시킬 수 있다는 증거를 제시하고 있다. 하지만 아직까지 미세먼지와 우울증 사이의 관련성에 대한 연구는 부족한 편으로 향후 다양한 인구 집단과 지역에서 추가적 연구를 수행할 필요가 있다. 사전예방의 관점에서 볼 때 특히 기저 질환 보유자 등 잠재적으로 취약한 집단에서 미세먼지 노출로 인한 우울증 발생 위험에 대해 경각심을 갖고 주의를 기울여야 하겠다.

최근 연구들은 우울증 외에도 일부 정신질환의 위험이 미세먼지 노출로 인해 증가될 수 있음을 보고하고 있는데 이러한 질환에 대해서는 우울증에 대해서보다 증거가 충분하지 않은 상황이다. 예를 들어 중국에서 수행된 연구에서 미세먼지 수준과 조현병으로 인한 입원과의 관련성이 여성에서 관찰되었음을 보고하고 있다.[23] 스웨덴에서 행해진 연구 역시 따뜻한 계절에 미세먼지 수준과 정신질환으로 인한 응급실 방문과의 관련성을 보고하고 있다.[24] 하지만 이스라엘에서 수행된 연구에서는 대기오염과 조현병 환자에서의 증상악화와의 관련성의 증거가 분명하지 않다고 보고하고 있다.[25]

불안 증상에 대해서는 최근 미국에서 수행된 연구에서 미세먼지 노출과의 관련성이 보고되었으나[26] 스페인에서 수행된 연구에서는 관련성의 증거가 분명하지 않았다.[27]

영유아에서 미세먼지와 관련하여 가장 문제가 되는 신경행동학적 문제는 자폐스펙트럼장애와 주의력결핍/과잉행동장애(attention dificit/hyperactivity disorder, ADHD)이다. 미세먼지와 자폐스펙트럼장애 및 주의력결핍/과잉행동장애와의 관련성에서 대해 수행된 연구의 수는 상대적으로 적고 그 결과 역시 일관적이지 않다. 예를 들어 자폐스펙트럼에 대해서는 일부 연구에서 임신 중이나[28] 영유아기 미세먼지[29] 노출이 자폐스펙트럼장애나 증상의 위험 증가와 관련됨을 보고하고 있으나 모든 연구에서 결과가 일관된 것은 아니다.[30] 주의력 결핍/과잉행동장애에 대해서도 일부 연구는 미세먼지와의 관련성을 보고했으나[31] 다른 연구에서는 관련성의 증거가 분명하지 않았다.[32]

지금까지 살펴본 것처럼 미세먼지와 정신질환과의 관련성에 대해서는 상대적으로 적은 수의 연구가 행해졌으며 우울증 및 자살과의 관련성 정도를 제외하고는 아직 증거의 수준이 높지 않은 상황이다. 그 외 중요한 정신질환인 양극성장애, 강박장애, 물질의 남용, 행동장애 등에 대해서는 아직 발표된 연구가 부족한 상황으로 향후 연구자들의 추가적 연구가 필요하다.

14장

# 미세먼지와 내분비계 질환

최원준

내분비계는 여러 가지 몸의 기능을 조절하는 호르몬을 특정한 관을 통하지 않고 혈액으로 분비하는 신체 기관을 뜻한다.[1] 호르몬이란 내분비샘에서 혈액으로 분비되어 멀리 떨어진 세포와 조직의 수용체에 결합하여 작용하는 분자들로 신체의 성장과 발달, 대사 및 항상성을 유지하는 데 중요한 역할을 담당한다. 전통적인 관점에서 내분비계는 뇌 속에 있는 뇌하수체, 목에 위치한 갑상샘과 부갑상샘, 신장 위에 붙어 있는 부신, 생식샘, 그리고 이자(췌장)의 일부를 말한다. 이 외에도 심장, 지방, 근육, 간, 소장, 신장도 이차적인 내분비계 기능을 하며, 여러 가지 호르몬을 분비하기도 한다.

내분비계 질환이란 내분비계에 발생하는 모든 질환을 이르는 말이지만, 미세먼지와 내분비계 질환의 관련성에 대한 연구는 당뇨병 또는 대사증후군과 같은 대사성 질환에 관한 것이 대부분이다. 우리나라의 당뇨병 유병률은 지속적으로 증가하는 추세이다. 2016년 국민건강영양조사 결과에 따르면 우리나라 30세 이상 성인 인구에서 당뇨병 유병률은 11.3%였다.[2] 특히 고령층에서의 유병률이 증가하고 있는데, 65세 이상의 연령에서 당뇨병 유병률은 1998년 18.1%에서 2016년에는 27.3%로 증가했다. 고령화와 수명 연장에 따라 유병률이 증가하는 경향을 보일 수 있지만, 당뇨병으로 치료받는 사람이 많아지는 것은 사회적으로 부담이 된다. 또한 2016년에 내분비, 영양 및 대사질환으로 인한 사망자 수는 11,063명이었고, 인구 10만 명당 사망률은 21.6명으로 전체 사망 원인의 7번째를 차지했다.[3]

당뇨병의 원인은 정확하게 알려져 있지 않다. 유전적인 요인이 관여하지만 환경적인 요인도 중요하게 작용하는 것으로 이해되고 있다. 부모나 형제 중에 당뇨병을 가진 사람이 있으면 당뇨병에 걸릴 위험이 높아진다는 사실이 알려져 있는데, 이것은 유전적인 요인에 해당하는 것이다. 유전적인 요인 외에도 여러 요인이 작용하는데, 대표적인 것은 비만, 고지혈증, 다낭성 난소증후군, 스테로이드를 포함한 약물의 사용, 운동 부족, 임신성 당뇨병이 있었던 경우 등이다. 유전적인 요인은 개선이 불가능하지만, 환경적인 요인은 개선하거나 완화시킬 수 있는 것이 많다.

미세먼지가 내분비계 질환에 미치는 영향에 대해서 가장 많이 연구된 분야는 당뇨병에 대한 것이다. 미세먼지와 당뇨병의 관련성에 대한 연구는 여러 관점에서 수행되었는데, 대표적인 것이 미세먼지가 당뇨병의 유병률과 발생률에 미치는 영향, 인슐린 저항성에 미치는 영향, 당뇨병과 관련된 질환의 발병률과 사망률에 미치는 영향에 관한 연구 등이다.

미국에서 수행된 초미세먼지와 당뇨병 유병률에 관한 연구는 초미세먼지($PM_{2.5}$)가 10㎍/$m^3$ 증가하면 당뇨병 유병률이 1% 증가한다고 보고했다.[4] 백만 명의 인구를 가정할 때 미세먼지가 10㎍/$m^3$ 높은 지역에는 당뇨병 환자가 1만 명이 더 많다는 뜻이다. 스위스 코호트에 참여하는 6,392명을 대상으로 한 단면 연구에서는 미세먼지가 10㎍/$m^3$ 증가하면 당뇨병 유병률이 1.4배 증가한다는 결과를 보였다.[5] 이 연구에서는 미세먼지 농도가 대기 환경 기준치 이하인 경우에도 미세먼지와 당뇨병 유병률이 유의한 관련성을 보였다.

미세먼지는 당뇨병의 발생에 영향을 미친다는 연구 결과도 있다. 독일에서 당뇨병이 없는 1,775명의 여성을 대상으로 한 연구에서 미세먼지가 10㎍/$m^3$ 증가하면 제2형 당뇨병의 발생이 15% 증가한다는 것을 보였다.[6] 다른 연구에서는 유의한 결과를 얻지 못한 경우도 있었지만,[7,8] 미세먼지 노출이 당뇨병의 발생에 영향을 미친다는 가설은 여전히 연구의 대상이 되고 있다.

당뇨병보다 좀 더 근본적인 병태생리적 현상인 인슐린 저항성에 대한 연구도 다수 수행되었다. 초미세먼지를 포함한 미세먼지에 노출되면 인슐린 저항성이 유의하게 증가한다는 것인데, 어른뿐 아니라 아이들을 대상으로 한 연구에서도 유사한 결과를 보였다. 독일의 한 연구에서는 397명의 10세 어린아이들을 대상으로 한 연구에서 미세먼지가 6㎍/m³ 증가하면 인슐린 저항성이 약 18% 증가한다는 것을 보였다.[9] 인슐린 저항성이 증가하면 당뇨병이나 비만과 같은 각종 대사성질환의 발생이 증가한다고 알려져 있다.

미세먼지는 당뇨병과 관련된 질환의 발생율과 사망률에도 영향을 미치는 것으로 알려져 있다. 약 9천 명의 성인을 대상으로 한 독일의 연구에서 미세먼지에 적게 노출된 사람은 당화혈색소 수치가 유의하게 낮았다.[10] 당화혈색소는 약 3개월간의 평균적인 혈당 상태를 반영하는 검사 항목으로, 이 수치가 높다는 것은 혈당이 꾸준히 높음, 즉 당뇨병의 가능성이 높다는 것을 의미한다. 수일 정도의 단기적인 노출에 의해서도 당뇨병과 관련된 입원율이 증가한다는 것이 보고되기도 했다. 미국에서 약 7백만 명을 대상으로 수행된 연구에서 이틀간 미세먼지 노출이 평균 10㎍/m³ 증가하면 당뇨병과 관련된 입원율이 1.14% 증가했다.[11] 단기간의 미세먼지 노출이 당뇨병 또는 그 합병증의 악화를 유발할 수 있다는 점을 보여준 것이다. 장기간 노출되면 당뇨병과 관련된 사망률이 유의하게 증가한다는 연구 결과도 있다. 캐나다에서 약 2백만 명을 대상으로 수행한 연구에서 장기적으로 초미세먼지에 10㎍/m³ 더 노출되면 당뇨병과 관련된 질환으로 사망할 위험이 약 1.5배 증가했다.[12]

일반 인구 중에서 미세먼지에 의해 혈당 조절에 부정적인 영향을 더 많이 받는 사람들이 있다. 중국에서 27,685명을 대상으로 수행된 대기오염과 공복 혈당에 관한 연구에서 미세먼지가 100㎍/m³ 증가하면 공복혈당이 약 2mg/dL 증가한다는 결과를 얻었다.[13] 이 연구에서는 대기오염이 공복혈당에 미치는 좋지 않은 영향은 남성이나 젊은 연령층, 비만하지 않은 사람보다 여성, 고령층, 비만인 사람이 더 많이 받는다는 것을 밝혔다.

미세먼지 노출이 어떻게 당뇨병이나 인슐린 저항성을 일으키는지는 명확하게 알려져 있지 않지만, 동물 실험의 결과를 바탕으로 몇 가지 가설이 제시되고 있다. 미세먼지를 비롯한 대기오염물질이 전신적인 염증 반응을 유발하거나,[14-16] 소포체(endoplasmic reticulum)의 스트레스 반응을 유발하거나,[17, 18] 당과 지질 대사에 영향을 미치거나,[19, 20] 중추 신경계를 활성화시킴으로써[21] 인슐린 저항성을 유발하고 혈당을 증가시켜 당뇨병의 발생이나 악화에 영향을 미친다고 설명하고 있다. 이러한 결과 중 일부는 사람에서도 확인된 바 있으며,[22, 23] 최근에는 환경적 요인에 의해 유전자의 발현이 달라진다고 하는 관점, 즉 후성유전학(epigenetics)을 포함한 연구가 활발히 진행되어 미세먼지가 내분비계 질환과 대사성 질환의 발생과 악화에 미치는 영향을 밝히고자 노력하고 있다.

# 3부

# 어떻게 예방할 수 있을까?

15장

# 미세먼지의 예방 1: 개인

이영일 · 윤성용 · 예병진

미세먼지로 인한 건강 장해를 예방하기 위해 가장 중요한 것은 미세먼지의 발생을 줄이는 정책적 대책이다. 그렇지만 미세먼지에 대한 정책적 대책과 더불어 상황에 맞는 개인적인 행동요령을 잘 실천한다면 미세먼지에 의한 건강 영향을 최소화하고 질병을 예방하는데 더 효과적일 것이다.

## 1. 미세먼지 정보 확인하기[1]

실시간 미세먼지 농도 및 예 · 경보 상황은 홈페이지나 모바일앱 등 다양한 방법을 통해 제공받을 수 있으며 오늘, 내일, 모레 예보결과와 원인분석이 함께 제공된다.

- 에어코리아 홈페이지(www.airkorea.or.kr)
- 모바일 앱(우리동네 대기정보)
- 기상예보 콜센터(131)
- 문자서비스(예 · 경보 문자 신청자 대상)[2]
  - 예보문자는 미세먼지 예보등급 '나쁨' 이상시 안내문자가 발송되며 신청방법은 다음과 같다
    ① 에어코리아 홈페이지 접속(www.airkorea.or.kr) → ② 고객의 소리 → ③ 문자서비스
  - 경보문자는 미세먼지 주의보 또는 경보 발령시 안내문자가 발송되며 안내를 받고자 하는 지역의 각 광역자치단체 홈페이지에 접속하여 문자서비스를 신청할 수 있다.

표 15-1 광역자치단체별 경보문자 신청방법

| 광역자치단체 | 홈페이지 주소 | 문자서비스 신청 방법 |
|---|---|---|
| 서울 | http://cleanair.seoul.go.kr | 메인 페이지 하단/'대기질정보 문자서비스' |
| 부산 | http://ihe.busan.go.kr | 홈/열린마당/대기오염 예·경보 SMS신청 |
| 대구 | http://www.daegu.go.kr/Envi | 녹색환경국/대기오염 예·경보(SMS) |
| 인천 | http://www.incheon.go.kr/index.do | 홈/참여/미세먼지경보 SMS신청 |
| 광주 | http://hevi.gwangju.go.kr | 홈/환경오염측정망/대기질 정보 SMS 신청 |

| | | |
|---|---|---|
| 대전 | http://www.daejeon.go.kr/hea/index.do | 메인 페이지 하단/'SMS 대기질 정보 문자서비스' |
| 울산 | http://www.ulsan.go.kr | 홈/(하단)시민/미세먼지·오존 |
| 세종 | http://www.sejong.go.kr | 홈/행복도시세종/분야별정보/실시간대기환경정보/대기오염 경보 문자서비스 신청 |
| 경기 | http://air.gg.go.kr/airgg | 메인 페이지 우측 하단/'대기질 정보 문자서비스' |
| 강원 | http://www.airgangwon.go.kr/ | 홈페이지 / 공지사항 / 강원도 대기오염경보제 문자메시지 수신 신청 |
| 충북 | http://here.cb21.net/home/main.do | 홈/대기정보/SMS정보서비스 |
| 충남 | http://www.chungnam.net/healthenvMain.do | 메인 페이지 좌측 하단/'미세먼지, 오존 SMS 알림서비스' |
| 전북 | http://air.jeonbuk.go.kr/index.do | 메인 페이지 우측/'미세먼지 문자 SMS서비스 신청' |
| 경북 | http://inhen.gb.go.kr | 메인 페이지 우측하단/'SMS 문자서비스' |
| 경남 | http://knhe.gyeongnam.go.kr/ | 메인 페이지 하단/'대기오염경보 SMS신청' |
| 제주 | http://hei.jeju.go.kr | 홈/정보공유/미세먼지 경보제 서비스 신청 |

출처: 환경부

## 2. 개인 상태에 따른 고농도 미세먼지 대처방법

### 1) 일반적인 대처방안[3]

현재 환경부에서 제시하고 있는 미세먼지 주의보 및 경보 시 개인이 할 수 있는 일곱 가지 고농도 미세먼지 대응 요령은 다음과 같다.

① 외출은 가급적 자제하기

② 외출 시 보건용 마스크(식약처 인증) 착용하기

③ 외출 시 대기오염이 심한 곳은 피하고, 활동량 줄이기

④ 외출 후 깨끗이 씻기

⑤ 물과 비타민C가 풍부한 과일 야채 섭취하기

⑥ 환기, 물청소 등 실내공기질 관리하기

⑦ 대기오염 유발 행위 자제하기

## 2) 기저질환별 대처방안

미세먼지에 민감하게 영향을 받을 수 있는 질환은 폐질환, 천식, 심뇌혈관질환이 있으며 이러한 기저질환이 있는 사람들은 다음과 같은 공통 행동요령, 실내 및 실외 행동요령 그리고 질환별 행동요령을 알고 있어야 한다.

### (1) 공통 행동요령

① 평소 건강관리 및 적절한 치료 유지하기

② 미세먼지 예보를 자주 확인하고, '보통'일 때도 몸의 상태가 좋지 않을 때 주의하기

③ 의사와 상의하여 보건용 마스크 (식약처 인증)를 올바른 사용법으로 착용하기

(보건용 마스크는 개인의 질환과 증상에 따라 호흡곤란 등 증상을 악화

시킬 수 있다. 보건용 마스크를 착용했을 시 호흡곤란, 두통 등의 증상이 발생할 수 있으며, 증상 발생 시에는 마스크를 즉각 벗고 의사와 상담한 후 마스크 착용을 결정해야 한다.)

④ 미세먼지 '나쁨'일 때, 외출을 자제하고 활동량 줄이기

### (2) 실내에서의 행동요령

① 외출 후 실내에 들어오면 손과 발, 얼굴 등을 깨끗이 씻기

② 미세먼지 농도가 높지 않을 때는 가급적 자주 환기를 해주고 물걸레로 청소하기

③ 미세먼지를 증가시키는 흡연을 삼가고 간접흡연도 피하기

④ 음식을 조리할 때 초미세먼지가 급증하므로 환풍기를 작동하거나 환기를 더 자주 해주기

### (3) 실외에서의 행동요령

① 미세먼지 예보 등급이 '매우 나쁨', '나쁨'일 경우 외출이나 실외운동은 삼가기

② 미세먼지 농도가 높은 공장이나 교통량이 많은 도로나 출퇴근 시간대 외부 활동 피하기

③ 외부활동을 피할 수 없다면 달리는 것 대신 걷는 것과 같이 조금 덜 힘든 방법 선택하기

④ 불필요한 차량 이동은 자제하고 꼭 해야하는 경우 창문을 닫고 실내 순환모드로 전환하기

### (4) 질환별 행동요령

(가) 폐질환(만성폐쇄성폐질환, 폐암, 폐렴, 기관지염, 폐기종 등)[4]

① 만성폐쇄성폐질환자 등은 외출 시 증상완화제(흡입기)를 반드시 소지하기

② 주치의 권고에 따라 본인의 질환과 증상에 맞게 보건용 마스크를 착용하고 호흡곤란 등에 주의하기

③ 기침, 쌕쌕거림, 호흡곤란 등 증상이 악화되는 경우에는 바로 병원에 방문하기

(나) 천식[5]

① 외출 시 천식 증상완화제를 소지하고 학생은 학교 보건실에도 보관하기

② 천식 증상을 주의 깊게 관찰하여 증상과 최대 호기유속을 측정하여 천식수첩에 기록하기

③ 비염 등 동반질환이 있는 경우 더욱 주의하기

(다) 심뇌혈관질환자(심근경색, 협심증, 부정맥, 뇌졸중, 심부전, 혈관우회로술, 혈관성형술 등 심뇌혈관 수술을 받은 경우)[6]

① 장시간 또는 심한 육체활동 피하기

② 적당한 물을 섭취하여 체내 노폐물의 배출을 돕기

③ 가슴 압박감, 흉통, 심박동이 빨라지거나 두근거림, 호흡곤란, 극심한 피로감 등 증상 악화 시 즉시 병원 방문하기

### 3) 민감군별 대처방안[7]

미세먼지에 민감하게 영향을 받을 수 있는 사람들은 영유아와 어린이, 임산부, 어르신 등이 있다. 이러한 민감군에 포함된 사람들은 미세먼지 주의보 및 경보단계에서 실내 및 실외에서의 행동요령을 알고 있어야 한다.

#### (1) 미세먼지 주의보단계

(가) 실내에서의 행동요령

① 공기청정기 사용, 물걸레 청소 등으로 실내공기를 깨끗이 하고 음식조리 시 환풍기 가동하기

② 몸속 노폐물을 배출하기 위해 물을 충분히 섭취하기

③ 비타민이 풍부하여 항산화 작용을 하는 과일과 야채 섭취하기

④ 외출 후 손과 얼굴을 깨끗이 씻고 양치질하기

(나) 실외에서의 행동요령

① 모자, 긴소매 옷, 보안경, 보건용 마스크 등을 착용하여 신체 노출 최소화하기

② 장시간 신체 활동 또는 힘든 신체 활동을 줄이고 집에 들어가기 전 옷, 가방 등의 먼지를 꼼꼼히 털기

③ 교통량 많은 도로, 공장 등으로 이동하는 것을 자제하고 운전 시 창문을 닫고 실내 순환 모드로 전환하기

④ 콘택트렌즈 착용을 삼가하고 눈이 가려우면 물이나 눈 세척액으로 씻어 내기

#### (2) 미세먼지경보단계

① 영유아와 어린이 외출 및 야외 활동 제한 또는 금지하기
② 임신부와 어르신 외출 및 야외 활동 제한하기

### 4) 실외 작업자[8] 대처방안

#### (1) 적용대상

① 주로 실외 작업공간에서 일하는 작업자
- 건설 · 조선노동자, 항공 · 항만 하역운송 노동자, 도로정비 노동자, 환경미화원, 우편배달부, 전기통신 노동자, 군인, 교통경찰 등

② 실외 환경과 차이가 없는 개방된 실내 공간 또는 미세먼지가 지속적으로 발생하는 실내 공간에서 일하는 작업자
- 창문을 열고 작업하는 경우, 톨게이트 정산원, 지하주차장 관리인 등

#### (2) 단계별 대응 요령

① 사전준비(예보등급 '나쁨')
- 민감군(고령자, 임산부), 기저질환군(만성 폐질환자, 심장질환자)

사전확인 및 비상연락망 구축

– 미세먼지 대응요령, 마스크 착용 교육 및 마스크 비치, 휴식 공간 확보

– 미세먼지 예보 및 농도 수시 확인

– 추가 권장사항

: 미세먼지 "나쁨" 또는 비상저감조치 시행시 민감군과 장시간 작업자는 필요에 따라 마스크를 착용할 수 있도록 조치하고, 민감군에 대해서는 휴식시간 추가 배정 검토(마스크 착용시 호흡이 불편한 경우 착용을 중지하고 의사 등 전문가 상담)

② 주의보단계(예보등급 '매우 나쁨')

– 미세먼지 농도 또는 주의보 발령 사실 및 조치사항 전파

– 마스크 지급 및 착용(마스크 착용시 호흡이 불편한 경우 착용을 중지하고 의사 등 전문가 상담)

– 평소보다 자주 휴식

– 민감군, 중작업자에게 휴식시간 추가 배정

③ 경보단계(예보등급 '매우 나쁨')

– 미세먼지 농도 또는 경보 발령 사실 및 조치사항 전파

– 마스크 지급 및 착용(마스크 착용 시 호흡이 불편한 경우 착용을 중지하고 의사 등 전문가 상담)

– 평소보다 더욱 자주 휴식

– 민감군, 중작업자는 실외작업 제한

– 추가 권장사항

: 경보상황 지속 또는 악화 시 조업시간 단축 등 작업 조정

## 3. 마스크에 대하여

### 1) 마스크 구입 요령

시중에서 판매되고 있는 마스크 중에서 미세먼지 및 황사로부터 호흡기를 보호할 수 있도록 미세입자 차단 성능이 있는 마스크를 '보건용 마스크'라고 하며 식품의약품안전처에서 인증하여 '의약외품'으로 허가되어 있다. 또한 허가된 보건용 마스크의 포장지에는 미세입자 차단의 성능을 알 수 있는 'KF80', 'KF94', 'KF99'가 표시되어 있어서 '의약외품'과 'KF마크' 모두를 확인하면 쉽게 구매할 수 있다.

케이에프(Korea Filter, KF) 뒤에 표시된 숫자가 클수록 미세입자 차단 효과가 크며 'KF80'은 평균 0.6㎛ 크기의 입자를 80% 이상 걸러낼 수 있으며 'KF94', 'KF99'는 평균 0.4㎛ 크기의 입자를 각각 94%, 99% 이상 걸러낼 수 있다. 숫자가 클수록 미세입자 차단 효과는 더 크지만 숨쉬기가 어려워 불편할수 있다. 일반적으로 호흡기 질환이 없는 건강한 성인의 경우 'KF99'가 권장되지만 호흡기 질환이 있거나 노인, 어린이 등 호흡 능력이 약한 사람들은 'KF80'가 추천되고 있다. 특히 폐기능이 감소되어 있는 환자는 의사와 상의한 후 마스크를 선택, 착용할 필요가 있다.

인증된 마스크 제품은 다음과 같은 방법으로 실시간 확인이 가능하

다. 식약처 의약품통합정보시스템 인터넷 사이트(nedrug.mfds.go.kr) 접속 → 의약품 등 정보 → 의약품 및 화장품 품목정보 - 의약품 등 정보 검색 → '품목구분'에서 '의약외품'을 선택한 후 '분류번호'에서 [32200] 보건용 마스크 선택 → '검색' 아이콘 클릭 → 검색 결과 확인('엑셀다운로드' 아이콘을 클릭하면 검색 결과를 엑셀 파일로 내려받을 수 있음)

### 2) 마스크의 올바른 착용 방법

마스크는 제품에 따라 착용 방법이 다를 수 있으므로 제품 포장에

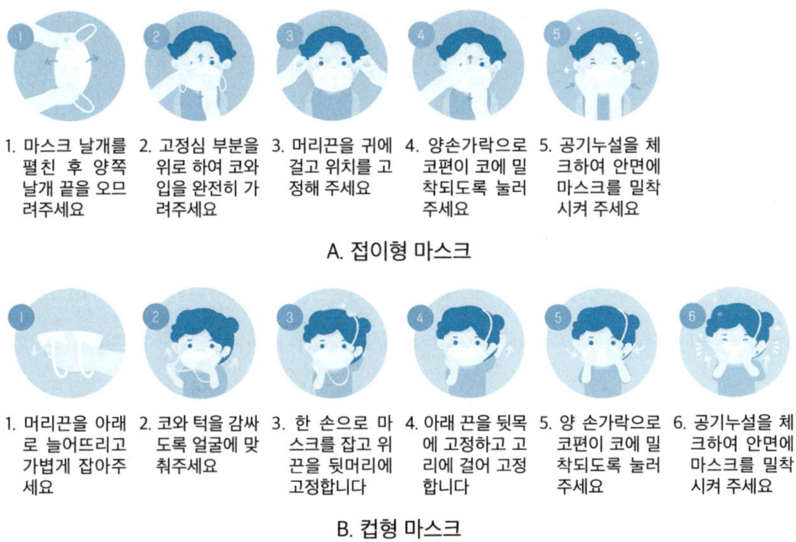


그림 15-1. 마스크의 종류와 착용 방법

출처: 식품의약품안전처

표시된 착용 방법에 따라 착용해야 한다. 기본적으로 위아래 방향에 맞게 착용해야 하는데 구부릴 수 있는 코 지지대(코편) 및 탄력 밴드가 위쪽 방향이 되게 착용해야 한다. 모양에 따라 접이형 마스크와 컵형 마스크가 있으며 올바른 착용 방법은 그림 15-1과 같다.

### 3) 마스크 사용시 주의사항

미세먼지 차단 마스크는 일반 섬유보다 틈이 더 작은 부직포가 여러 겹으로 되어 있으며 특수 필터가 포함되어 있어 미세먼지가 틈을 통과하더라도 정전기를 이용해 작은 입자를 걸러낼 수 있다. 미세먼지 차단 마스크는 매우 섬세한 필터로 구성되어 있기 때문에 미세먼지의 흡입을 막아주는 기능을 제대로 유지하기 위해서는 다음과 같은 부분에 주의할 필요가 있다.

① 세탁하여 사용하지 않는다. 세탁을 하면 마스크 내부의 필터가 물리적으로 손상받을 수 있으며 정전기를 이용한 필터의 경우 기능이 손상되어 미세먼지를 제대로 걸러내지 못할 수 있다.
② 착용 후 마스크의 겉면을 가능한 한 만지지 않는다. 마스크의 겉면을 손으로 만지면 마스크 필터에 손상을 주어 미세먼지를 걸러내는 기능이 떨어질 수 있다.
③ 마스크를 찌그러트리거나 모양을 변형시키지 않는다. 마스크를 착용한 후에 겉면을 만지거나 찌그러트리는 등 변형을 가하면 피

부에 마스크가 제대로 밀착되지 못하거나 마스크 필터에 손상을 주어 미세먼지 차단 기능이 떨어질 수 있다.

④ 수건이나 휴지 등을 마스크와 피부 사이에 덧대어 사용하지 않는다. 화장 얼룩 등의 이유로 수건이나 휴지 등을 덧대어 사용하는 경우가 있는데 이러한 경우 마스크가 얼굴에 밀착되지 않아 미세먼지 차단 효과가 떨어질 수 있다.

⑤ 마스크 안쪽이 오염되었을 가능성이 있을 경우에는 사용하지 않는다. 마스크의 안쪽이 오염되었을 경우 세균이 번식할 수 있다.

## 4. 미세먼지와 식이관리[9]

### 1) 미세먼지에 좋은 음식

현재까지 국내에 허가된 건강기능식품 중에서 미세먼지로 인한 호흡기 질환에 효과가 있거나 이를 예방할 수 있는 능력이 인간에게서 검증된 것은 없다. 다만, 미세먼지를 직접적으로 파괴하거나 배출시킬 수 있는 효과가 있는 것이 아니라 우리 몸의 면역능력이나 배출능력을 높여 주거나 질환의 증상을 완화하는데 효과가 있다.

① 물을 충분히 마시는 것은 기관지의 건조함을 막고 몸속의 노폐물을 배출하는 데 도움이 된다.

② 다시마, 미역 등 해조류와 섬유질이 풍부한 녹황색 채소를 자주 먹는 것은 장운동을 촉진시켜 몸속의 중금속을 흡착해 배출시키는데 효과가 있다.

③ 생강이나 도라지, 배 등은 기침이나 감기, 기관지염 등 증상완화에 도움이 된다.

### 2) 미세먼지에 대비한 식품보관 및 섭취 시 주의사항

① 포장되지 않은 식재료 등을 보관할 때에는 플라스틱 봉투 혹은 덮개가 있는 위생용기에 밀봉해 보관하기

② 야외 저장 및 보관을 피하기

③ 식품 조리 시 창문을 닫아 미세먼지가 들어오지 못하게 하기

④ 포장되지 않은 과일이나 채소는 2분간 물에 담근 후 흐르는 물에 30초간 씻고, 필요에 따라 1종 세척제(채소용 또는 과일용)를 이용해 세척하기

⑤ 손 세척 등 개인위생관리 철저히 하기

⑥ 조리 기구 등을 세척, 살균 소독해서 잔존 먼지 등을 제거한 후 사용하기

⑦ 노상이나 야외 조리음식은 미세먼지로 인해 오염 가능성이 높으므로, 가급적 어린이들이 사먹지 않도록 지도하기

## 5. 실내 미세먼지 관리 가이드[10-12]

현대인들은 하루일과의 거의 80-90% 이상을 실내에서 생활하고 있다. 미국 환경보호청(Environmental Protection Agency, EPA)은 실내공기 오염의 심각성과 인체위해성에 대한 사람들의 무관심을 경고했으며 가장 시급히 처리해야 할 환경문제 중 하나라고 발표했다. 미국 환경보호청 연구 결과에 따르면 실내의 공기가 외부에 비해 100배 이상 오염되어 있다고 한다.

세계보건기구(World Health Organization, WHO)는 대기오염에 의한 사망자 수는 연간 최대 600만 명이며, 실내공기 오염에 의한 사망자는 280만 명에 이르고, 실내 오염물질이 실외 오염물질보다 폐에 전달될 확률은 약 1,000배 높다고 추정한 바 있다. 또한 각종 산업 분야에서 에너지 절감 및 효율을 높이기 위하여 실내공간은 더욱 밀폐화되고, 복합화학물질로 구성된 건축자재의 사용이 증가함에 따라 '새집증후군', '주택의 실내환경오염', '건물증후군'과 같은 각종 실내환경 문제가 제기되고 있다.

수많은 고층건물과 지하공간에서 주기적인 청소나 적절한 환기도 없이 이중창 등으로 밀폐된 실내에서 생활하면서, 간혹 가슴이 답답하고 피로를 느끼면서도 대수롭지 않게 지나칠 때가 많다. 다양한 원인에 의한 실내공기 오염은 의식적이든 무의식적이든 건강에 많은 영향을 주고 있으며, 특히 일반인뿐만 아니라 노약자에게 미치는 영향은 우리가 흔히 생각하는 것 이상 일 수도 있다.

기존의 연구 결과만으로도 실내 환경이 건강에 미치는 영향은 매우 크다고 말할 수 있다. 오염된 실내공기를 쾌적한 실내공기로 만들기 위해서는 오염물질이 발생되는 오염원을 제거하거나, 오염물질의 방출이 높은 제품을 낮은 물질로 대체, 또는 환기를 통하여 외부 공기 양을 증가시켜 오염물질의 농도를 낮추는 등의 방법들이 있다.

오염원에 따른 실내공기 오염 제어방법은 모두 다르기 때문에 각 주택에 맞는 오염물질 저감방법을 사용해야 한다. 실내공기 오염의 원인과 영향은 다양하지만 미리 알고 대처한다면 충분히 예방 가능하기 때문에 실내공기질 관리가 중요하다고 할 수 있다. 특히 굽기 등의 조리 과정에서는 주방의 초미세먼지 농도가 평상시에 비해 70배 이상 증가하고, 청소 등 실내에서 하는 활동 또한 실내공기질을 악화시킨다.

적절한 환기를 하지 않으면 오염된 실내공기가 정체되어 공기의 질을 악화시킨다. 따라서 환기, 청소, 조리 시 상황에 따라 유용한 실천 방안들을 실천 체크리스트 형식으로 제시하여 쉽게 실행할 수 있게 했다. 그리고 과학적으로 효과가 입증된 실내공기 정화 식물을 알아보고, 효과적인 실내공기 정화 방법을 소개하고자 한다.

### (1) 주기적인 실내 환기가 필요하다.

실내공기질 관리에서 가장 중요한 것은 환기이다. 환기는 실내에 정체되어 있던 오염된 공기를 실외로 배출한다. 환기는 깨끗한 공기를 실내에 공급하여 오염물질을 제거하거나 희석한다. 따라서 충분한 환기는 건강하고 쾌적한 생활을 위해 필수적일 뿐 아니라 가장 경제적이고 효과적인 방법이다. 일반적인 환기 방법은 자연환기와 기계식 환기가 있다.

① 자연환기의 경우 최소한 오전, 오후, 저녁, 하루 3번 30분씩 이상 해주는 것이 좋다.

- 환기시간은 가급적 일조 및 채광량이 많은 낮 시간대(오전 10시부터 오후 9시 이전)를 이용하는 것이 효과적이다.
- 저녁 늦게나 새벽에는 대기의 오염물질이 정체되어, 이 시간대에는 환기를 피하는 것이 좋다.
- 가스레인지를 사용하는 주방의 경우 조리 시, 창문을 열고 레인지 후드(주방 환풍기)를 함께 사용하여 환기를 시켜주는 것이 효과적으로 오염물질을 줄일 수 있는 방법이다.

② 환기 시 창을 통해 실내로 들어온 공기가 나갈 수 있도록 맞은편 창도 열어 환기를 실시한다.

- 가장 효과가 좋은 환기 방법은 맞통풍 환기이다.
- 미세먼지가 많이 발생하는 요리를 할 때에도 맞통풍 환기를 함과 동시에 레인지후드를 사용하면 실내 미세먼지 농도를 낮게 유지할 수 있다.
- 맞통풍이 어려울 경우 부분적으로라도 창문을 열어 바람이 통하게 하고, 이와 함께 기계식 환기장치를 활용하는 것이 좋다.

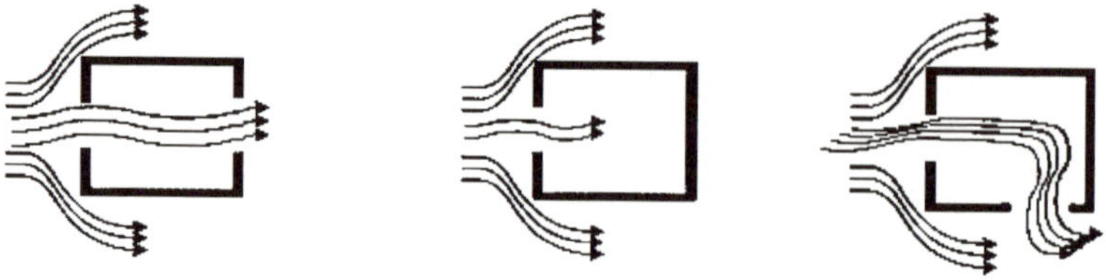

그림 15-2. 실내 환기의 종류

③ 봄 · 여름 · 가을에는 겨울보다 실내 · 외 기온 차이가 크지 않아 에너지 소비나 냉기에 큰 문제가 없으므로 춥지 않을 정도로 창을 항상 5-20㎝ 정도 열어놓은 것이 좋다.

④ 겨울에 창을 오래 열어 놓으면 에너지가 많이 소비되고 찬바람 때문에 환기를 기피할 수 있으므로, 창문 등을 2-3시간 주기로 1-2분 정도 개방하는 것이 좋다.

⑤ 대기 미세먼지가 나쁘더라도 1-3분 정도로 짧게나마 자연환기를 주기적으로 시켜주고, 창문을 닫은 다음에는 물걸레로 청소하는 것이 좋다.

– 바깥 공기가 나쁘다고 해서 환기를 전혀 실시하지 않으면 실내에서는 미세먼지뿐 아니라 폼알데하이드, 휘발성유기화합물, 라돈 등이 축적되어 실내공기질이 나빠진다.

⑥ 주택 내 기계식 환기의 경우, 환기 설비를 설치할 때 공기의 흡입

구 및 배출구는 빗물 또는 쓰레기 등이 들어오는 것을 막을 수 있는 구조이어야 하며, 배출구에서 나오는 공기가 흡입구로 직접 들어가지 않도록 해야 한다.

⑦ 주택 내 기계식 환기의 경우, 주방의 레인지 후드나 환기팬, 신축 아파트의 경우 환기시스템을 활용한다.

⑧ 주변에 큰 도로나 오염물질 배출 시설이 있을 경우에는 자연환기에 주의하며 보조적으로 공기정화설비(공기청정기)를 사용할 수 있도록 한다.

⑨ 기계식 환기의 경우, 정기적으로 전문 기술자에게 환기시설의 점검 · 관리 및 청소를 의뢰한다.

⑩ 주택 내 생활 활동(요리, 흡연, 살충제 및 방향제 사용)으로 발생되는 오염물질은 발생원 주위를 국소 환기하여 일부공간에서 발생하는 오염물질이 실내 전체 공간으로 확산되는 것을 방지하여야 한다.

⑪ 전기 · 전자제품 사용 후에도 충분한 환기가 필요하다.

– 밀폐된 공간에서 청소기, 히터, TV, 컴퓨터, 프린터 등 다양한 전기 · 전자제품을 사용 할 때 미세먼지 및 다양한 화학오염물

질을 배출할 수 있으므로 사용 후 꼭 환기를 하여야 한다.

- 가스스토브의 경우 실내에서 사용시, 다량의 이산화탄소가 발생하므로 버너의 정기적 점검 및 청결을 유지하고, 사용 시 국소배기 팬을 가동하거나 사용 후 충분한 환기를 하여야 한다.
- 에어컨, 청소기, 가습기 등은 가동 후 정기적으로 필터 교체 및 내부청소를 해야 한다.

**(2) 정기적인 청소와 세탁**

① 정기적인 청소와 세탁을 통해 실내 미세먼지 등 많은 오염물질의 농도를 낮추거나 제거할 수 있다.

② 침구를 정돈하거나 청소를 할 때 마스크를 착용한다.

③ 청소를 하는 동안에는 먼지가 공기 중으로 산란되지 않도록 주의하며, 창문을 열고 실시한다.

④ 진공청소기를 이용하여 청소할 때도 창문을 열고, 청소 후 물걸레를 사용하여 먼지가 날리지 않도록 한다.

- 진공청소기 사용시, 필터로 제거되지 않은 미세먼지가 다량 나올 수 있다.

⑤ 진공청소기나 물걸레로 바닥 청소 시, 환경성 질환이 있는 가족 구성원은 근처에 있지 않게 한다.

⑥ 환경성 질환이 있는 가족 구성원 주변에는 항상 바닥 청소를 하여 먼지를 없애고 진공청소기의 먼지 포집기를 사용 후에 바로 비운다.

– 진공청소기의 먼지 포집기를 비우지 않고 진공청소기 가동시, 필터로 제거되지 않은 미세먼지가 다량 배출될 수 있다.

⑦ 진공청소기를 사용할 때는 미세먼지를 걸러낼 수 있는 고효율 또는 헤파(High Efficiency Particulate Air, HEPA) 필터가 장착된 진공청소기를 사용한다.

⑧ 유아가 있는 가정은 자주 바닥 청소를 실시하며, 청소시 천장, 장식품, 가구, 가전제품 등의 상단 부분도 물걸레질을 같이 한다.

– 물걸레 청소를 하면 청소를 하지 않았을 때보다 실내 미세먼지 농도가 낮게 유지된다.

– 물걸레 청소를 한 경우 진공청소기를 사용했을 때보다 미세먼지($PM_{10}$, $PM_{2.5}$) 제거효과가 크다는 연구 결과가 있다.

– WHO에서도 가정에서의 청소방법으로 물걸레 청소(wet mopping)가 더 나을 수 있다고 언급한 바 있는데, 그 이유는 물걸레 청소의 경우 바닥에 가라앉은 먼지를 다시 날리게 할 가

능성이 낮기 때문이다.

⑨ 미세먼지는 바닥 뿐만 아니라 벽면 및 천장에도 붙어있기 때문에 벽면 및 천장 청소도 주기적으로 하는 것이 필요하다.

⑩ 현관 앞에 1차 발판매트, 2차 발판매트 등을 설치하여 실내로 들어오는 미세먼지를 최소화한다.

⑪ 현관과 실내공간에 중문을 설치하여 외부활동 옷, 신발 등과 실내를 분리하여 미세먼지 유입을 최소화한다.

⑫ 외출 후에는 외부활동 옷을 털어서 보관한다.

⑬ 지면과 가까이에 있는 주택(지하세대) 일수록 실외 환경에 영향을 받아 미세먼지, 부유미생물 등의 오염물질의 농도가 높을 수 있으므로 주기적인 환기 및 청소가 필요하다.

⑭ 월 1회 이상은 먼지가 쌓인 창문 틈새, 방충망 등을 청소하여 외부로부터 들어올 수 있는 먼지를 최소화 한다.

– 방충망의 먼지는 방충망 바깥쪽에 신문지나 골판지를 붙이고 진공청소기를 이용해 먼지를 빨아들이면 깨끗해진다.

– 먼지가 쌓인 창턱은 따뜻한 비눗물을 적신 천으로 주기적으로

닦아준다.

⑮ 미세먼지가 쌓이기 쉬운 커튼은 주기적으로 먼지제거 또는 세탁을 한다.

⑯ 블라인드도 물걸레나 청소기를 이용하여 주기적으로 먼지를 제거해 준다.

– 먼지털이로 1차 먼지를 제거한 후 목장갑을 착용한 후 주방세제를 푼 물에 목장갑을 적셔 틀 하나하나를 닦아낸다.

⑰ 필요 시 창문 등에 미세먼지 방진막(창문필터)을 설치하여 외부에서 유입되는 미세먼지를 최소화한다.

– 시중에 판매 중인 창문필터 7종을 주거환경에 설치하여 실험한 결과, 초미세먼지 차단율은 최소 11.4%에서 최대 77.1%로 나타났다.

– 창문 필터의 제품 종류, 설치 조건과 환경에 따라 초미세먼지 차단율에 차이가 날 수 있다.

– 양면테이프나 간단한 고정틀로 창문에 필터를 설치하는 경우에는 완벽한 부착이 어렵기 때문에 미세먼지 차단 성능이 저하될 수 있고, 창문필터를 부착하면 일조량이 줄어들 수 있다는 점을 참고하여 제품을 선택하는 것이 바람직하다.

⑱ 에어컨, 공기청정기를 사용하는 경우, 필터를 정기적으로 청소하거나 교체한다.

– 필터 관리가 되지 않을 경우, 세균 번식 및 미세먼지가 재발산되므로 반드시 제품의 사용설명서에 따라 정기적으로 청소한다.

– 제조사 규격과 일치한다면 더 고효율의 필터로 교체 사용한다.

⑲ 사용하는 침구류를 주기적으로 털어 먼지를 제거해야 한다.

– 침구류 전용 청소기 등을 이용하여 청소하는 것도 좋은 방법이다.

⑳ 사용하는 침대 매트리스를 먼지 방지용(알레르겐 불침투성 재질) 커버로 덮어서 사용하고 제조사의 설명서에 따라 주기적인 세탁을 한다.

㉑ 침대 매트리스는 주기적으로 뒤집어 주면서 붙어 있는 먼지를 제거한다.

㉒ 베개를 먼지 방지용(알레르겐 불침투성 재질) 커버로 덮어서 사용하고 제조사의 설명서에 따라 주기적으로 세탁을 한다.

㉓ 카펫은 먼지가 가라 앉아 있으므로 가능한 사용하지 말고, 사용한다면 세탁 및 먼지제거를 자주한다.

㉔ 소파나 카펫 등은 진공청소기로 틈새까지 주기적으로 청소한다.

– 가능하다면 고효율필터가 장착된 진공청소기를 사용한다.

㉕ 마루를 사용한다면 바닥을 자주 닦아준다.

㉖ 환경성 질환을 가지고 있는 구성원이 소파나 기타 가구류에서 잠을 자야 된다면, 세탁이 가능한 슬립커버 위에서 자게 하고, 주기적으로 진공청소기로 소파 등의 가구를 청소해 준다.

㉗ 가구나 선반 위와 같은 쉽게 손이 닿지 않아 청소가 잘 이루어지지 않는 곳도 긴 막대에 스타킹을 씌워 정전기를 발생시키면 먼지 제거를 쉽게 할 수 있다.

㉘ 침실이나 환경성 질환이 있는 가족 구성원 주변에는 봉재완구의 갯수 제한을 둔다.

– 세탁이 가능한 봉재완구를 구매하고 뜨거운 물로 주기적으로 세탁하고 완전 건조하여 사용한다.

㉙ 애완동물을 키우는 경우, 수시로 청소를 해야 하며 환경성 질환자 및 의심자는 가급적 노출을 최소화해야 한다.

㉚ 애완동물이 있을 시에는 음식물이나 배설물이 바닥에 떨어지면

바로 치우고, 화분이 있는 경우 물받이에 물이 오랫동안 고여 있지 않게 주의한다.

㉛ 욕실 및 주방 환풍기 내 팬의 먼지를 주기적으로 제거한다.

– 욕실 환풍기를 청소하지 않을 경우, 부착되었던 먼지들이 환풍기를 가동시 다시 재비산 되어 오염을 유발할 수 있으므로 매월 1회 이상은 환풍기 내 팬을 젖은 걸레를 이용해 닦아주거나 환풍기 커버를 제거하고 안쪽을 닦아내야 한다.

㉜ 분리수거 및 쓰레기통은 먼지가 비산되지 않게 덮개를 덮어 청결히 관리한다.

㉝ 세탁기의 통세척을 주기적으로 실시한다.

### (3) 조리시 미세먼지 저감을 위한 실천사항[13-15]

환경부 조사결과 주방에서 조리할 때에 미세먼지, 폼알데하이드, 이산화질소 등 오염물질이 발생되는 것으로 나타났다. 가스렌지, 가스인덕션 등 요리기구와는 관계없이 기름 등 요리재료의 연소과정에서 오염물질 대부분이 발생하는 것으로 분석되었다. 밀폐된 실험주택의 주방에서 재료 종류별로 오염물질 발생량을 조사한 결과, 고등어 구이를 할 때 미세먼지($PM_{2.5}$) 농도가 2,290㎍/㎥를 기록, 가장 높은 것으로 나타났다. 뒤를 이어 삼겹살 1,360㎍/㎥, 계란 후라이 1,130㎍/㎥, 볶음밥 183㎍/㎥ 등의 순으로 나타났다.

대부분의 재료 종류별 요리 과정에서 발생하는 미세먼지 농도가 대기 미세먼지($PM_{2.5}$)의 '주의보' 기준인 75㎍/㎥을 초과했다.

① 조리 중에는 미세먼지가 발생하기 때문에 황사나 미세먼지 주의보가 발령된 날과 같이 미세먼지의 농도가 높은 날에는 가급적 구이, 튀김과 같은 조리는 자제한다.

② 불가피하게 조리를 해야 할 경우에는 기계식 환기시설을 작동하여 짧은 기간 동안에 조리를 끝낸다.

– 참고로, 2009년 이후 신축되거나 또는 리모델링된 건축물은 '건축물의 설비기준 등에 관한 규칙'에 따라, 기계환기 설비가 설치되어 있으므로 대기 미세먼지 농도가 높은 날에 가동해 주는 것이 좋다.

– 최근 미세먼지($PM_{2.5}$) 주의보 발령 최고농도는 179㎍/㎥(1시간 평균농도)으로 주방 조리 시 발생하는 미세먼지($PM_{2.5}$) 농도(2,400㎍/㎥, 고등어구이)에 비해 많이 낮으므로 일시적인 환기는 필요하다.

③ 평소에 수시로 주방 환풍기의 청결상태를 깨끗하게 유지한다.

④ 평소 주방에서 조리할 때는 반드시 주방 환풍기(레인지 후드)를

작동시키고 창문을 함께 열어 자연환기를 병행하여 환기한다.

– 조리중에는 레인지후드만 가동하는 것이 아니라 창문 등을 열어 자연환기를 해야 오염물질을 효율적으로 저감할 수 있다.

– 레인지 후드를 사용할 때는 창문을 조금이라도 열어두는 것이 중요하다. 레인지 후드는 실내의 오염된 공기를 빨아들여 밖으로 배출시키는 역할을 하는데, 창문을 열지 않은 밀폐된 공간에서 레인지 후드만 가동하면 압력 손실이 발생하기 때문에 레인지 후드 가동 효과가 떨어진다.

– 환기효율에 대한 연구 결과, 조리 후 높아진 미세먼지 농도는 창문을 열어서 환기를 하면 15분 내로 평상시 수준의 농도로 낮아지는 것으로 조사됨.

– 미세먼지 발생량이 높은 구이, 튀김 요리는 환기 후 15분, 비교적 발생량이 낮은 볶음, 끓임 요리는 10분 내에 미세먼지 농도가 90% 이상 감소됨.

– 조리 과정에서 발생한 고농도 미세먼지는 잠시 동안 창문을 열어 환기하는 것이 좋다.

⑤ 조리시, 오염물질 발생량은 조리시간에 비례하므로 가급적이면 조리는 짧게 하고, 조리하는 사람은 마스크를 착용한다.

⑥ 튀김, 구이 등 미세먼지 방출량이 높은 요리를 할 때, 뚜껑을 덮으면 조리 중 발생하는 오염물질의 확산을 방지할 수 있다.

⑦ 생선구이 같은 요리를 할 때에는 종이호일이나 팬 뚜껑을 덮고, 튀김을 할 때에는 재료가 기름에 완전히 잠기도록 하는 것이 좋다.

⑧ 조리 시 주방뿐만 아니라 거실의 오염물질 농도도 증가하므로 미세먼지 등에 민감한 노약자나 아이들은 방에서 문을 닫고 머무르게 한다.

⑨ 조리가 끝난 후에도 창문을 바로 닫지 말고 30cm 이상 열어 15분 이상 추가적으로 환기를 한다.

⑩ 조리기구와 재료를 치우지 않고 있으면 오염물질이 계속 방출되므로 바로 정리하고, 바닥에 가라 앉은 먼지가 날리지 않도록 물걸레로 바닥을 청소한다.

⑪ 레인지 후드도 주기적인 청소가 필요하며, 청소는 필터를 분리하여 세척하고, 필터의 먼지와 기름때를 제거한 후 충분히 건조하여 사용하도록 한다.

⑫ 조리를 하는 동안은 공기청정기를 꺼두고, 조리가 끝난 다음에도 환기를 충분히 실시한 후 공기청정기를 사용하는 것이 좋다.
- 조리로 인해 미세먼지가 많이 발생한 상황에서 곧바로 공기청정기를 사용하면 기름 입자 등이 필터를 막아 필터 수명이 단

축되고 냄새가 밸 수 있다.

※ 인덕션이나 하이라이트와 같은 전기레인지는 LNG와 같은 탄화수소계 연료를 사용하지 않기 때문에 연료의 불완전연소로 인한 일산화탄소는 거의 발생하지 않는다. 또한, 전기레인지를 사용하는 주방의 이산화질소 농도는 가스레인지를 사용하는 경우의 절반 이하(40% 수준)라는 연구 결과가 있다.

### (4) 미세먼지 저감 식물[16]

농촌진흥청은 4년 동안 여러 종의 실내식물을 대상으로 연구한 결과 식물이 실내 미세먼지를 줄이는 데 효과가 있음을 과학적으로 밝혔다.

초미세먼지($PM_{2.5}$) 300$\mu g/m^3$ 농도로 식물 있는 밀폐된 방과 없는 방에 각각 넣고 4시간 동안 조사했다.

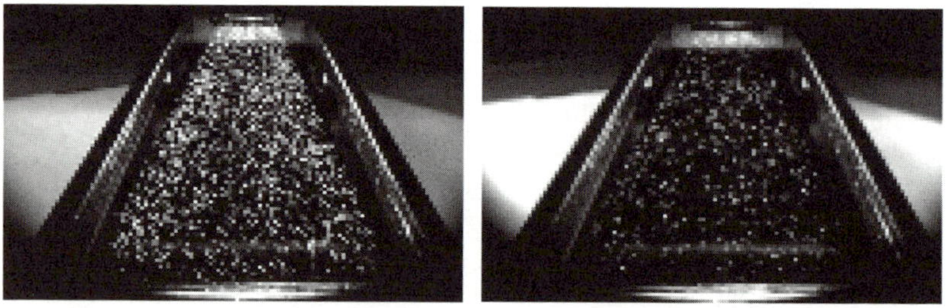

가시화 기기로 본 초기 초미세먼지 농도 / 식물 있는 방 4시간 후 초미세먼지 농도

그림 15-3. 식물에 의한 초미세먼지 저감효과 비교

– 미세먼지 저감 효과가 우수한 식물은 파키라(4시간 동안 줄어든 초미세먼지 양 155.8ug/m³), 백량금(142.0), 멕시코소철(140.4), 박쥐란(133.6), 율마(111.5) 5종으로 잎 면적 $1m^2$ 크기의 식물이 4시간 동안 줄어든 초미세먼지 양 기준이다.

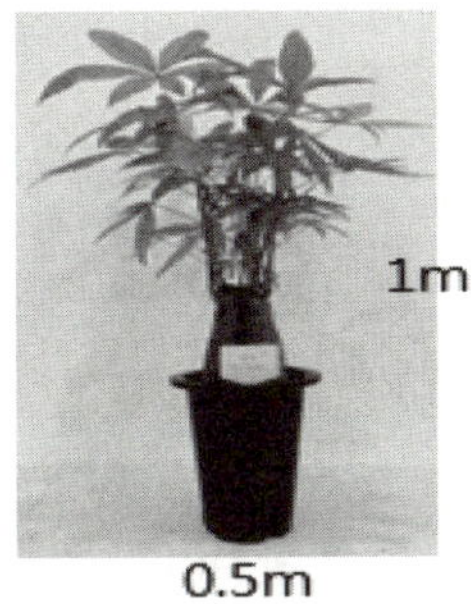


그림 15-4. 잎 면적 $1m^2$인 화분 크기 예시

(가) 미세먼지 저감효과 식물 '탑5'

① 식물에 의한 미세먼지 저감 원리는 표면에 달라붙은 흡착과 기공을 통해 들어가는 흡수가 있다.

– 흡착은 잎 표면의 끈적끈적한 왁스층이나 잎 뒷면 주름에 달라붙는다.

– 흡수는 잎 뒷면의 기공(공기구멍) 속으로 흡수되어 대사된다. 식물의 공기구멍 크기는 20㎛(마이크로미터) 정도이기 때문에

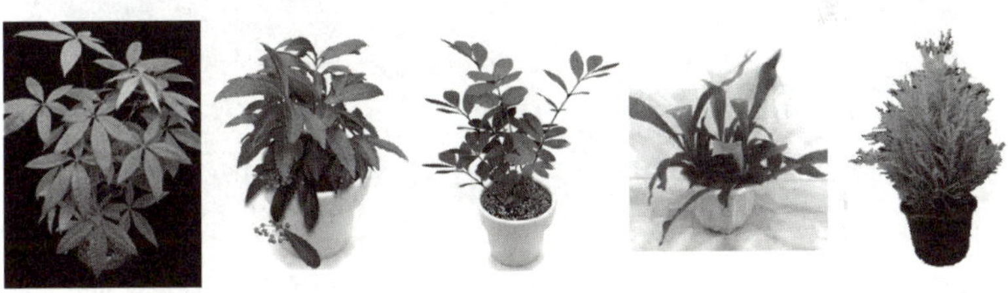

파키라 백량금 멕시코소철 박쥐란 율마

그림 15-5. 미세먼지 저감효과 식물

10㎛의 미세먼지나 2.5㎛ 이하의 초미세먼지는 공기구멍으로 흡수되어 없어진다.

② 미세먼지가 식물을 통해 흡수되면 식물의 대사 작용에 의해 미세먼지가 뿌리부분으로 이동하여 뿌리 근처 미생물의 먹이가 되어 분해된다. 특히 미세먼지에 붙은 독성물질인 포름알데히드 · 톨루엔 같은 휘발성 유기화합물(volatile organic compounds, VOCs)은 미생물에 의한 제거 효과가 뛰어나다.

③ 전자현미경으로 잎을 관찰한 결과, 미세먼지를 줄이는데 효율적인 식물의 잎 뒷면은 주름 형태이고, 보통인 식물은 매끈한 형태, 효율이 낮은 식물은 표면에 잔털이 많은 것으로 나타났다.

※ 식물에 의한 흡수는 기공으로 이루어진다. 기공의 크기는 식물 종류에 따라 다르지만 큰 경우 20㎛ 정도이기 때문에 2.5㎛ 이하의 초

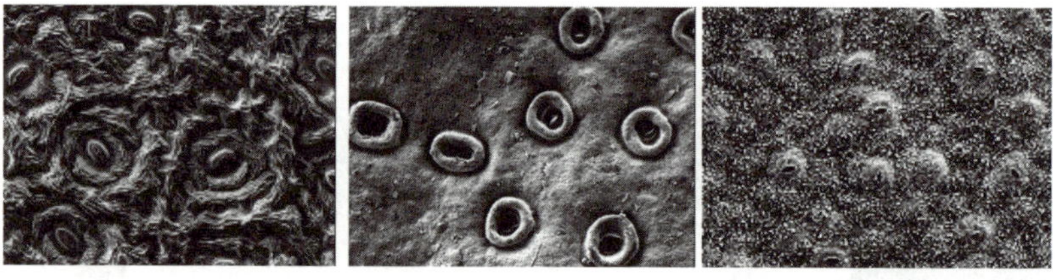

미세먼지 저감 우수식물 (주름) | 미세먼지 저감 효과 보통 식물(밋밋함) | 미세먼지 저감 효과 저조 식물 (잔털)

그림 15-6. 미세먼지 저감효과별 식물의 잎 뒷면 모습

미세먼지는 기공으로 흡수되어 없어진다.

(나) 식물-공기청정기 '바이오월'

① 바이오월은 공기청정기처럼 실내공기를 식물로 순환시켜 좀 더 많은 공기를 정화하는 효과가 있다.

② 화분에 심은 식물에 비해 미세먼지 저감 효과가 7배 정도 높다.
- 화분에 심은 식물의 시간당 평균 저감량은 33ug/m³인데 반해, 바이오월은 232ug/m³ 였다.

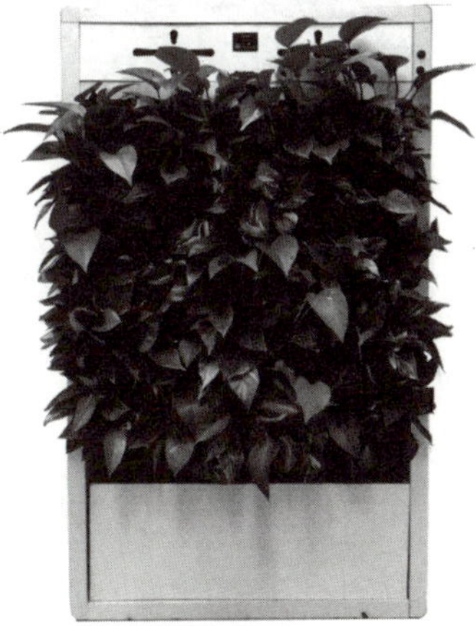

바이오월

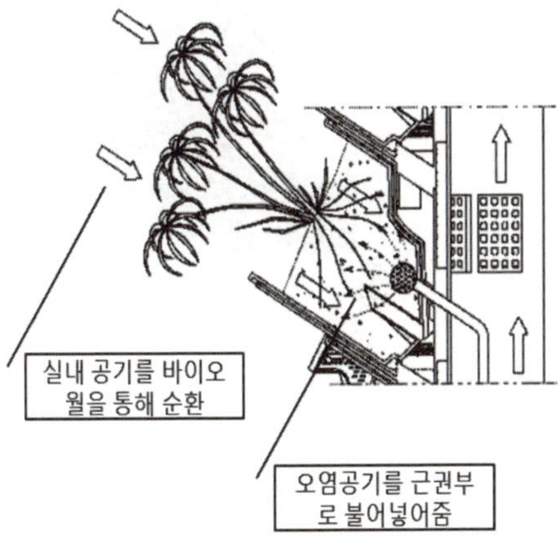


바이오월 유체 흐름

그림 15-7. 바이오월 및 유체 흐름

③ 바이오월 미세먼지 저감 효율

– 바이오월 1m²가 2시간 동안 초미세먼지($PM_{2.5}$) 저감량은 464ug/m³로 시간당 저감 효율은 232ug/m³이다.

(다) 미세먼지 가시화 장치를 활용한 육안 관찰

| | 화분 | 바이오 월 |
|---|---|---|
| 초기 | 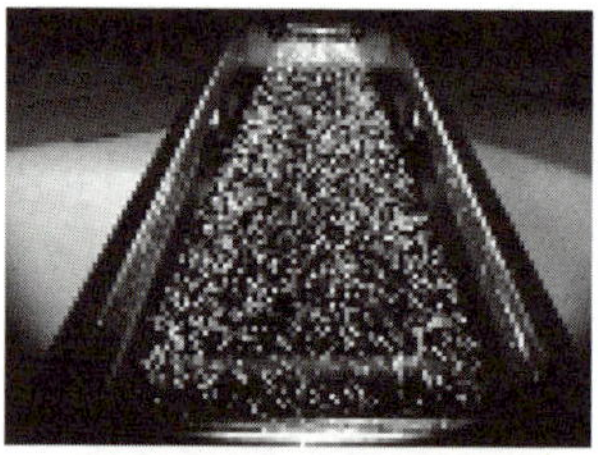 | 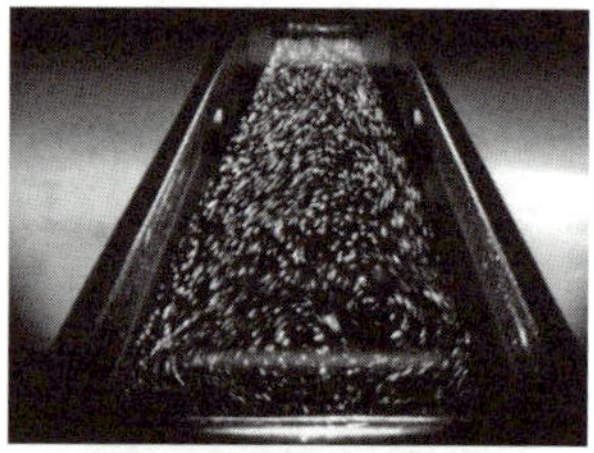 |
| 4시간 후 | 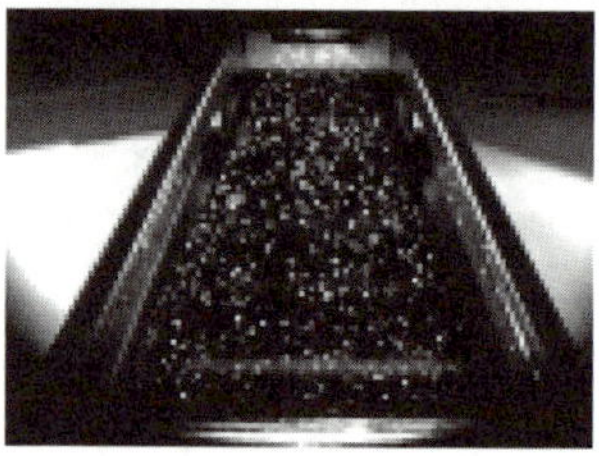 | 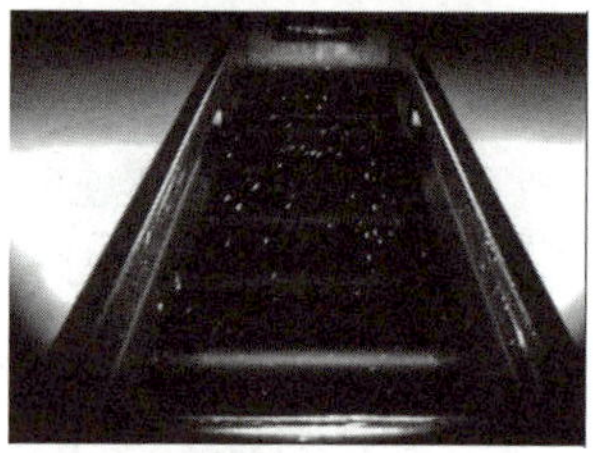 |

그림 15-8. 실내 식물과 바이오월의 미세먼지 저감효과 비교

① 거실과 주방에 실내 식물을 공간대비 2%을 넣고 분석한 결과, 식물이 없을 때에 비해 식물이 있을 때 미세먼지가 17.8%가 줄어든 것으로 나타났다.

② 학교 교실에 식물을 공간대비 2%을 넣고 미세먼지 저감을 측정한 결과 13-25% 정도 저감하는 것으로 나타났다.

③ 화분에 심은 식물에 비해 미세먼지 저감 효과가 7배 정도 높은 식물 공기청정기 "바이오 월"은 벽면녹화용으로 사무공간 등 넓은 공간을 하도록 하는 고정형과 개인 책상 옆에 둘 수 있는 소형으로 움직일 수 있는 이동형이 있다.

④ 식물 공기청정기 "바이오 월"은 현재 시중에 다양한 제품으로 상품화되어 판매되고 있어 실내 미세먼지제거에 활용할 수 있다.

## 6. 미세먼지 해결을 위한 개인 차원에서의 실천 행동[17, 18]

정부의 「미세먼지 관리 종합대책」(2017.9)에 따르면, 우리나라 미세먼지의 전체 배출원을 크게 국내배출과 국외영향으로 구분 했을 때 전국적으로는 사업장(공장시설)이 38%로 배출량 1위, 수도권 대도시에서는 경유차가 23%로 가장 큰 배출원인 것으로 나타났다.

연소가 되는 거의 모든 것에서 미세먼지가 나온다고 본다면, 공장시설이나 석탄화력 발전소, 자동차 등이 미세먼지의 주요 배출원이 될 수 있다.

다음 그래프는 제조업 사업장의 연소, 건설 기계/선박 등 비도로 이

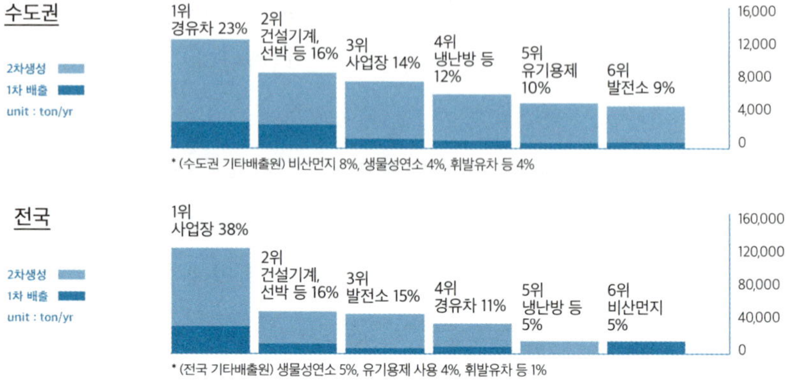


그림 15-9. 미세먼지 배출원별 배출량 현황

출처: 미세먼지 관리 종합대책(2017. 9)

동오염원의 연소, 발전소/냉난방 등 에너지산업의 연소, 경유차/휘발유차 등 도로이동 오염원의 연소, 생물성연소, 유기용제 사용, 비산먼지 등을 주요 배출원으로 보고 각 배출원별로 미세먼지 배출량의 현황을 보여주고 있다.

미세먼지의 대부분은 에너지의 생산과 물품을 만들기 위한 공장시설, 도로 이동 오염원의 연소에서 다량 발생되는 것을 알 수 있다.

## 1) 집안의 에너지 효율을 개선한다.

집안의 에너지 효율을 개선하고, 태양광과 같은 재생에너지를 생산하는 행동을 실천한다면 미세먼지를 배출하는 에너지원의 퇴출에 기여할 수 있다.

① 가정의 취사, 난방 및 조명 기구 등을 에너지효율 1등급 제품으로 사용한다.

(1등급 제품을 사용하면 5등급 제품 대비 약 30-40% 에너지 절감)

- 1등급에 가까울수록 에너지절약형 제품이다. 에너지 소비효율등급 라벨에는 에너지 소비효율 및 월간 소비전력량 등이 표시되어 있다. 또한, 소비자들의 현명한 제품 구매를 돕고자 연간 에너지 비용을 표시하고 있다. 1등급부터 5등급까지 구분하고 있으며, 1등급은 5등급 대비 약 30-40% 정도 전기가 절약된다.
- 1등급 제품을 인원수에 적합한 용량으로 확인한 후 구매하는 습관을 갖는다.

② 스마트 플러그로 대기전력을 차단한다.

- 대기전력은 플러그를 꼽아둘 때와 같이 기기 본래의 기능과 무관하게 낭비되는 전력이다.
- 전기흡혈귀라고 불리는 대기전력으로 가정의 소비전력이 6%나 낭비된다.
- 스마트 플러그 설치로 연간 전기사용량 5.8% 절감 가능
- 스마트 플러그를 설치하면 연간 311kWh 전력 절감 가능
- 사용시간 외 TV, 컴퓨터, 충전기 등의 플러그는 뽑아 놓는 습관을 가진다.

<대기전력을 차단하는 3가지 노하우>

- 절전형 멀티탭으로 바꾼다.
- 자기 전에 멀티탭 끄는 습관을 갖는다.
- 보이는 곳에 멀티탭 놓아둔다.

③ 백열등, 형광등은 발광 다이오드(Light Emitting Diode, LED)조명 등 고효율 조명으로 교체한다.

– 64W 형광등을 45W LED조명으로 교체시 연간 75,316Wh 전기 절약 가능

– LED는 백열전구에 비해 1/8, 형광등에 비해 1/3 정도 소비전력이 적고, 수명은 통상 3만 시간으로 알려져 있어 반영구적이다.

– 또한 기존에 사용 중인 40W 형광램프를 28W 형광램프로 교체하면 약 30%의 소비전력 절감 효과가 있다.

– LED 및 형광램프 등 조명제품 선택 시 고효율 에너지 기자재 인증 취득여부 및 에너지 소비효율 라벨(1등급)을 확인하여 고효율 조명 기구를 구입한다.

④ 효율적으로 조명을 사용한다.

– 반사갓을 이용하면 광효율을 향상시켜 등기구의 절반으로도 원하는 밝기의 조명 이용이 가능하다.

– 램프나 반사갓 또는 커버를 청소해 광손실을 방지한다.
– 인체감지 센서를 활용한 점등시스템을 설치하면 절전효과가 있다.

⑤ 사용하지 않는 곳의 조명은 완전 소등한다.
– 사용하지 않는 조명은 소등한다.
– 짧은 시간의 미사용에도 늘 조명을 끄도록 한다.
– 조명을 끄고 켤 때 소모되는 전력은 경미하다.
– 방을 나오거나 외출할 때에는 반드시 조명이 소등 되었는지 확인한다.
– 낮에는 창가의 자연 빛을 최대한 이용하고 조명은 끄도록 한다.
– 현관, 화장실에 조도 및 점등시간 설정이 가능한 조명등을 사용한다.

⑥ TV나 컴퓨터 사용시간을 줄이고, 반드시 셋톱박스의 전원을 끈다.
– 불필요한 TV시청과 컴퓨터 사용은 자제한다.
– 최근 TV는 대형화되어 소비전력이 크게 증가하는 가전제품이다.
– 조금만 TV시청과 컴퓨터 사용을 자제해도 전력소비를 많이 줄일 수 있다.
– 반드시 셋톱박스의 코드를 뽑아 놓거나 대기 전력을 차단해 준다.
– 최근 TV시청을 위한 필수기기로 자리잡은 셋톱박스는 다른 가전과 달리 대기전력이 월등이 높은 가전기기이다.

– TV와 셋톱박스의 대기전력만 차단해도 전기를 절약할 수 있다.

⑦ 컴퓨터는 절전모드를 설정하여 사용한다.
– 컴퓨터가 소모하는 불필요한 전력소모를 줄인다.
– 컴퓨터의 전원 설정에서 모니터 끄기, 하드 디스크 끄기, 시스템 대기모드 등 다양한 절전모드 기능으로 전기를 절약할 수 있다.
– 부팅 시간동안 모니터는 부팅 진행과정을 표시하면서 전력을 소비하므로, 1분후에 켜도 충분하다.
– CD-ROM에 CD를 넣어두면 부팅과 탐색 시 CD가 작동하여 전기가 더 많이 소비된다.
– 컴퓨터에 USB를 꽂아두는 것만으로도 전력소비가 되기 때문에 사용하지 않는 USB는 뽑아둔다.

⑧ 보일러 및 에어컨 필터를 사용주기에 따라 청소한다.
– 냉난방비 10% 절감 가능- 원활하지 못한 공기순환은 공조설비의 공기가 실내로 확산되지 못하게 한다.
– 공기순환에 방해되는 장애물을 치우고, 공조기의 적절한 통풍구 위치를 선정한다.
– 위생과 전기절약을 동시에 해결하는 필터청소를 주기적으로 해야한다.
– 필터 청소시 냉난방기기의 효율을 3-5% 증가시킬 수 있다.

⑨ 세탁기는 한번에 모아서 사용한다.

– 세탁물은 모아서 한꺼번에 세탁한다.
– 세탁기의 에너지 소비는 세탁물의 양 보다 사용 횟수를 줄이는 것이 무엇보다 중요하다.
– 세탁물을 80%가량 채워 세탁을 해도 세탁효과에는 아무런 이상이 없다.
– 꼭 필요한 경우 외에는 찬물로 세탁을 한다.
– 더운물로 세탁을 하면 에너지의 90%가 물을 데우는 에너지로 소비된다.
– 세탁옵션 중 '절약모드'를 이용한다.
– 탈수는 되도록 짧게(5분 이내) 한다.

⑩ 식기세척기는 가득 찰 때만 사용한다.

– 설거지를 모아서 한번만 식기세척기를 이용한다.
– 식기세척기는 물과 전기를 함께 사용하여 에너지 소비가 비교적 크고 환경오염의 주원인으로 지적되고 있다.
– 가족 수와 설거지 양을 고려해 적정 크기를 선택하고, 한꺼번에 모아서 가득 찰 때만 돌리는 습관을 갖는다.

⑪ 청소기는 한 단계 낮게 조절(강→중)하여 사용한다.

– 청소기의 흡입속도를 한 단계 낮춘다.
– 청소기는 모터가 고속 회전해서 가전기기 중 전력 소비량이 가장

큰 기기중 하나이다.

– 집안 청소전 반드시 청소기 청소부터 시작한다.

– 청소기 필터를 청소하면 흡입력이 좋아져 청소시간을 줄일 수 있다.

– 필터청소로 청소기 흡입속도를 한 단계 낮출시 10%의 소비전력을 절감할 수 있다.

⑫ 냉장고의 음식물은 60%만 넣어 냉기 순환을 잘 되게 한다.

– 냉장실을 가득 채우지 않는다.

– 냉장실에 내용물이 많으면 냉기순환이 되지 않고, 내부 온도가 증가해 음식물이 상할 수 있다.

– 반대로 냉동실은 가득 찰수록 냉기가 잘 전달되고 보존되어 전기료가 절약된다.

– 적정 냉장온도를 유지한다. (겨울철 1-2℃, 봄 · 가을 3-4℃, 여름철 5-6℃)

– 냉장고 문의 여닫는 횟수를 줄인다.

⑬ 냉장고 저장식품은 잘게 나누어 저장한다.

– 음식이 빨리 냉각되므로 전기요금을 절약할 수 있다.

– 냉동실의 서리를 주기적으로 제거하면 냉장고 효율이 좋아진다.

⑭ 냉장고는 벽과 거리를 두고, 뒷면 방열판을 주기적으로 청소한다.

– 냉장고 뒷면의 주위 온도에 따라 냉장고 효율이 10%이상 차이가 날 수 있다.
– 냉장고 뒷면은 벽면과 10cm 이상, 측면은 30cm이상 떨어지게 설치한다.
– 냉장고를 청소할 때 뒷면 방열판 주변의 먼지를 제거한다.
– 뒷면 방열판 등 냉장고를 청소할 때는 반드시 전원을 끄고 한다.

### 2) 필요한 에너지는 직접 생산한다.

– 일반 가정에 베란다나 옥상 등을 활용하여 미니 태양광 발전기를 설치하고, 깨끗한 에너지를 스스로 생산해 본다.
– 태양광 대여사업 활용 시 직접 전기 생산 및 에어컨, 냉장고, 난방, 온수 전력 대체 가능
– 2016년 태양광대여사업을 통한 발전량: 10,474MWh
– 2016년 미니태양광을 통한 발전량 : 1,548MWh

### 3) 대중교통과 자전거를 이용한다.

미세먼지 해결을 위해서는 교통 정책의 우선순위가 자동차보다는 대중교통과 자전거 등 환경적인 교통수단으로 변경되어야 한다.

교통정책의 변화와 대중교통이용 활성화를 위해선 자동차로 축소(도로 다이어트) 등을 통해 자동차 이용을 억제하고, 차로 대신 버스전

용차로, 자전거도로, 보행로를 늘려야 한다.

### 4) 경유 또는 휘발유 차를 타고 있다면 향후 전기차, 수소차 등 친환경 자동차로 대체하여 이용한다.

경유차는 국내 미세먼지 주요 배출원이며, 수도권의 경우 가장 높은 배출비중을 차지하므로 집중 관리가 필요하다. 경유차는 수도권 미세먼지($PM_{2.5}$) 배출량의 23%를 차지하며, 대도시의 미세먼지 주요 배출원이다.

환경부가 발표한 유종별 미세먼지 배출량에 따르면, 1대 · 1일 기준 경유차 8.150g, 휘발유차 0.644g, LPG차 0.577g의 미세먼지를 배출하는 것으로 평가되었다. 경유차와 휘발유의 미세먼지 배출량은 무려 12배 이상 차이가 난다. 더욱이 경유차는 더욱 높은 인체 유해성으로 문제되고 있다. LA의 경우, 경유차의 미세먼지($PM_{2.5}$)의 농도기여도는 15%에 불과했으나 발암유해성 기여도는 84%에 달했다.

이처럼 다량의 오염물질을 배출할 뿐만 아니라 인체유해성이 높은 경유차를 퇴출하기 위한 움직임은 세계 곳곳에서 진행 중이다.

### 5) 플라스틱과 일회용품 사용을 자제한다.

플라스틱과 일회용품 사용을 줄인다. 많은 플라스틱 쓰레기는 재활용되는 대신 소각장 등에서 연소되는 방식으로 처리돼 미세먼지를 유발한다. 쓰레기 감량, 재사용과 재활용 등 자원순환 시스템을 향상시키면 쓰레기 소각을 줄일 수 있다.

### 6) 화단 및 공원, 도시숲 가꾸기 등에 기여한다.

생명을 품은 숲은 맑은 공기와 다양한 생물종의 서식지를 선사한다. 도시숲의 나무가 미세먼지를 저감해주는 효과는 여러 연구로 증명되었다.

국립산림과학원이 실제 홍릉숲 주변으로 미세먼지 농도를 측정한 결과 미세먼지 $PM_{10}$의 경우 도심에서는 평균 60.2$\mu g/m^3$가 측정 되었고 숲 경계에서는 40.6$\mu g/m^3$, 숲 내부 51.2$\mu g/m^3$, 숲 중심에서는 42.4$\mu g/m^3$로 도심과 비교하여 도시숲의 농도가 평균 25.6%가 낮았다.

미세먼지 $PM_{2.5}$ 농도 또한 도심에서 평균 23.5$\mu g/m^3$이 되었고 숲 경계에서는 13.3$\mu g/m^3$, 숲 내부 14.8$\mu g/m^3$, 숲 중심은 13.4$\mu g/m^3$로 도심에 비해 평균 40.9%가 낮은 농도를 보였다.

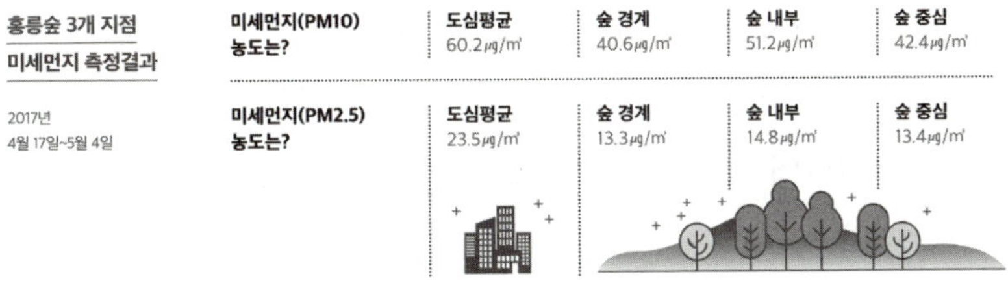


그림 15-10. 홍릉숲 3개 지점의 미세먼지 측정 결과

출처: 산림청 국립산림과학원

도시숲이 미세먼지 농도를 낮추는 것은 미세하고 복잡한 표면을 가진 나뭇잎이 미세먼지를 흡착하거나 잎 뒷면 기공 속으로 흡수하기 때문이다. 가지와 나무줄기가 침강하는 미세먼지를 차단하기도 한다. 나무는 온 몸으로 미세먼지를 막아주고 있다.

하지만 도로 확장과 개발사업으로 인해 공원과 숲이 사라질 위기에 놓여 있다. 우리 지역의 공원과 숲을 보호하는 데 참여해야 한다.

## 7. 공기청정기의 사용

공기청정기는 공기에 포함되어 있는 오염물질을 정화하여 신선한 공기로 바꾸는 장치로, 실내의 미세먼지 농도를 낮추기 위해 필수적이다. 공기청정기를 선택할 때 고려해야 될 사항은 다음과 같다.

① 적용 면적

공기청정기의 정화 능력은 1시간당 1회의 자연 환기를 가정했을 때 10분 동안 가동시켜 실내의 먼지입자(입자 크기 0.3㎛ 기준) 농도를 초기의 50%로 낮출 수 있는 실내 면적으로 정의하며 실내 천정 높이 2.4m를 가정하여 적용 면적을 산출한다.

② 탈취 성능

건축 자재(벽지, 페인트, 합판 등 건물의 내장재)나 가구에서 발생하는 유해한 휘발성 유기화합물 중 특별히 인체에 유해한 물질은 법률로 규정하여 그 배출량을 규제하고 있다. 공기청정기는 냄새를 제거하기 위한 탈취 필터가 설치되어 있으며 국가기관이나 민간단체에서 공기청정기의 성능을 평가하고 있다. 한국표준협회는 KS 규격으로 8m³ 크기의 챔버에서 암모니아, 톨루엔, 포름알데히드 가스를 사용하여 공기청정기의 탈취 성능을 시험하고 있고, 한국공기청정협회에서는 표준 인증 CA로 4m³ 크기의 챔버에서 암모니아, 아세트알데히드, 초산가스를 초기농도 10ppm으로 주입하고 공기청정기를 30분간 가동한 후 제거효율을 평가한다.

③ 오존 발생량

공기청정기가 집진, 탈취, 살균 등을 위해서 고전압을 사용하는 방식인 경우 오존이 발생할 수 있으며, 장시간 흡입할 경우에는 인체의 점막 조직, 호흡기계에 독성을 나타낼 수 있다. 공기청정기의 경우에는 오존 발생을 0.05ppm 이하로 규제하고 있으며 정격풍량(최대풍량)으로 24시간 동안 가동하여 발생하는 오존의 농도를 측정하여 평가한다.

④ 소음

공기청정기는 실내에서 사용하기 때문에 소음의 크기가 매우 중요하며 사용자들의 가장 큰 불만 사항이기도 하다. 특히 취침 시간에는 아주 작은 소음에도 민감할 수밖에 없기 때문에 소음의 크기를 잘 체크해야 한다. 공기청정기에서 나오는 소음은 풍량과 아주 밀접한 관계가 있고, 풍량은 청정 능력과 관계가 있다. 소음의 크기를 알아보기 위하여 공기청정기의 전, 후, 좌, 우 및 윗면으로부터 각 1m 떨어진 거리에서 소음을 측정하고 평균치를 구한 결과로 평가한다.

⑤ 소비전력량

공기청정기는 텔레비전이나 오디오 제품처럼 필요할 때 일시적으로 사용하는 것이 아니라 밀폐된 공간에서 장시간(대부분 24시간) 사용하기 때문에 소비전력량이 제품 선택에 있어서 매우 중요한 고려 사항이 된다. 공기청정기는 취침, 터보, 황사, 꽃가루 제거 등 다양한 기능을 포함하는 경우가 많고 각 기능에 따라 소비되는 전력량이 다르므로, 각 제품에 대하여 분진청정화 능력 시험 시 적용된 모드에서 사용되는 소비 전력을 측정한다.

⑥ 특수 성능(항균 및 살균)

최근 발생한 메르스뿐만 아니라 신종플루, 사스 등과 같은 바이러스성 호흡기 질병들이 유행을 하면서 항균이나 살균에 대한 관심이 높아지고 있다. 예전부터 먼지가 흡착된 필터에서 세균 등이 번식할 우려가 있었고 이오나이저 등의 살균 기술이 적용된 공기청정기들이 있었지만 오존 발생의 우려와 함께 실제 사용자가 효과를 체감하기 어려워 활성화되지 못했다. 이 때문에 최근 항균 및 살균 물질이 포함된 필터가 개발되고 있으나 그 성능을 명확하게 평가할 기준과 규격이 없어

아직까지는 활성화되지 못하고 있는 실정이다.

⑦ 국내 공기청정기의 인증

국내의 공기청정기 인증은 필수로 취득해야 하는 법정 강제 인증과 업체에서 제품 특성에 맞게 취득할 수 있는 법정 임의 인증으로 구분되며, 필수 인증은 전기용품안전인증(KC마크)과 에너지소비효율등급이며, 선택 인증은 국가표준인증인 KS 인증과, 한국환경산업기술원에서 시행하고 있는 환경마크, 그리고 한국공기청정협회에서 시행하고 있는 실내공기청정기 단체 표준인증(CA마크) 등이 있다.

## 8. 자동차 미세먼지 관리 가이드

2009년 통계청 조사에 의하면, 우리나라 국민은 하루 중 실내에서 87.3%, 이동수단 즉 교통수단 실내에서 7.5%, 실외에서 5.2% 머무르는 것으로 조사되었다. 통행수단별 수송부담률을 보면 대중교통수단이 48.3%, 승용차가 45.6%로 분석되었다.[19] 자동차와 대중교통수단은 미세먼지, 자동차 배기가스 등의 유해물질이 많은 도로에서 운영되기 때문에 일반 환경보다 오염물질에 노출되기가 쉽고, 또한 차량내의 실내공간은 비교적 협소하여 건강장해 유발물질에 고농도로 노출될 가능성이 있다. 환경부는 2006년에 철도, 시외(고속)버스, 지하철 등 대중교통에 대해서는 미세먼지와 이산화탄소 관리기준을 만들고 환기

설비 설치를 권고했다. 국토교통부에서는 2009년부터 신규제작 자동차에 대해 포름알데히드와 벤젠 등의 휘발성유기화합물 기준을 설정, 관리하고 있다. 2013년 12월에는 실내공기질 관리를 위해 대중교통차량의 제작자 및 운송사업자에게 대중교통차량의 제작 · 운행관리지침을 권고하고 있다. 차량 실내에는 미세먼지($PM_{10}$), 이산화탄소, 포름알데히드, 휘발성유기화합물, 이산화질소, 부유세균 등 매우 다양한 오염물질이 존재한다. 자동차 실내공기 오염은 자동차 실내 내장재에서 방출되는 자체오염원과 외부 공기에서 유입되는 외부 오염원에 의해 발생한다.

표 15-2. 대중교통차량의 실내공기 오염 발생원인, 발생원 및 주요 오염물질 현황[20]

| 오염 발생원인 | 발생원 | 주요 오염물질 |
|---|---|---|
| 사람 | 탑승객 호흡 | 이산화탄소 |
| | 대화, 재채기, 체내 분비물 | 부유세균 및 미생물 |
| | 움직임, 활동 | 미세먼지 |
| 차량 내부시설 | 에어컨 및 히터 | 곰팡이, 세균 |
| | 천장재, 바닥재 등 내부 마감재 | 휘발성유기화합물, 포름알데하이드 |
| | 좌석 시트 | 휘발성유기화합물, 포름알데하이드 |
| 외부으로부터 유입 | 도로 | 미세먼지, 질소산화물 |
| | 터미널 승하차장 | 미세먼지, 질소산화물, 일산화탄소 |

자동차 실내내장재는 대시보드, 카펫, 좌석시트 등 매우 다양하며 사용하는 재료도 폴리프로필렌, 폴리우레탄 등 여러 재료가 복합적

으로 사용되고 있다. 대중교통차량 버스 등의 차량내장재는 그 종류와 형태, 재질이 매우 다양하여 대표적으로 의자, 옆면판(side interior panel), 바닥재, 천장재, 실란트 등이 있다. 신규로 제작되는 대중교통차량의 실내공기질은 거의 대부분 내장재에서 방출되는 오염물질에 기인한다고 볼 수 있다. 연구 결과에 따르면 톨루엔, 자이렌 등 휘발성 유기화합물과 알데히드류가 방출되는 것으로 알려져 있다.[21]

자동차의 유해 화학물질로 인한 건강영향을 줄이기 위해서는 신차를 구매해서 사용할 경우 최소 90일은 잦은 환기 또는 주차 시 약간의 창문 개방을 통해 실내에 잔존하는 오염물질을 배출하는 것이 좋다. 차 안에서 방향제를 사용하면 실내 휘발성유기화합물의 농도가 더욱 높아질 수 있으므로, 이러한 제품은 되도록이면 사용하지 않는 것이 좋다. 차량 운행 전(특히 여름철 옥외 주차차량과 같이 실내온도가 매우 높을 경우)에는 충분한 환기 후 차량을 운행하고, 운행 중에는 도로의 공기 질 상태에 따라 차량에 장착된 환기장치를 적절히 활용해야 한다. 에어컨 필터 등의 공기정화장치를 주기적으로 교체하면 외기순환모드에서 차량 내로 유입되는 미세먼지 양을 감소시킬 수 있다.

자동차의 환기장치는 차량 내부에 장착된 공기정화필터의 공기순환 방법에 따라 내부순환, 외기순환, 미사용으로 나눌 수 있다. 외기가 유입될 경우의 차내 공기질은 외부 공기 질과 유사하게 된다. 차량 외부의 미세먼지 농도가 보통수준 이하일 경우, 외기순환 모드로 운행하면 차량 내부의 이산화탄소 농도는 증가시키지 않으면서 차량 실내로 유입되는 미세먼지 농도를 일정수준 이하로 유지시킬 수 있다. 반면, 차량 외부의 미세먼지 농도가 나쁨 수준 이상일 경우, 외기순환모드로 장시간 운행하면 미세먼지 농도가 차량 실내에서도 증가한다. 이런 경우에 내부순환모드로 운행하면 미세먼지 유입은 차단되나 사람의 호흡으로 인해 실내 이산화탄소 농도는 증가한다. 따라서 미세먼지가 나쁨 수준 이상으로 심각한 날에 차량을 운행할 경우는, 내부순환모드(20분)와 외기순환모드(10분)를 교대로 사용해서 운행하면 공기오염물질 노출을 줄일 수 있다.[22]

환경부는 대중교통차량의 실내공기질 권고기준을 고시로 제정했으며 그 내용은 다음과 같다.

---

*** 실내공기질 관리를 위한 대중교통차량의 제작운행 관리지침[시행 2014.3.23.] [환경부고시 제2013-186호, 2013.12.31, 제정]**

[별표 1] 대중교통차량의 실내공기질 권고기준(제8조 관련)

1. 이산화탄소

| 대중교통차량 | 권고기준 | | 비고 |
|---|---|---|---|
| | 비혼잡시간대 | 혼잡시간대 | |
| 도시철도 | 2,000ppm 이하 | 2,500ppm 이하 | 노선 1회 운행 시 평균값으로 평가 |
| 철도, 시외버스 | | | |

• 노선 1회 운행 시 평균값: 해당 대중교통차량 운영주체별 소속 차량의 각 노선의 출발지에서 도착지까지 연속 측정한 값의 평균값
• 혼잡시간대: 도시철도의 경우 주중 07시 30분부터 09시 30분까지 또는 18시부터 20시까지를, 철도 및 시외버스의 경우 주말이나 휴일 또는 성수기
• 비혼잡시간대: 혼잡시간대 외의 시간대

2. 미세먼지

| 대중교통차량 | 권고기준 | 비고 |
|---|---|---|
| 도시철도 | 200 ㎍/㎥ | 노선 1회 운행 시 평균값으로 평가 |
| 철도, 시외버스 | 150 ㎍/㎥ | |

국내 초미세먼지($PM_{2.5}$) 배출기여도(2015년 전국 기준)는 1위 사업장 40%, 2위 건설기계 · 선박 등 16%, 3위 발전소 14%, 4위 경유차 11%이었으며, 수도권 기준으로는 1위 경유차 22%, 2위 건설기계 · 선박 등 20%, 3위 냉난방 등 12%, 4위 사업장 11% 순이었다.[23] 특히, 자동차 배기가스로 인한 미세먼지는 국민 일상생활 주변에서 발생하는 오염원으로서 배출량에 비해 건강위해도는 더 높은 것으로 알려져 있다. 국제보건기구(WHO) 산하 국제암연구소(IARC)는 경유차 배기가스(Diesel exhaust)를 1군(Group 1) 발암물질로 규정했으며, 휘발유차 배

출가스(Gasoline exhaust)는 발암가능성이 의심되는 물질(Group 2B)로 분류하고 있다.

휘발유차는 1km당 201.2㎍(마이크로그램 · 1㎍은 100만분의 1g)의 초미세먼지($PM_{2.5}$)를 내뿜는 반면 경유차는 4111.8㎍을 내뿜는다. 경유차가 내뿜는 초미세먼지가 휘발유차보다 20배가량 더 많은 셈이다. 반면 LPG차가 내뿜는 초미세먼지는 측정되지 않을 만큼 미미하다. 우리나라는 전체 차량의 약 40%가 디젤 차량이고, 이 중 10년 이상 운행된 노후 경유차량은 전체 경유차의 30%에 달하고 있다. 지금보다 자동차 제작기술이 덜 발달되었던 과거에 출고된 경유차는 대기오염물질을 더 많이 내보낸다. 그러므로 노후된 경유차는 조기 폐차하고 전기차나 액화석유가스(LPG) 차량을 구매할수 있도록 보조하거나, 매연저감장치나 선택적 촉매 환원 장치 등을 부착하도록 지원하는 등의 조치가 필요하다. 배출가스 5등급 차량은 경유차의 경우 2005년 12월 31일까지 적용된 제작차 배출허용기준(Euro3 이전)으로 생산된 차량으로 2006년 1월 1일부터 강화된 제작차 배출허용기준을 충족하지 못하는 차량이다(다만 2005년 12월 31일 기준으로 생산이 되었으나, 판매 유예를 받아 2006년 또는 2007년에 판매되어 등록된 차량도 일부 있음). 휘발유차나 LPG차의 경우 1987년 이전의 제작차 배출허용기준으로 인증을 받아 생산된 차량으로 1988년부터 강화된 배출허용기준을 충족하지 못하는 차량이다(1987년 이전 차량은 삼원촉매장치가 부착되지 않아 1988년 이후 강화된 기준을 충족하지 못함). 이런 노후차량은 현재 출시되는 차량보다 오염물질을 경유차는 3-11배, 휘발유차는 68배 더 많이 배출하는 것으로 알려져 있다.

친환경차는 하이브리드, 플러그인 하이브리드, 전기차, 수소차, LPG 차 등을 말하는데, 질소산화물(NOx) 등 대기오염물질을 기존 휘발유차·경유차에 비해 적게 배출한다. 실주행 시험 결과, 질소산화물 배출은 경유차(0.560g/km)가 LPG차(0.006g/km)보다 93배 많은 것으로 보고되었고, 미세먼지를 포함한 다양한 대기오염물질과 온실가스 배출량을 종합적으로 고려한 환경피해비용을 비교했을 경우, LPG차가 타 유종 차량(휘발유, 경유)에 비해 적다고 알려져 있다. LPG차, 전기차, 수소차 등의 친환경차를 점차 확대하기 위해서 LPG차 충전소, 전기차 충전소, 수소차 충전소의 충전인프라를 구축하여 운행 편리성을 높이는 한편, 친환경차에 대한 주차요금·통행료 할인 등 운행혜택을 지속적으로 제공할 필요가 있다. 친환경자동차는 일반차량보다 높은 가격에 판매되고 있으나, 정부에서 보조금(전기차 최대 1,900만 원, 수소차 최대 3,600만 원)및 세금감면 혜택을 지원하고 있어 동급 내연기관 차량과 비슷한 가격에 구매할 수 있다.

16장

# 미세먼지의 예방 2: 정책

임종한

직경이 10㎛이하의 직경을 가진 분진, 직경이 2.5㎛이하의 직경을 가진 분진을 각각 미세먼지($PM_{10}$), 초미세먼지($PM_{2.5}$)이라고 하는데, 초미세먼지가 유해한 성분들을 더 가지고 있어 건강에 더 치명적인 영향을 미친다. 대기 중 이들 미세먼지, 초미세먼지가 국민건강을 위협하는 사회적 문제로 떠올랐다. 2019년에는 서울의 초미세먼지 농도가 1㎥에 평균 160마이크로그램(㎍)을 웃돌았고, 이는 세계보건기구 24시간 기준의 6.4배에 해당하는 수준이다. 서울의 대기가 세계 주요 도시 중 인도 뉴델리에 이어 두 번째로 대기오염이 심각하는 평가가 나오기까지 했다.[1]

인체에 유해하다고 하는 미세먼지는 어디서 발생하는 것일까? 대기오염물질의 배출량 연구에 따르면, 국내의 미세먼지의 30-50%는 중국에서 발생해 국내에 유입된 것으로 밝혀졌다. 국내에서 발생되는 미세먼지 중 자동차에서 발생하는 비중이 비교적 높다. 기상 등 특정 조건에 따라서 어느 한편의 비중이 높아지지만, 결국은 국내에서 발생된 것과 해외에서 유입된 것이 상호 작용하여 건강피해는 발생한다.

자동차가 내뿜는 입자상 물질인 미세먼지는 입자의 크기가 작아 인체 내로 침투가 용이하고, 폐나 기도 등의 인체 장기에서 흡수되기 쉽다. 크기가 작은 만큼 호흡기에서 입자의 제거 속도가 느려 인체 건강에 각종 악영향을 끼치게 된다. 기관지나 폐에 쌓인 미세먼지는 코나 기도점막에 자극을 줘 비염, 중이염, 후두염증, 기관지염, 천식을 유발하거나 악화시킨다. 또 미세먼지의 독성물질이 모세혈관에 유입되어 혈액의 점도가 증가하면 혈관을 수축시키고 심혈관에 영향을 주게 된다. 2013년 세계보건기구(World Health Organization, WHO)는 대기오염 자체를 1등급 발암물질로 규정했다.[2] 수도권에 사는 30대 이상의 성인 중에서 대기오염으로 인한 사망자를 분석을 해보니 그중에서 대기오염과 관련되어 있는 사망이 15.9% 정도 차지했고, 심혈관 질환, 호흡기 질환 또 폐암이 중요한 사망원인으로 분석되어졌다.[3]

즉 미세먼지의 아주 미세한 입자가 폐 깊숙이 침투하게 되고 그것이 누적되면서 염증 유발과 암 발생을 일으키는 것으로 분석됐다. 그렇기 때문에 미세먼지는 담배만큼이나 위험한 침묵의 살인자라고 할 수 있다.

수도권 관리권역에 대하여 추가적으로 고려한 배출원에 대하여 $PM_{2.5}$ 배출량을 추정하면 다음과 같다. 이에 의하면 $PM_{10}$의 경우 도로비산먼지와 기타비산먼지에 의한 배출량이 전체의 약 71%를 차지하지만 $PM_{2.5}$의 경우에는 이동오염원과 생물성연소가 53%를 차지하여 비산먼지 보다 주요 배출원임을 알 수 있다(그림 16-1).

교통수단에서 배출되는 물질은 매우 다양하나, 그중 디젤엔진 배출물질(Diesel Engine Exhaust, DEE)이 가장 대표적이면서 건강영향에 대한 연구가 많이 진행된 물질이다. DEE는 수 백 가지의 가스 또는 입자상 물질의 복합체이다.[4] DEE의 가스성분에는 이산화탄소, 산소, 질소, 수증기, 일산화탄소, 질소화합물, 황화합물, 그리고 수많은 저분자량의 탄화수소[예: 알데히드(formaldehyde, acetaldehyde, acrolein), 벤젠, 그리고 다핵방향족 탄화수소(polycyclic aromatic hydrocarbons, PAHs)

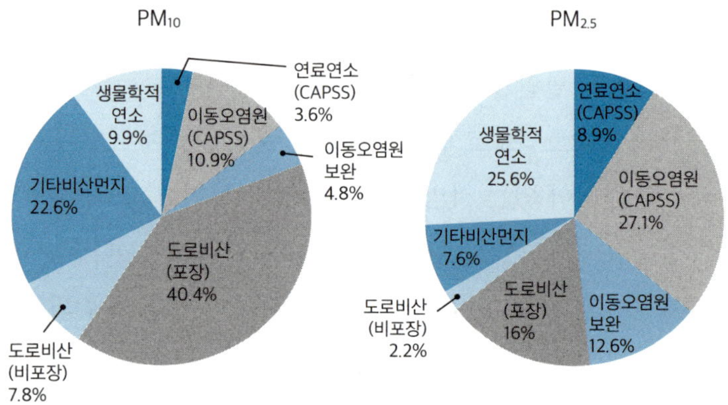


**그림 16-1. 수도권의 배출원별 $PM_{10}$, $PM_{2.5}$ 배출비율**

출처: 한국대기환경학회, 2010, P. 388

및 nitro-PAHs] 등이 해당된다. DEE의 입자상 물질(diesel exhaust particulate, DEP)은 도심의 미세먼지의 주요 기여인자로서 탄소 중심핵과 흡수된 유기화합물, 소량의 황산염, 질산염, 중금속, 그리고 기타 미량 원소 등으로 구성된다. DEP는 초미세분진(2.5 마이크론 이하)으로 구성되며 다수의 0.1 마이크론 이하의 극미세분진을 포함한다. 이러한 분진은 표면적이 넓어 유기물질을 흡수하는 매체로 작용하며, 입자의 크기는 매우 작기 때문에 쉽게 흡입되어 폐 깊숙이까지 침투할 수 있어 국소적 또는 전신적 건강영향을 일으키게 된다. 미세먼지보단 초미세먼지가 건강에 더 위해하다고 할 수 있는데, 초미세먼지에 있어서 이동오염원의 기여가 높아서, 시민들의 건강보호를 위해서는 이들 이동오염원의 관리가 무엇보다 중요하다.

미세먼지와 초미세먼지의 피해를 예방하는 방안은 미세먼지와 초미세먼지의 발생기전을 파악하고, 발생원을 규명하여 발생 자체를 사전에 막아야 한다. 미세먼지 관리의 세부적인 대책방안은 다음과 같다.

## 1. 국내 미세먼지 오염 저감 대책

### 1) 교통부분에서의 미세먼지오염 저감 대책

#### (1) 고농도 미세먼지, 초미세먼지 사태에 대중교통 이용 촉진

서울시가 추진하고 있는 정책으로 고농도 미세먼지, 초미세먼지로 인한 시민피해를 홍보하고 대중교통 이용을 촉진할수 있는 정책이다.

### (2) 차량 의무 2부제:

미세먼지 오염 시 차량 의무 2부제 국내에서 발생하는 미세먼지 오염의 주발생원인 교통수요를 줄여서 미세먼지 저감에 나설 필요가 있다. 교통수단에서 배출되는 물질은 매우 다양하나, 그중 디젤엔진 배출물질(DEE)이 가장 대표적이면서 건강영향에 대한 연구가 많이 진행된 물질이다. DEE에는 발암물질, 변이원성물질, 생식독성물질 등이 많이 함유되어있다.

### (3) 자동차 친환경 등급제 실시 및 노후 경유차량 운행 제한

서울, 파리, 런던 세 도시가 자동차 배출가스에 대한 세계 최초의 표준화된 기준에 해당하는 '국제 자동차 환경등급제(Global Car Scoring System)' 도입을 공동 추진해 주목받고 있다.

'국제 자동차 환경등급제'는 시중에 출시된 자동차 모델별로 실제 도로를 달릴 때 미세먼지, 질소산화물 등 대기오염 유발 물질을 얼마나 배출하는지를 측정해 점수화 · 등급화하고, 이 정보를 각 도시별로 전용 웹사이트를 통해 투명하게 공개하는 제도다.

## 2) 에너지 부문에서의 석탄 등 화석 연료 사용 저감

우리나라에는 모두 59기의 석탄 화력발전소가 가동되고 있다. 여기에서 생산하는 전력이 전체 전력의 40% 정도를 차지하고 있다. 충청남도에 29기가 있으며, 이 가운데 당진에 10기가 들어서 있다. 당진은 그야말로 세계 최대 규모의 석탄 화력발전소 단지이다. 최근 연구 결과에 따르면 우리나라에서는 석탄 화력발전소에서 배출되는 미세먼지 때문에 해마다 약 1,100명이 조기 사망한다.[5] 석탄이 아닌 CNG 등 청정연료의 전환이 시급한 실정인데, 우리 정부는 9기의 석탄 화력발전소를 새로 세우겠다는 계획을 가지고 있다.

### 3) 비산먼지와 생물성연소 부문의 저감 대책[6]

#### (1) 도로진공청소차량의 집중운영

포장도로 비산먼지는 도로진공청소차량을 이용하여 정기적인 청소를 하는 것이 현실적인 방법이나 14일 빈도로 하더라도 16 - 26%의 저감효율이 기대되어 큰 개선을 기대하기는 어려움이 있다. 도로진공청소차량은 전 구간에 적용하기 보다는 도로비산이 예상되는 구간(공사장 주변지역, 공단지역, 제설제 사용지역)에 집중 운영하는 것이 효율적일 것이다.

#### (2) 저마모 타이어와 브레이크의 보급 확대

포장도로 비산먼지의 상당부분이 타이어마모와 브레이크마모에 의한 것이며 이러한 마모에 의한 미세먼지는 일반적인 비산먼지보다 인체 위해성도 높으므로 이를 줄이기 위한 저마모 타이어, 저마모 브레이크의 보급을 확대 장려한다. 최근 개발된 저마모 타이어는 일반타이어에 비하여 약 16%의 미세먼지 저감 효과가 있는 것으로 보고되어 있다.

### (3) 비포장도로와 나대지의 먼지 억제제 살포

비포장도로의 비산먼지를 줄이기 위해서는 단기적인 활용이 예상되는 비포장도로는 주기적인 살수대책을 시행하고, 일정기간 사용이 예상되는 비포장도로나 주차장은 화학적 먼지억제제 살포를 시행한다.

### (4) 노천소각의 금지

경운, 수확작업 등 농업활동에 의한 비산먼지를 규제하기는 현실적으로 어려움이 크다고 판단된다. 농업 부문에서는 오히려 농어촌지역의 폐기물 노천소각, 농업부산물의 노천소각을 적극적으로 규제하는 것이 필요하다.

### (5) 체육시설에 잔디 심기

학교 운동장은 안전성이 확인된 인조 또는 천연잔디로 바꾸는 방안을 시행하면 저감 효과가 클 것으로 판단된다.

### (6) 대형 고기구이 음식점의 대기오염 방지 설비 의무화

고기구이에 의한 대기오염 배출은 배출량에 비하여 위해도가 높은 물질이 많이 배출되고, 많은 인구가 배출원 가까운 위치에서 직접 노출되는 문제가 있다. 따라서 일정 규모 이상의 대형음식점에 대해서는 일정 효율 이상의 대기오염 방지시설을 의무화하는 조치가 필요하다.

### (7) 관리권역내 숯가마시설의 전면 금지

최근 증가하고 있는 찜질방 숯가마는 낮은 굴뚝, 오염방지시설의 미비 그리고 생나무의 불완전연소에 의하여 많은 위해대기오염물질(HAP)의 배출이 예상된다. 따라서 관리권역 내의 숯가마시설은 전면 금지시키고 다른 연료에 의한 가열방식의 찜질방으로 전환시키는 것이 필요하다.

### (8) 관리권역외 숯가마시설의 대기오염 방지설비 의무화

관리권역 밖의 시설이라도 숯가마는 유해대기오염 배출이 많으므로 대기오염 배출시설로 관리하고 대기오염 방지시설을 의무화하는 조치가 시급하다.

### (9) 화목난로의 개선

숯가마와 고기구이, 노천소각 등 생물성연소에 대한 추가적인 대책은 $PM_{10}$보다 인체 위해성이 높은 것으로 알려진 $PM_{2.5}$에 대한 저감 효과가 더 높을 것이다. 따라서 인체 위해성을 고려한다면 비산먼지보다는 생물성연소 저감 대책의 우선순위를 높이는 것이 필요할 것으로 판단된다.

### 4) 선박, 건설장비, 농업, 소형 오토바이등 기타 발생원

교통오염원 중 배출량 통계에서 잘 안 잡히는 소형 오토바이, 운송용이 아니면서 건설기계에 사용되는 디젤기관, 혹은 선박에서 배출되는 미세먼지 배출량도 지역에 따라선 미세먼지 배출량이 일정정도 큰 영향을 줄 수 있으므로, 미세먼지 배출량 통계에 포함하여 이들 오염원 관리가 잘 이루어져야 한다.

### 5) 가정제품에서의 휘발성유기물질(VOCs) 저감 대책[7]

가정용 세정체, 살충제, 페인트, 향수 등 석유로부터 만들어진 화학제품은 자동차와 더불어 도시대기의 주 오염원으로 부각이 되고 있다. 휘발성유기물질(volatile organic compounds, VOCs)은 국제암연구소(International Agency for Research on Cancer, IARC)가 정한 1군(사람들에게 명확한 발암물질) 혹은 2A(발암가능성이 높은 물질)로 매우 유해하며, 대기 중에 반응하여 오존이나 미세먼지를 생성한다. 이들 가정제품에서 VOCs의 대체물질을 개발하거나 저감하는 대책이 시급하다.

## 2. 온실가스 배출 저감 대책도 동시에 추진

대기오염물질의 관리와 기후 변화를 예방하기 위한 온실가스 배출

저감 대책은 동시에 함께 추진되어야 한다. 온실가스와 대기오염물질은 대부분 에너지 소비과정에서 같이 배출되기 때문에 에너지 사용효율을 높이고 연료를 친환경적으로 대체하면 동시에 저감된다. 이른바 공편익(co-benefit) 효과가 나타나는 것이다.

최근 기후변화대책으로 논의되는 여러 가지 사안들 중에서 에너지 효율화, 수요관리, 하이브리드차, 전기차, 수소연료전지차, 재생에너지 확대는 이산화탄소도 줄이고 대기오염물질도 줄이는 정책이다. 그러나 바이오 연료 확대는 미세먼지 배출은 줄지만 질소산화물과 VOCs 배출은 늘어나 온실가스 배출이 증가되는 문제를 안고 있다.

반면에 디젤 차량이나 재생에너지로 다시 주목받고 있는 생물성 연료, 폐기물 연료는 탄소순환 측면에서는 이점이 있을지 모르나 대기오염 측면에서는 오히려 후퇴하는 것이다. 그리고 굴뚝배출 직전단계에서의 탈황처리(Flue Gas Desulfurizer, FGD), 디젤 차량의 미세먼지 후처리장치(Diesel Particulate Filter, DPF)는 대기오염 저감에는 기여하지만 온실가스 배출은 오히려 늘어난다. 그러므로 탄소배출 저감과 대기오염물질 배출 저감이 동시에 극대화되는 정책들을 우선시할 필요가 있다.

## 3. 국외 오염 대책

중국 등 해외에서 유입되는 미세먼지의 양을 줄이기 위해서는 대기오염 정보의 공유, 대기오염 발생 저감 기술의 지원 등의 국제 협력이 필요하다.

## 4. 미세먼지, 초미세먼지, VOCs의 기준치 설정, 건강 모니터링

국내의 미세먼지, 초미세먼지 기준은 세계보건기구의 권고치는 물론 선진국의 기준치와 비교해서도 느슨한 수준이다. 이마저도 이 기준치를 초과하는 지역이 많다. 시민들의 건강을 보호할 수 있는 수준으로 대기환경기준치를 수정하고 이를 달성할 수 있게 앞서 언급한 여러 정책 수단을 강구하도록 해야 한다. VOCs 중 건강 피해가 예상되는 유해대기물질은 환경기준치를 새로 설정해야 한다. 2년 주기로 광역자치단체별로 대기오염 위해성 평가를 시행하여, 현 대기오염 수준으로 인한 시민들의 건강피해를 시민들에게 알릴 필요가 있다.

## 5. 개인적으로 미세먼지 노출과 건강피해를 줄이기

미세먼지의 건강피해를 예방하고자 할 때 마지막으로 고려할 수 있는 방안이다. 하지만, 개인이 현실적으로 실행할 수 있는 방안이기도 해서, 시민들이 알아두면 좋겠다.

일단 미세먼지가 심한 날엔 외출 자체를 삼가하는 것이 좋다. 만약 외출을 해야할 경우 일반 마스크는 도움이 안 된다. 황사용 마스크라고 해서 조금 더 입자가 작은 분진도 잡아줄 수 있는 특수한 마스크를 착용하는 것이 도움이 된다. 외출후 귀가해서는 손과 얼굴을 깨끗이 씻어, 몸에 남아있는 미세먼지를 제거하는 것도 중요하다. 물을 자주 먹어 혈액순환을 촉진하고, 미세먼지의 몸 밖으로의 배출을 촉진하는 것도 도움이 된다.

부록

# 미세먼지 연구방법

이정엽 · 김환철

## 1. 시계열 연구(Time-series study)

시계열 자료란 시간의 흐름에 따라 순서대로 관측되는 자료를 말한다. 그림 1은 A 도시의 미세먼지 농도를 시간에 따라 나타낸 가상의 그래프이다. 이러한 그래프의 자료가 위에서 설명한 시계열 자료라고 할 수 있다. 이때 이 시계열 자료를 자세히 살펴보기로 하자.

우선 미세먼지의 농도는 봄에 높고 가을에 낮은 것을 쉽게 확인할 수 있다. 이는 봄에는 중국으로부터 날아온 황사의 영향을 받기 때문이고 가을에는 공기 순환이 원활하기 때문이라고 생각해볼 수 있다. 이런 현상은 해가 바뀌어도 여전히 비슷한 패턴을 보인다. 이렇게 1년

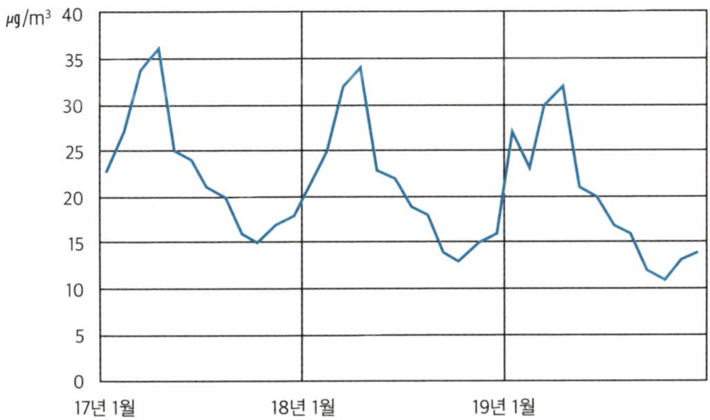


그림 1. A 도시의 미세먼지 농도

을 단위로 발생하는 변동을 계절 변동이라고 한다. 이때의 1년, 즉 일정한 간격이나 시간 동안 어떤 현상이 반복될 때 그 반복되는 현상의 한 마디를 주기라고 한다.

한편 미세먼지의 농도는 해가 바뀔수록 전체적으로 감소하는 것을 관찰할 수 있다. 이는 A 도시에서 지속적으로 노후 경유차 폐차를 유도하는 정책을 지속적으로 시행했기 때문일 수 있다. 이런 현상은 짧은 기간 내에서는 잘 관찰되지 않지만 장기간의 결과를 멀리서 바라보면 그 추세를 관찰할 수 있다. 추세란 어떤 현상이 일정한 방향으로 나아가는 경향을 의미한다. 이렇게 기술의 변화, 인구 변동 등의 영향으로 인해 발생하는 장기간의 변동을 추세 변동이라고 한다.

하지만 미세먼지 농도의 변화는 앞에서 말한 계절 변동이나 추세 변동만으로 100% 전부 설명될 수 있는 것은 아니다. 2019년 초에 일시적으로 미세먼지 농도가 증가하는 것을 볼 수 있는데 이는 이 시기에 A 도시에서 대규모의 산불이 발생했기 때문일 수 있다. 이렇듯 해당 지역에서 산불이 나거나 공장이 들어서거나 발전소가 중단되는 등 예측하기 어려운 다양한 기타 요인에 의해서도 미세먼지 농도가 들쭉날쭉할 수 있다. 이렇게 예측이 어렵고 돌발적으로 발생하는 변동을 불규칙 변동이라고 한다.

이렇게 미세먼지 농도에 대한 시계열 자료 하나를 보고서도 우리는 많은 것을 알 수 있다. 즉 미세먼지의 농도가 계절에 따라, 장기간의 흐름에 따라, 그 외의 돌발적인 사건들에 따라 변화한다는 것을 알 수 있다. 또한 이러한 요소들이 미세먼지 농도에 미치는 영향이 앞으로도 비슷하다고 한다면 현재까지의 시계열 자료를 바탕으로 앞으로의 미세먼지 농도도 어느 정도 예측할 수 있을 것이다. 가령 2020년 봄의 경우 이전 봄과 마찬가지로 황사의 영향으로 미세먼지의 농도가 높을 것이지만 해가 지날수록 경유차가 감소할 것이므로 과거의 봄보다는 농도가 다소 낮을 것이라고 예상할 수 있다.

이렇게 시계열 자료를 토대로 대상 자료가 어떤 요인에 영향을 받는지, 어떤 주기나 추세로 변하게 되는지를 파악하고 이러한 것들을 좀 더 파악하기 쉽게 따로 떼어서 관찰하는 것을 시계열 분석 또는 연구라고 한다. 또한 이러한 시계열의 양상이 앞으로도 계속 유지된다고 가정한다면 현재까지 수집된 시계열 자료를 바탕으로 미래를 예측하는 것 또한 시계열 연구의 목표이다.[1]

이러한 시계열 연구는 공학이나 과학, 혹은 주식시장에서 주가 예측

등에서도 많이 쓰일 수 있다. 한편 환경 분야에서도 대기오염을 연구할 때 이 시계열 연구가 흔히 사용된다. 시계열 연구는 미세먼지와 같은 대기오염물질의 농도가 일시적으로 변화하는 것이 인체의 건강에 단기적으로 어떠한 영향을 미치는지를 알아내는 데에 유용한 연구 방법이다.

가령 미세먼지의 농도가 심근경색의 발생에 미치는 영향을 조사하고자 한다면 시계열 연구 방법을 사용해볼 수 있다. 이때 필요한 자료로는 일별 미세먼지의 농도와 일별 심근경색이 발병한 환자의 수가 있다. 이러한 미세먼지의 농도는 환경부에서 전국 곳곳에 대기오염 측정소를 설치하여 미세먼지를 시간 단위로 측정하고 있으므로 그 자료를 사용할 수 있을 것이다. 또한 심근경색이 발생한 환자의 수 또한 건강보험공단이나 응급실 방문 자료 등을 통해 얻을 수 있을 것이다. 예전에는 이러한 자료들이 부족했지만 많은 측정 기구가 개발되고 사회적인 인프라가 발전하고 국가에서도 보건에 관한 자료들을 수집하고 기록하고 보관하는 것의 중요성을 깨닫게 되면서 이러한 자료들이 더 정확하고 더 오랫동안 축적되어 연구자들에게 귀중하게 사용되고 있다.

하지만 이 두 가지 자료만으로 미세먼지와 심근경색 간의 관계를 제대로 확인할 수 있을까? 현실은 그렇지 않다. 미세먼지는 황사 등으로 인해 따뜻한 계절에는 높아지는 반면 심근경색과 같은 심장 질환은 날씨가 추워져 심장혈관이 수축되는 추운 계절 시에는 더 발생이 잦아지게 된다. 그런데 이러한 기온을 고려하지 않고 단순히 미세먼지와 심근경색만의 관계를 본다면 미세먼지가 높아지는 봄에는 심근경색 환자 수가 낮게 나타나 "미세먼지가 높을수록 심근경색의 환자 수는 낮아진다"라는 황당한 연구 결과가 나올 수도 있게 된다.

따라서 이러한 연구를 수행할 경우에는 기온뿐만 아니라 습도 등 여러 기상 인자들도 모두 고려해야 한다. 또한 미세먼지 외의 다른 대기오염물질, 예를 들면 이산화질소나 이산화황, 오존과 같은 물질들도 심장질환 발생에 영향을 줄 수 있는데 이러한 물질의 농도 또한 시간이 바뀜에 따라 오르락 내리락 하게 된다. 또한 이산화질소나 이산화황은 미세먼지의 농도와도 직접적인 관계가 있다. 따라서 이러한 기타 대기오염물질 등을 함께 고려하지 않으면 사실과 다른 잘못된 결과가 나타나게 된다. 그리고 독감 등 갑자기 유행하는 질병 또한 고려해야 할 대상이 될 수 있다.

이렇게 연구 수행 중에 연구자가 관심은 없지만 결과에 영향을 미칠 수 있거나 원인 인자와도 관련이 있는 인자들을 교란 변수라고 하며, 실제 연구를 수행할 때는 이러한 변수들에 의해 결과가 왜곡되거나 잘못 도출되는 것을 막기 위해 교란 변수들을 꼭 함께 고려하여 연구를 수행하여야 한다. 하지만 외부와 격리된 실험실 내에서 잘 설계된 실험을 하지 않는 이상 환경 연구와 같은 경우에서는 원인이나 결과에 영향을 미칠 수 있는 교란 변수란 무수히 다양하고 이러한 것들을 실제로 모두 측정하고 조사하여 연구에 반영하기는 현실적으로 매우 어렵다. 따라서 시계열 분석을 수행할 때는 평균이동법, 층화법, 평활법 등의 다양한 통계적인 방법을 통해 이러한 교란 변수들의 영향을 최소화하는 노력을 한다.

또한 미세먼지의 영향은 바로 그날 당일에 꼭 나타나지는 않을 수도 있다. 즉 미세먼지의 농도가 월요일에 갑자기 높았다면 그날은 별 소동이 없더라도 2-3일쯤 지난 수요일이나 목요일에는 심한 기침을 하며 응급실을 방문하는 환자들이 갑자기 늘어날 수도 있다는 뜻이다. 이러한 경우를 고려하지 않는다면 월요일에 미세먼지 농도가 높았지만 환자 수는 평소와 다름 없는 것을 보고 미세먼지가 호흡기 질환에 미치는 영향은 발견되지 않았다는 잘못된 연구 결과가 나올 수도 있다. 그래서 이렇게 미세먼지의 영향이 질병의 결과로 나타나기까지 시간이 어느 정도 걸릴 수 있다는 것을 고려하여 분석하는 방법이 시차 모형을 도입한 시계열 연구 방법이다. 시계열 연구는 비교적 단기간 내의 건강 영향을 밝히는 데에 유용하도록 고안되었지만 시차 모형과 같은 방법들을 이용해 수 주 이후의 건강 영향까지도 밝혀낼 수 있게 되었다.

미세먼지의 영향을 알아내기 위해 수행된 초기의 연구들 중에는 시간의 흐름을 고려하지 않고 한 순간의 미세먼지 농도와 환자 수를 분석한 연구들이 많이 있었다. 하지만 그러한 연구들은 시간에 따른 미세먼지의 농도 변화, 미세먼지의 영향이 실제로 나타나는 데에 걸리는 기간 등을 고려하지 못한다는 단점이 있었다. 시계열 연구가 적용된 이후 이러한 단점을 해결할 수 있었고 미세먼지의 건강영향을 밝혀내는 데 많은 기여를 하게 되었다.

시계열 연구는 한 지역에서 이루어지기도 했지만 여러 도시들을 함께 대상 지역으로 두고 연구를 수행하기도 했다. 이는 런던, 뉴욕, 도

코, 필라델피아 등 세계 각국의 다양한 도시에서 그 연구가 이루어졌다. 그로 인해 미세먼지의 영향이 일부 지역에 국한된 것이 아니라 다른 여러 지역에서도 일관되게 그 영향이 나타난다는 것을 알림으로써 연구 결과의 신뢰도가 더 높아질 수 있었다. 미세먼지의 건강 영향으로는 호흡기 질환, 심장 질환, 눈 질환 등 다양한 질환들과의 연관성이 있음을 시계열 연구를 통해 밝혀내었으며, 심지어 태아 사망률과도 관련이 있음을 나타내었다.

시계열 연구는 현재까지 폴란드, 스페인, 프랑스, 네덜란드, 멕시코, 태국, 칠레, 체코 등의 다양한 도시에서 미세먼지와 사망률 간에 직접적인 연관관계가 있음을 나타내었다.

다음의 그림은 2002년부터 2010년까지 서울에서 시행된 어느 미세먼지에 대한 시계열 연구 시 사용되었던 시계열 자료의 예시이다. 그림 2는 서울시의 일별 평균기온과 상대습도를 나타내고 있다. 그림 3은 미세먼지($PM_{10}$)와 오존, 이산화질소, 이산화황의 농도를 나타내고 있다. 미세먼지의 경우 봄과 겨울철에 높게 나타났고, 반면에 오존은 여름철에 높게 나타났다. 미세먼지, 오존, 이산화질소는 전반적으로 감소하는 추세를 나타내고 있다. 그림 4는 2002년에서 2010년 동안 계속해서 서울에 거주한 사람들 중 2005년에서 2010년 사이에 심혈관계 질환이 새로 발생한 입원 환자의 수를 나타낸 자료이다.

국내에서 시행된 미세먼지의 건강 영향에 대한 시계열 연구 중 하나를 소개하고자 한다.

이 연구는 서울 지역의 미세먼지가 호흡기계 질환으로 인한 병원 입

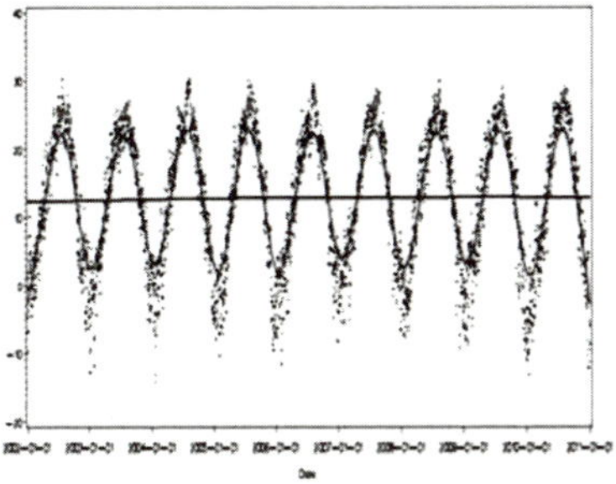

일별 평균 기온

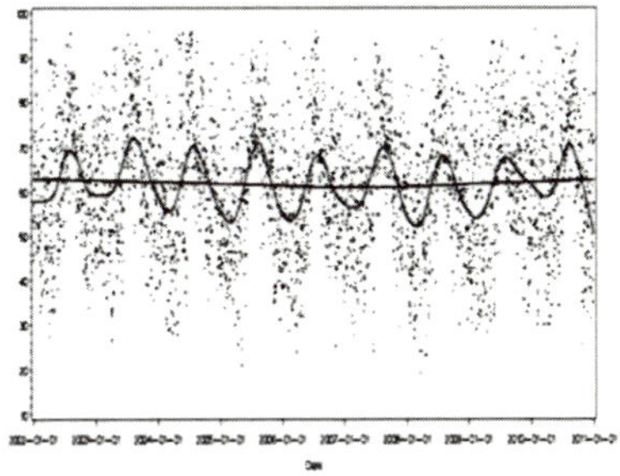

일별 평균 습도

그림 2. 2002-2010년 기온 및 상대습도 추이[2]

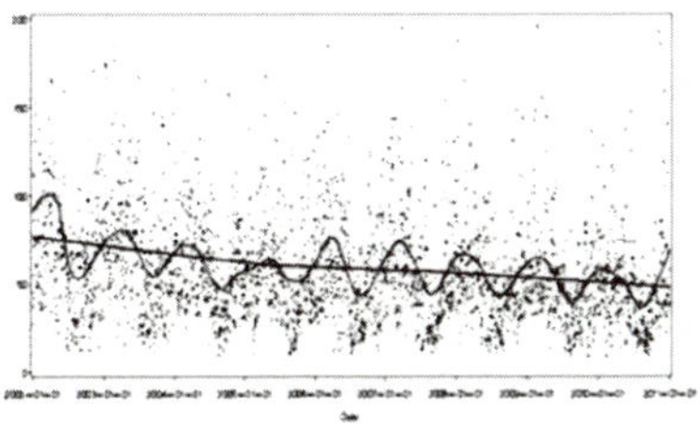

미세먼지($PM_{10}$)

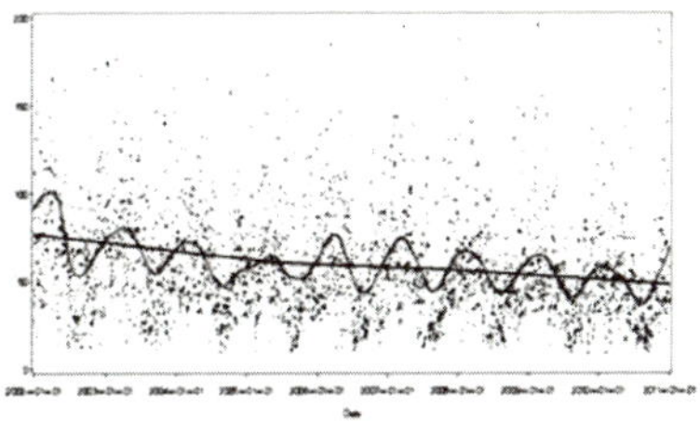

오존($O_3$)

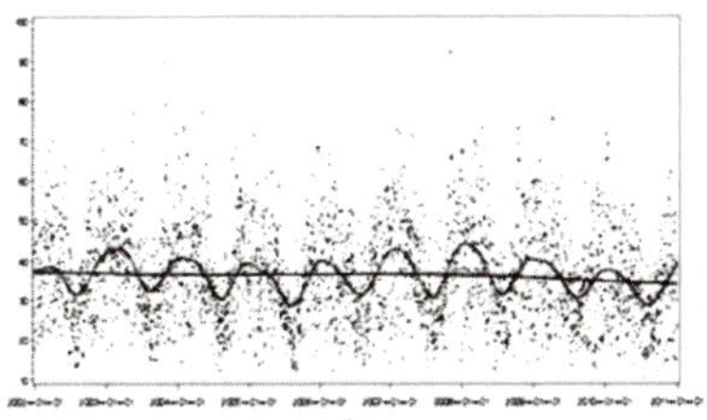

이산화질소($NO_2$)

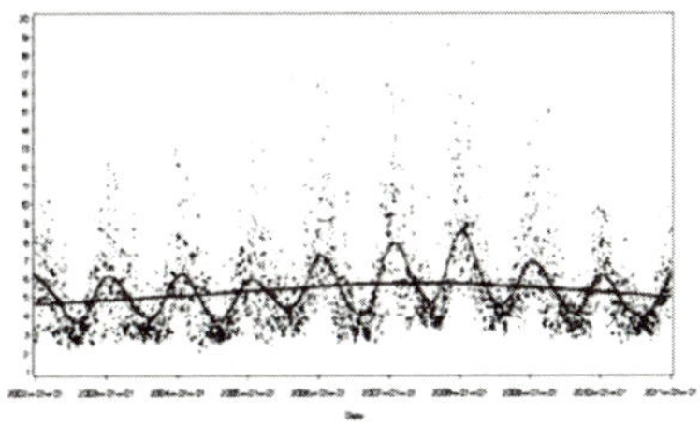

이산화황($SO_2$)

그림 3. 2002-2010년 대기오염물질의 농도[2]

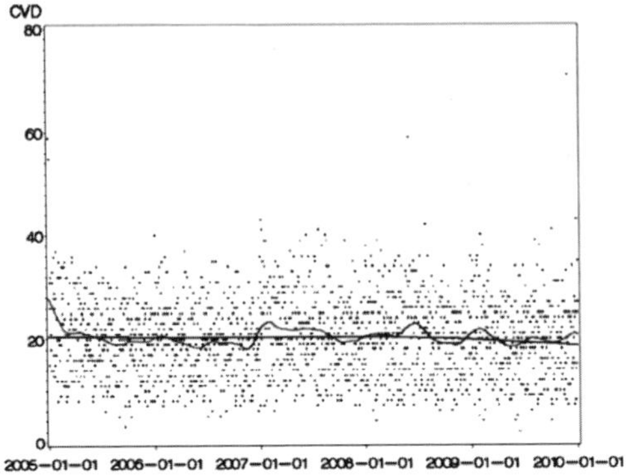


그림 4. 2005-2010년 신규 심혈관계 입원 에피소드[2]

원에 미치는 영향을 파악하고자 시행되었다.[3] 우선 1999년 1월 1일부터 12월 31일까지 의료보험 자료 중에서 응급실을 경유하여 입원한 환자들을 추렸으며 특히 호흡기 질환에 해당하는 진단을 받은 환자들만 걸러내어 총 서울 지역의 3,207명을 대상으로 병원 방문 자료를 분석했다. 호흡기 질환은 천식, 급성 상기도 질환, 급성 하기도 질환, 폐렴, 만성호흡기계 질환 등 다양한 질환 별로 분류하여 분석했다. 대기오염 측정소에서는 대기 중의 미세먼지($PM_{10}$), 일산화탄소, 이산화질소, 이산화황, 오존 등 다섯 개 항목의 시간 측정 자료를 얻었고 날짜에 따른 시간 별 평균값을 구해서 매일의 평균값을 산출했다. 기상 자료는 기상청에서 측정한 자료 중 평균 기온과 상대습도를 이용했다.

어떤 날의 높은 미세먼지 농도가 바로 그날의 환자 수를 증가시킬 수도 있지만 영향을 나타내는 데에는 며칠이 걸리게 되는 지연 효과가 있을 수 있으므로 최대 1주일의 시차를 두어 연구를 했다. 또한 미세먼지의 영향이 나이에 따라 다르게 나타날 수 있으므로 전체 연령 외에도 소아, 성인, 노인으로 나누어서 각각 분석을 했다.

미세먼지 노출과 호흡기계 질환 입원의 관련성을 분석한 결과 전 연령층을 대상으로 했을 때는 의미 있는 결과가 나타나지 않았다. 하지만 연령별로 분석했을 때는 의미 있는 결과가 여럿 나타났다. 소아에서는 미세먼지의 농도가 증가하면 바로 당일의 폐렴 입원 환자가 증가했고, 3일 뒤에는 급성 하기도 질환 입원 환자가 증가했다. 성인에서는 당일의 천식 입원 환자가 증가했고 2일 후의 폐렴과 급성 상기도 질환 환자의 입원이 증가했으며 4일 후의 급성 하기도 질환 입원 환자가 증가했다. 노인에서는 미세먼지의 농도가 증가하면 그 다음날의 천식 환자 입원 수가 증가했고 7일 후에는 만성 호흡기 질환 환자의 입원이 증가했다. 특히 소아나 성인에 비해서 노인에서 그 영향이 큰 것을 확인할 수 있었다. 미세먼지의 건강 영향에 대한 수많은 시계열 연구의 결과가 축적됨에 따라서 미국 환경보호청(United States Environmental Protection Agency, EPA)에서는 미세먼지의 규제 기준을 그 결과를 바탕으로 하여 개정하기도 했다. 이렇듯 시계열 연구를 통해 얻어진 연구 결과들은 건강과 관련된 기준들을 정할 때 중요한 역할을 해주고 있다.

## 2. 패널 연구(panel study)

어떠한 목적을 위해 선택된 인구 집단을 패널이라고 한다. 패널 연구는 동일한 대상에 대해 시간의 흐름에 따라 일정한 간격으로 반복하여 측정을 하는 연구 방법을 말한다. 연구 기간 중 한 시점의 단면을 잘라서 보면 그 순간의 원인 인자와 질병 발생 간의 관계를 알 수 있기 때문에 단면 연구의 성격도 갖고 있으며 시간의 흐름에 따라 질병의 발생 유무를 계속하여 관찰하기 때문에 코호트 연구의 성격도 가지고 있다고 할 수 있다. 시간의 흐름에 따라 측정을 지속하기 때문에 같은 주제에 대해서 시간 경과에 따른 변화를 연구하는 종단 연구 방법의 하나에 속한다. 패널 연구의 예로 특정 가습기 살균제를 사용한 적이 있다고 보고한 사람들을 연구 대상으로 설정하고 매년 호흡기 증상의 변화를 관찰하는 경우를 들 수 있다. 이때는 연구 대상이 고정되어 있고 이 대상 집단의 구성원들에 대하여 일정한 간격으로 호흡기 증상의 변화를 측정하게 된다. 이렇듯 패널 연구는 동일한 연구 대상자들을 반복적으로 측정하여 시간에 따른 차이나 변화 등을 분석하는 것을 말한다.

동일한 대상자들에 있어서 반복적으로 자료가 측정되기 때문에 대상이 자주 바뀌는 다른 연구들에 비해 시간에 따른 변화 및 차이를 더욱 신뢰할 수 있다. 그로 인해 패널 연구 시에는 다른 연구보다 적은 수의 대상자를 두고 연구를 시행하더라도 그 결과의 의미나 신뢰성은 다른 연구에 비해 뒤처지지 않게 되어 연구를 계획하는 사람의 입장에서는 연구 대상자를 모집하는 데에 있어서 조금 수월해질 수도 있다. 하지만 몇 가지 문제가 있는데 하나는 처음에 연구 대상으로 삼은 사람들이 시간이 지나면서 사망하거나 이사를 가서 연락이 끊기거나 반복되는 연구 참가에 지쳐서 참가를 그만두거나 하는 등 여러 이유로 인해서 연구 도중에 탈락될 수가 있다. 하지만 패널 연구에서는 연구 시작 시점에 포함되었던 대상 이외에는 연구에 포함시키지 않기 때문에 이러한 중도 탈락이 발생할 때마다 다른 보완책 없이 연구 대상자의 수가 줄어들게 된다. 또 다른 문제는 반복되는 조사에 대한 참가자들의 태도 변화 문제이다. 첫 조사 시에는 성의 있게 응답하던 사람들도 비슷한 조사가 반복이 되다 보면 응답에 제대로 성의를 보이지 않게 되는 경우도 있고 과거에 비해 어떤 변화가 있는지를 묻는 설문에서도 자세하게 대답하는 것이 번거로워 변화가 있음에도 불구하고 특별한 변화가 없다고 실제와 다르게 응답할 수도 있다. 이렇게 대상자들이 성실하게 응답을 하지 않거나 사실과 다르게 응답을 하여 조사 결과에 영향을 미치고 연구의 신뢰성에 악영향을 미칠 수 있는 현상을 응답 편견이라고 한다. 이는 특히 면담이나 설문지와 같이 개개인의 주관적 응답에 의해 기록되는 연구에서 흔히 발생하게 된다.

환경 연구 분야에서 패널 연구는 동일한 대상자들에 대하여 시간의 변화에 따라 노출 물질의 농도 변화와 그에 따른 단기간의 건강 영향에 대해 측정을 하는 방법으로 흔히 사용된다. 이때 대상자들의 질병 발생 유무에 상관없이 일정 기간 동안 정기적으로 상태를 확인하고 기록하여 환경의 변화가 인체의 건강에 영향을 주는지를 밝혀내는 방식

으로 적용된다.[1]

패널 연구를 분석할 때는 통계적으로 혼합 모형을 사용하는데 여기서 혼합 모형이라는 것은 개체간 변이와 개체 내 변이를 함께 고려한다는 뜻이다. 조금 어렵게 느껴질 수 있으니 다음의 표를 보며 함께 생각해보도록 하자.

이것은 세 명의 당뇨 환자들을 대상으로 서로 다른 날 3회에 걸쳐 혈당을 반복하여 측정한 결과이다. 이때 1차 혈당 결과를 보면 A 환자는 150으로 B 환자의 196, C 환자의 220과 차이가 있다. 이러한 차이를 대상자 간 차이 또는 개체 간 변이라고 하는 것이다. 반면 A 환자의 3차 혈당인 128은 자신 스스로의 1차 혈당인 150과 2차 혈당인 155와도 약간의 차이가 있다. 이러한 차이는 대상자 내 차이 또는 개체 내 변이라고 하는 것이다. 이러한 두 종류의 변이를 함께 고려하여 분석할 수 있게 도와주는 모형이 혼합 모형이다. 만약 연구자가 "환자들의 몸무게에 따라 혈당의 차이가 있는가?"와 같이 개개인의 어떠한 특성에 따른 측정 자료의 차이가 궁금하다고 하면 개체 간 차이에 초점을 두고 연구를 분석해야 할 것이다. 반대로 연구자가 "시간의 변화에 따라 환자들의 혈당은 어떻게 변화하는가?"와 같이 대상자 각각의 경우

| | 1차 혈당 | 2차 혈당 | 3차 혈당 |
|---|---|---|---|
| A 환자 | 150 | 155 | 128 |
| B 환자 | 196 | 190 | 197 |
| C 환자 | 220 | 230 | 240 |

에서 시간에 따른 측정 자료의 변화가 궁금하다고 하면 개체 내 차이에 초점을 두고 연구를 분석해야 할 것이다.

과거의 많은 환경 연구에서는 어느 한 시점에서 환경 인자와 질병 간의 관계를 관찰하는 횡단면 연구가 수행되었다. 하지만 이 연구로는 시간이 흐름에 따라 변화하는 환경 인자나 질병 발생을 관찰할 수 없다는 단점이 있다. 이러한 점을 극복하기 위해서는 동일한 집단에 대하여 반복하여 상태를 측정하는 패널 연구가 활용될 수 있다. 패널 연구는 횡단면 분석과 코호트 분석을 동시에 수행할 수 있는 연구 방법으로 시간의 흐름에 따른 변화의 모습을 확인할 수 있기 때문에 가장 선호되는 분석 방법 중 하나이다.

패널 연구의 장점은 개인별 특성의 차이가 연구 결과에 미치는 영향을 최소화할 수 있다는 점이다. 똑같은 미세먼지의 농도에 노출되어도 노출되는 사람의 나이나 성별, 평소에 앓고 있던 질환, 평소의 운동이나 음주, 흡연, 가족력 등에 따라 실제 질병으로 발전하는 경과는 사람마다 다양할 수 있다. 이때 개인별로 나이, 성별, 운동, 음주, 흡연 등 결과에 영향을 미칠 수 있는 요소들을 최대한 많이 그리고 꼼꼼하게 조사하여 연구 결과를 분석하는 데에 반영한다면 어느 정도 개인차에 의한 결과의 오류를 최소화할 수는 있겠지만 완전히 이러한 교란 변수들을 보정할 수는 없다. 하지만 패널 연구와 같이 동일한 대상자에게 반복해서 측정을 하고 그 대상자가 시간에 따라 어떠한 변화를 보이는지에 집중을 하면 다른 사람들과의 개인적 차이를 배제하고 비교적 순수한 미세먼지의 영향을 관찰할 수 있게 된다. 이러한 특징은 시계열

분석이나 코호트 분석에서도 불가능한 패널 연구만의 장점이라고 할 수 있다. 또한 횡단 및 종단 연구를 가능하게 해주어 비교적 적은 자료를 바탕으로 연구를 해도 여러 각도에서 연구를 수행할 수 있으며 그로 인해 다양한 연구 결과들을 도출해낼 수 있다.

이번에는 미국에서 시행된 미세먼지의 인체 영향에 대한 어느 패널 연구에 대해 소개하고자 한다.[4]

이 연구자는 직업으로 인한 초미세먼지의 노출이 인체의 DNA 변화에 어떤 영향을 일으키는지를 관찰해보고자 했다. 이때 연구 대상자에는 미국의 어느 보일러 생산 공장에서 근무하는 38명의 용접공이 선정되었다. 개인마다 초미세먼지가 얼마나 노출되는지를 측정하기 위해 이 38명의 용접공 모두에 대해 개인별 미세먼지 측정기를 착용하도록 했고 측정기는 대상자가 호흡하는 영역 주변에 놓이도록 했다. 초미세먼지의 노출 측정은 근무를 하는 6시간에 걸쳐서 측정되었다. 또한 DNA 변화를 측정하기 위해 근무 시작 전인 아침과 근무가 끝나기 전인 오후에 혈액을 채취했다. 여기서 채취한 혈액을 통해 DNA를 추출하여 분석을 수행했다.

이렇게 얻은 개인별 초미세먼지 노출 농도와 DNA의 변화를 분석해본 결과 초미세먼지의 노출은 DNA의 일부에서 메틸화라는 변화의 증가와 연관이 있음이 나타났다. 그리고 근무 연수가 길수록 그 DNA의 변화가 더 심한 것 또한 확인할 수 있었다.

미세먼지에 관한 패널 연구의 또 다른 예를 들어보겠다.[5]

이 연구의 주제는 천식 등의 호흡기 질환이 있는 어린이 환자에 있어서 대기오염물질 노출이 호흡기 증상을 유발하는지에 대한 것이다. 연구 대상자는 체코의 한 도시에 거주하는 사람들 중 천식이 있거나 만성 호흡기 질환이 있는 89명의 어린이 환자로 설정했다. 이들의 병력에 관해서는 연구 시작 시점과 연구 종료 시점에서 이들의 부모에 의해 설문지의 형태로 작성되었다. 이들은 1991년 9월부터 1992년 3월까지 7개월 동안 매일 폐활량 검사를 하고 증상과 약 복용 유무를 기록했다. 폐활량 검사는 매일 아침과 저녁에 두 차례씩 측정되었다. 증상은 매일 낮 또는 밤에 발생하는 기침, 휴식 중/밤/운동 중에 발생하는 호흡 곤란, 그리고 콧물, 가래, 발열을 조사했다. 약 복용은 복용 시간과 복용량, 그리고 약물의 종류까지 기록해두도록 했다. 심지어 학교의 결석이나 외부에서 활동하는 시간까지도 기록하도록 했다. 대기오염물질로서 이산화황, 이산화질소, 강산 입자, 미세먼지를 대상 지역에서 매일 측정했다. 기온, 상대 습도, 기압, 풍속 및 풍향과 같은 기상 인자들도 매일 측정했다. 그 결과 높은 농도의 대기오염물질에 노출되었을 때 폐기능이 감소하고 호흡기 증상이 증가하며 학교 결석이나 발열이 증가하고 약물 복용이 증가하는 것을 확인했다.

### 3. 코호트 연구(Cohort study)

코호트란 같은 특징을 가지는 대상자들의 집단을 의미한다. 가령 “2000년에 서울에서 태어난 신생아들” 또는 “1950년에 하버드 대학을

졸업한 학생들"이라는 집단을 코호트라고 할 수 있을 것이다.

코호트 연구란 우선 이러한 코호트(서울의 2000년 출생 신생아)를 대상으로 특정 질병에 영향을 미칠 수 있거나 연구자가 관심이 있는 요소를 조사하여 파악한 후(산모의 천식 여부), 연구 대상자(신생아)들을 시간이 흐름에 따라 지속적으로 관찰하여 특정 질병(아토피)이 발생하는지의 여부를 관찰한다. 그래서 그 조사를 바탕으로 특정 요인이 없는 집단(천식이 없는 산모가 낳은 아이)에 비해 특정 요인이 있는 집단(천식이 있는 산모가 낳은 아이)에서 특정 질병(신생아의 아토피)의 발생률에 차이가 있는지를 밝혀내는 연구 방법이다. 이 연구는 시간의 흐름에 따라 질병의 발생을 관찰할 수 있다는 점, 그리고 원인 대상을 미리 파악하여 분류한 후 그 분류에 따라 결과에 차이가 있는지를 본다는 점에서 다른 연구에 비해 많은 장점이 있다. 가령 고혈압과 비만 간에 어떤 관계가 있는지를 연구하고 싶다고 하자. 이때 단순히 2019년 한국인들 각각의 고혈압 유무와 비만 유무를 조사한다면 고혈압이 있는 사람에서 비만도 함께 있는 경우가 많다는 것쯤은 알 수가 있을 것이다. 하지만 이것은 한 시점에서의 상태만을 확인한 것이기 때문에 고혈압이 원인이 되어 비만을 일으키는 것인지, 비만이 원인이 되어 고혈압을 일으키는 것인지 이런 방식의 연구만으로는 인과 관계를 알 수가 없다. 하지만 한국인 중 일부를 비만인 사람과 정상 체중인 사람으로 분류해놓은 다음 향후 10년 동안 어느 집단에게 고혈압이 더 많이 발생하는지를 관찰하는 식으로 코호트 연구를 수행한다면 비만인 사람들에게서 향후에 고혈압이 많이 발생한다는 연구 결과를 얻게 되어 비만이 고혈압의 원인이 될 수 있음을 알 수 있을 것이다.

한편 짜게 먹는 식습관이 당뇨에 어떤 영향을 미치는지가 궁금하여 당뇨 환자들과 정상인들을 모아놓은 후 각자가 그동안 음식을 얼마나 짜게 먹는지를 설문 조사했다고 하자. 하지만 이럴 경우 과거의 기억이나 기록을 얻는 데는 한계가 있기 때문에 그동안 각자가 정확히 얼마나 짜게 먹었는지 알기는 어렵다. 또한 당뇨 환자들은 자신의 나쁜 식습관 때문에 당뇨가 생겼다고 자책하기 쉬우므로 실제보다도 자신은 더 음식을 짜게 먹는 나쁜 식습관이 있었다고 말하게 될 수 있고 반대로 정상인들은 자신의 건강에 별 문제가 없고 스스로도 건강하게 살아왔다고 생각하기 쉬우므로 실제보다도 자신은 음식을 짜지 않게 먹었고 건강한 식단으로 음식을 섭취했다고 말하게 될 수도 있다. 이렇게 과거를 회상할 때 오류가 발생하는 것을 회상 편견이라고 한다. 하지만 일반인 100명을 모아놓고 현재의 식습관을 있는 그대로 조사한 뒤 매년 대상자들을 관찰하여 당뇨가 발생하는지 유무를 확인한다면 그러한 편견으로 인해 연구 결과가 잘못 도출되는 것을 막을 수 있다. 한편 의사인 연구자가 자신의 외래를 방문하는 당뇨 환자들과 정상인들 중 연구 대상을 선정할 때 의도했든 의도하지 않았든 간에 식습관이 평소에 나빴던 당뇨 환자들을 연구 대상으로 많이 포함시킬 수 있다. 이럴 경우 실제로는 식습관이 당뇨와 큰 상관이 없다고 할지라도 음식을 짜게 먹는 사람에서 당뇨가 많이 발견되었다는 잘못된 연구 결과가 나올 수 있다. 이렇게 연구 대상자 선택 시에 이미 집단 간에 어떠한 차이가 존재하여 실험 결과에 불필요한 영향을 미치게 되는 것을 선택 편견이라고 한다. 하지만 코호트 연구에서는 당뇨라는 결과가 발생하지 않은 대상자를 선정하여 식습관에 따라 그 후에 당뇨가 생기나 안 생기나를 관찰했기 때문에 그러한 선택 편견과 같은 한쪽으로 쏠린 연구 설계의 위험을 막을 수 있다.

다른 예로, 장기간 무거운 물건을 드는 작업을 하면 요추간판탈출증 발생이 증가하는지를 조사한다고 가정해보자. 이때 무거운 물건을 취급하는 근로자 집단에서 해당 질병의 비율을 일반인에서의 질병 비율과 비교해볼 수 있다. 그러나 이럴 경우 의외로 일반인보다 무거운 물건을 취급하는 근로자에서 요추간판탈출증 환자가 더 적게 관찰되는 경우도 있을 수 있다. 이는 왜 그럴까? 오히려 무거운 물건을 들수록 허리가 튼튼해져서 일까? 물론 그렇지 않다. 입사하여 무거운 물건을 많이 들다 보면 허리 질환이 당연히 발생하기 쉬운데 허리 질환이 심해지면 무거운 물건을 드는 일을 더 이상 지속하기 어렵기 때문에 치료를 위해 또는 직업을 바꾸기 위해 하던 일을 그만두게 되는 경우가 많이 있다. 따라서 어떤 회사에서 무거운 물건을 취급하는 근로자를 어느 한 시점에서 조사하면 힘든 작업으로 인해 다치거나 허리에 병이 생긴 사람들은 이미 그전에 휴직을 하거나 회사를 그만두었고 웬만큼 무거운 물건을 드는 일에는 끄떡없을 정도로 선천적으로 허리가 튼튼한 사람들만 남아 있으면서 연구 대상자로 포함될 수 있기 때문에 일반인보다도 허리가 더 건강한 것처럼 보이는 경우가 있다. 이렇게 직장에는 애초에 병에 걸린 사람은 입사하지 못하거나 근무 중 질병으로 인해 퇴사하는 사람들로 인해 근로자의 사망이나 질병의 정도가 일반 인구와 비교할 때 더 낮게 나타나는 경우를 건강 근로자 편견이라고 한다. 하지만 코호트 연구에서는 연구 시작 시점에서 대상자를 모집한 후 시간이 흐름에 따라 그 대상자가 퇴직을 하거나 질병이 생기거나 사망하는 등 어떤 사건이 발생하는지를 추적 관찰하기 때문에 이러한 건강 근로자 편견이 발생할 위험이 적다.

이렇게 인과관계도 파악할 수 있고 여러 편견이 개입할 위험이 적다는 장점에도 불구하고 코호트 연구는 단점들도 있다. 우선 집단을 대상으로 장기간 추적 관찰을 해야 하기 때문에 막대한 시간과 비용이 소모된다. 코호트 연구를 통해 의미 있는 결과를 보여주려면 연구 기간 내에 보고자 하는 질병이 여러 건 발생해야 한다. 특히 암과 같이 발생이 흔하지 않고 장기간의 시간이 지난 후에야 발생하는 질병을 대상으로 하는 경우에는 연구 대상자 수도 많아야 하며 연구 기간도 적어도 수 년에서 수십 년은 필요할 것이다. 따라서 막대한 시간과 비용이 코호트 연구의 가장 큰 단점이라고 할 것이다.[1]

코호트 연구는 연구를 어느 시점에 계획하느냐에 따라 크게 두 가지의 연구 방법이 있다. 하나는 전향적 코호트 연구이며 다른 하나는 후향적 코호트 연구이다. 전향적 코호트 연구는 연구를 미리 계획한 후 시간이 앞으로 흐름에 따라 전향적으로 관찰을 하는 것이고 후향적 코호트 연구는 질병이 모두 발생한 후 연구 계획을 세우고 시간을 거슬러 올라가며 후향적으로 관찰을 하는 것이다.

전향적 코호트 연구는 어떻게 연구를 설계할 것인지, 연구 대상자들을 어떤 기준으로 선정할 것인지, 어떤 노출 상태를 측정할 것인지 등을 그 무엇보다도 먼저 결정한 다음 연구를 진행한다. 가령 미세먼지 노출이 뇌졸중의 발생에 어떤 영향을 미치는지를 10년간의 코호트 연구를 통해 알아본다고 가정하자. 우선 2000년을 기준으로 서울에 거주하고 있는 성인을 대상으로 삼을 수 있다. 연구 시작 시점에서 대상자들의 기본 정보, 특히 뇌졸중의 발생에 함께 영향을 미칠 수 있는 인자들에 대해 조사해야 하는데 키와 몸무게, 흡연력, 음주력, 고혈압이나 당뇨 등 다른 질병의 유무 등을 알아볼 수 있다. 또한 추적 관찰은 설문지나 전화, 인터넷, 면담, 정기 검진 등을 통해 이루어질 수 있다. 처음의 기본 정보를 확인하거나 추적 관찰을 할 때는 모든 대상자들이 동일한 방법 및 동일한 주기로 자료가 얻어지도록 해야 한다. 추적 관찰을 하는 동안 어떤 대상자는 이사나 출장을 가게 되어 연락이 끊길 수도 있고 교통 사고나 폐렴 등의 다른 원인에 의해서 사망할 수도 있으며 실제로 뇌졸중이 발생하게 되는 경우도 있다. 이 모든 것들을 꼼꼼히 기록해야 한다. 물론 자료 분석은 충분한 사건이나 결과가 발생하기 전까지는 이루어질 수 없다. 연구 기간이 끝나는 2010년이 되면 모든 자료들을 모아서 분석하고 미세먼지가 뇌졸중의 발생에 미치는 영향을 통계적인 방법으로 분석하게 된다. 이러한 전향적 코호트 연구는 앞에서 설명한 대로 다른 연구에서 흔히 발생할 수 있는 편견들을 최소화할 수 있다는 장점이 있는 반면, 연구 결과나 연구 기간 중 발생하는 사건들에 대해 알지 못한 채 연구를 계획하고 진행하기 때문에 효율성이 떨어질 수 있다.

반면 후향적 코호트 연구는 연구 대상자들에게 질병 발생 등의 사건 발생이 이미 끝나고 난 후에 과거의 자료들을 순서대로 분석하여 연구 결과를 도출해내는 방식의 연구이다. 대상자들을 노출의 정도에 따라 분류하고 그들이 시간이 지남에 따라 사망, 관찰 소실, 질병 발생 등 어떠한 사건이 발생했는지를 관찰한다는 연구 방법은 전향적 코호트 연구와 크게 다를 바가 없다. 하지만 이미 지난 일들에 대해 한정된 자료를 갖고 조사하는 것이기 때문에 다소 한계가 있다. 가령 미세먼지의 농도가 뇌졸중에 미치는 영향을 알아보기 위한 연구를 후향적 코호트 연구로 수행한다고 가정해보자. 연구자는 이미 10년의 연구 기간이 끝난 2010년의 위치에서 연구가 시작하는 2000년의 여러 자료 및 2000년에서 2010년 사이에 발생한 사건들의 자료를 분석할 것이다. 이때 시간이 오래 흘렀기 때문에 10여 년 전의 자료들이 정확하지 않을 수 있다. 2010년에는 서울의 지역별로 미세먼지 측정소가 모두 있었지만 2000년에는 측정소가 없거나 측정이 제대로 이루어지지 않은 지역이 있을 수 있다. 또한 뇌졸중에는 흡연력이 중요한데 대상자들이 2000년에 흡연을 하고 있었는지, 또는 흡연을 얼마나 많이 하고 있었는지에 대한 자료는 그 당시에는 미처 조사를 하지 않아 자료가 남아 있지 않을 수도 있다. 또한 이미 질병이 발생한 후에 대상자들을 모아서 연구를 시행하기 때문에 선택 편견이 개입될 수도 있다. 하지만 후향적 연구는 전향적 연구에 비해서는 시간과 비용이 훨씬 적게 들어 좀더 효과적인 측면이 있다.

코호트 연구의 대상은 일반 인구 집단이 될 수도 있고 특정 집단이 될 수도 있다. 일반 인구 집단을 대상으로 한 코호트 연구 예로서 미국 매사추세츠 주의 작은 마을인 프래밍험의 일반 주민들을 대상으로 생활 습관과 질병의 인과관계를 밝히기 위해 실시한 프래밍험 코호트 연구와 한국의 일반 인구 중 지원자를 대상으로 환경 인자, 생활 습관, 개인적 특성과 암과의 관계를 연구하기 위한 한국인 다기관 암 코호트 등이 있다. 한편 코호트 연구는 특정 집단을 대상으로 시행할 수도 있는데 주로 분류하기가 쉽고 추적 관찰을 하기가 용이하며 연구에 대한 참여도가 높을 것으로 예상되는 직업군을 대상으로 할 수 있다. 가령 교사, 공무원, 의사, 간호사 등을 대상으로 시행할 수 있다. 또한 원자력 발전소 주변에 거주하는 주민, 페인트칠을 하는 공장의 근로자 등 공통적인 노출이 이루어지고 있는 대상에 대해서도 코호트 연구를 수행할 수 있다.

코호트 연구에서는 원인 물질에 노출이 이루어지는 집단과 그렇지 않은 비교 집단이 필요할 수 있다. 이때 어떤 집단과 비교할 것인가의 문제가 실제 연구 결과의 신뢰성을 좌지우지하기도 한다. 가장 이상적인 비교 집단은 원인 물질에 노출되지 않았다는 것만 제외하고는 노출 집단과 나이, 성별, 음주력, 흡연력, 과거 질환력, 키, 몸무게 등 모든 면에서 동일한 사람들로 구성된 집단일 것이다. 하지만 현실적으로 복제인간이 아닌 이상 이러한 비교 집단을 찾는 것은 불가능하다. 따라서 가능한 한 다른 요소들이 결과를 어지럽히지 않도록 적절한 비교 집단을 선정하는 것에 노력을 많이 기울일 수밖에 없다. 코호트 연구를 위한 비교 집단은 크게 내부 비교 집단과 비교 코호트, 그리고 일반 인구가 있다.

내부 비교 집단은 동일한 코호트 내의 노출되지 않는 구성원으로 정의된다. 즉 간호사 집단에서 비만 유무에 따른 심근경색의 발병률을 조사하고자 할 때 내부 비교 집단은 정상 체중의 간호사가 될 것이다. 이 경우 직업도 같고 같은 집단 내에 속해 있으면서 다양한 요소들이 노출 집단과 비슷한 경우가 많아 가장 선호되는 형태이다. 한편 비교 코호트는 해당 코호트 내에서 비교 집단을 찾기가 힘들 때 다른 비슷한 코호트와 비교를 하는 것이다. 가령 페인트 공장 근로자에 대해 연구를 시행하는데 그 공장에는 페인트칠을 안 하는 사람이 없다면 자동차 공장 근로자에 대한 코호트를 비교 집단으로 삼고 연구를 할 수 있을 것이다. 이럴 경우에는 서로 다른 두 집단에 대해 여러 교란 변수가 작용하여 결과에 혼란을 일으킬 수도 있다. 마지막으로 그 어떤 방법으로도 비교 집단을 찾기 어려울 때는 일반 인구 집단의 발병률과 비교하여 연구를 수행할 수 있는데 이는 노출 집단과 차이가 클 수 있고 여러 지표들을 같은 선 상에서 비교하기 어려운 문제점이 있어 잘 사용되지 않는다.

코호트 연구 또한 미세먼지 등 대기오염이 인체에 미치는 영향을 연구하는 데에 지대한 공헌을 했다. 특히 코호트 연구는 미세먼지가 각종 질병의 발생률 및 사망률에 미치는 영향을 분석하는 데에 있어서 일일 변동의 영향보다는 장기적인 영향을 분석하는 데에 더욱 유용하여 이를 통해 미세먼지에 대한 규제 수준을 개정하는 데에 기여했다. 코호트 연구를 수행하면 개인별로 위험 인자들을 평가할 수 있고 흡연이나 인종, 체중, 직업 등의 개인적 차원의 교란 변수들을 보정할 수 있다는 장점이 있다. 하지만 반대로 이러한 교란 변수들에 대한 자료가 충분하지 못할 경우 결과를 해석하는 데에 한계가 있을 수 있다. 미세먼지의 건강 영향에 대한 연구들을 보면 단기간의 영향에 초점을 둔 시계열 연구보다 장기간의 영향에 초점을 둔 코호트 연구에서 미세먼지의 건강 영향이 더 크게 나타나는 것을 확인할 수 있는데 이는 미세먼지가 단기간보다는 장기간으로 인체에 더 해로운 영향을 끼칠 수 있다는 것을 의미한다.

이번에는 미국에서 수행된 미세먼지 관련 코호트 연구를 소개하고자 한다.[6]

이 연구는 장기간의 초미세먼지($PM_{2.5}$) 노출이 폐암 사망률에 미치는 영향을 조사했다. 연구 집단은 미국암학회의 코호트에 등록된 사람들 중 평생 담배를 피운 적이 없고 이전까지 암을 앓은 적이 없으며 우편번호 등 연구에 필요한 정보의 누락이 없고 대기오염 측정소가 있는 지역에 거주하는 사람들을 대상으로 했다. 연구는 1982년부터 시작되었는데 연구 시작 당시 설문지를 통해 참가자들로부터 인구통계학적 요소, 생활양식, 병력, 집 주소 등의 정보를 제공받았고 이후 2008년 연구가 종료될 때까지 2년마다 추적 관찰을 시행했다. 해당 기간에 폐암으로 인한 사망 건수는 국제질병분류를 이용하여 확인했고 초미세먼지($PM_{2.5}$)의 평균 노출 수준은 대상자가 거주하는 지역의 대기오염측정 결과를 사용했다. 그 결과 초미세먼지($PM_{2.5}$)의 농도가 $10\mu g/m^3$ 증가할 때마다 폐암 사망률이 15-27% 증가하는 것으로 나타났다.

## 4. 기타 연구 방법

### 1) 환자-교차 연구(Case-crossover design)

환자-교차 연구란 같은 사람에 있어서 사건 발생 직전의 상황과 평소의 상황을 비교해보고 어떤 요소가 사건 발생에 영향을 주었을지를 추측해보는 연구 방법이다. 다음의 예시를 읽고 생각해보자.

미세먼지 노출이 심근경색 발생에 미치는 영향을 보기 위해 연구를 계획한다고 하자. 이때 최근 한 달을 기준으로 심근경색이 발생한 사람 100명이 있고 이들과 비교하기 위해 심근경색이 발생하지 않은 사람 100명을 모집했다. 이 경우 심근경색 발생자와 같이 특정 결과가 발생한 집단은 환자군, 심근경색이 발생하지 않은 사람과 같이 특정 결과가 발생하지 않은 집단은 대조군이라고 한다. 이렇게 환자군과 대조군을 비교하여 연구하는 것을 환자-대조군 연구라고 한다. 그 다음으로 양쪽 집단의 참가자들이 노출된 미세먼지 농도를 확인했다. 그랬더니 일반인(대조군)보다 심근경색 발생자(환자군)에서 미세먼지 노출 수준이 더 높았다. 그렇다면 이 결과로 우리는 미세먼지 노출이 심근경색을 일으킬 수 있다고 말할 수 있을까?

결론은 그렇지 않다. 물론 실제로 미세먼지 노출이 심근경색 발생의 원인이라서 심근경색 발생자에서 미세먼지 노출량이 더 높았을 수도 있지만 사실은 미세먼지 노출이 아니라 다른 원인이 두 집단 간의 차이를 낳았을 수도 있다. 고혈압은 심근경색의 원인 중 하나인데 이번

연구의 대상자를 모집할 때 환자군에서는 고혈압 환자가 많았지만 대조군에서는 고혈압 환자가 훨씬 더 적었을 수 있다. 이럴 경우 사실은 환자군에서 고혈압 환자가 더 많았던 것이 원인이 되어 더 많은 심근경색이 발생한 것이며 환자군에서 미세먼지 노출이 더 높았던 것은 단지 우연이 아니냐고 누군가 의문을 제기하더라도 반박할 수가 없게 되는 것이다.

그렇다면 이 고혈압에 의해 나타나는 연구 결과의 왜곡을 막기 위해서는 연구를 어떻게 다시 설계해야 할까? 처음에 환자군보다 대조군에서 고혈압 환자의 비율이 훨씬 낮았던 것이 가장 큰 문제였다. 즉 심근경색 발생자 100명과 비교하기 위한 일반인 100명을 뽑을 때는 두 집단 간에 고혈압 환자의 비율이 비슷하도록 주의를 기울여서 연구 대상자를 모집하면 이 문제가 해결될 수 있다.

하지만 심근경색을 일으킬 수 있는 원인은 고혈압 하나뿐일까? 그렇지 않다. 흡연, 당뇨, 고지혈증과 같이 심근경색과 확실하게 관련이 있다고 알려진 요소들부터 성별, 키, 몸무게, 운동 등과 같이 심근경색과의 관련이 애매모호하지만 관련이 없다고 단정짓기는 어려운 요소들까지 다양하기 때문에 고려해야 할 대상은 무궁무진하다. 따라서 환자-대조군 연구에서 환자군과 비교하기 위해 대조군을 선정할 때에는 고려해야 할 요소들이 많다. 이러한 변수들을 많이 고려하면 할수록 연구가 왜곡될 가능성이 줄어들고 결과를 더 신뢰할 수는 있겠지만 현실적으로 심근경색 발생자 100명과 흡연 여부, 당뇨 및 고지혈증 여부뿐만 아니라 성별, 키, 몸무게 등의 구성이 모두 같은 대조군을 선정하는 것은 시간과 비용이 많이 들 뿐만 아니라 현실적으로 매우 어렵다. 또한 적절한 개수의 변수만 고려하여 연구를 진행하기로 결정할지라도 과연 어떠한 기준으로 그 변수들을 선정할 것인지 고민이 깊어질 수밖에 없고 변수들을 추리는 과정에서 연구의 오차나 왜곡이 일정 부분 생길 수밖에 없을 것이다.

환자군과 대조군을 비교하여 결과에 미치는 원인을 분석하는 환자-대조군 연구는 분명 매력적인 방법이지만 위에서 말한 것과 같이 환자군과 최대한 비슷한 대조군을 설정한다는 것이 어려운 일이었기에 어느 순간부터 연구자들은 대조군 설정과 관련하여 획기적인 아이디어가 없는지 고민을 하기 시작했다. 그러다 연구자들은 환자군과 가장 비슷한 사람은 환자군 자신들이라는 것을 깨달았다. 즉 환자군과 대조군 모두 같은 사람이지만 시간의 차이를 고려하여 환자군은 사건이 나기 직전의 상태, 대조군은 사건과 관련 없는 평소의 상태로 설정하기로 마음을 먹은 것이다. 환자군과 대조군의 개념을 사람이 아니라 어떠한 상태로 접근하여 정립한 획기적인 아이디어였다. 가령 위 사례의 경우에는 환자군을 '심근경색이 발생하기 전 2시간 동안의 상태', 대조군을 '심근경색이 발생하지 않은 다른 날 2시간 동안의 상태'로 설정을 하는 것이다. 이렇게 한다면 환자군과 대조군은 같은 사람이므로 심근경색이 발생하기 전 어떠한 특징적인 행동 또는 위험요인 노출의 변화가 있었는가를 제외하고는 모든 것이 같은 조건이 될 수 있었던 것이다. 실제로 환자군에서는 대조군에 비해 심근경색이 발생하기 전 2시간 동안 미세먼지의 노출량이 더 많은 것으로 나타났고 이를 통해 연구자는 높은 농도의 미세먼지에 노출되는 것이 심근경색을 유발할 수 있다는 결론을 내리게 되었다.

이렇듯 동일 대상자에 대해 질병 또는 사망 발생 시점을 환자군으로, 시간상으로 근접한 동일 노출 조건의 시기를 대조군으로 정하여 사건 발생 전 짧은 시간 동안의 환경적 노출 수준과 사건 발생 이전 일정 시간대의 노출 수준을 비교하는 것을 환자-교차 연구라고 한다.[1]

이 환자-교차 연구는 사건의 발생 시점이 중요하기 때문에 사건의 발생 시기를 명확히 알 수 있는 사례를 연구 대상으로 하기에 적합하고 그로 인해 급성으로 발생되는 질병이나 사건을 연구하는 데에 주로 사용된다. 교통사고, 천식, 급성 심근경색, 뇌졸중과 같은 경우를 예로 들 수 있다. 반면 고혈압이나 암과 같이 정확한 발생 시점을 알기 어렵고 만성적으로 발생 및 진행되는 질병들에 대해서는 환자-교차 연구를 시행하기 어렵다. 이 환자-교차 연구는 이미 원인 노출과 결과 발생이 끝난 이후에 과거의 기억이나 기록들을 대상으로 시행하기 때문에 시간이 오래 걸리지 않는다. 또한 환자-대조군 연구에서는 환자군과 별도로 대조군을 위한 지원자를 따로 모집해야 하지만 환자-교차 연구에서는 대조군이 동시에 환자군이기 때문에 연구 대상을 모집하는 데에 있어 효율적이다. 또한 대조군은 사건 발생일을 기준으로 보통 1개월 이내의 어느 시점으로 결정하게 되는데 사건 발생일과 아주 가깝지만 않으면 3일 전이든 5일 전이든 크게 상관이 없으므로 환자군 1시점 당 대조군을 여러 시점으로 둘 수 있어 추가 비용을 들이지 않고도 자료의 수를 몇 배로 늘릴 수 있다. 환자-교차 연구의 가장 큰 장점은 환자군과 대조군 간에 관심 요인이 아닌 다른 여러 요인에서 발생하는 차이와 같은 여러 개인적 교란 원인을 통제할 수 있다는 점이다. 반면 이 연구를 수행할 경우 몇 가지 주의할 점이 있다. 우선 어떤 특정 시기에 자신의 상황이나 자신의 행동 등에 대해 정확하게 확인이 되어야 하는데 이것이 기억의 한계로 인해 편파적일 수 있다. 가령 자신은 운전 중에는 원래 평소에도 음악을 자주 듣는 편이었는데 그것은 잘 기억하지 못하고 마침 평소와는 달리 음악을 켜서 듣는 순간 교통사고가 났다고 응답하는 식이다. 이렇게 정보 수집 과정에서 발생하는 편향을 정보 편향이라고 한다. 또한 대조군은 환자군과 비슷한 조건의 시기여야 한다. 가령 환자군인 '심근경색 발생 직전 2시간 동안'은 야외에서 조깅을 하던 중이라 신체 부담이 컸으나 대조군인 '심근경색 발생 1주일 전 어느 오후의 2시간 동안'은 실내에서 쉬던 중이라 신체 부담이 적었을 수 있는데, 이럴 경우에는 적절한 대조군 선정이라고 보기 어렵다. 또한 환자군과 대조군의 시간 길이를 어느 정도로 할 것인지도 주의해야 한다. 예를 들면 미세먼지의 단기 노출이 심근경색 발병으로 이어지는 데에는 수 시간이 소요되는 것으로 알려져 있는데 이러한 경우에는 환자군을 사고 발생 전 2시간으로 설정하는 것은 가능하지만 사고 발생 전 30분으로 설정한다면 노출기간을 너무 짧게 잡게 되어 연구 결과에 오류가 발생할 수 있다.

환자-교차 연구는 1999년에 필라델피아와 서울에서 대기오염이 사망률을 증가시킨다는 연구에서 사용된 이래로 다수의 대기오염 연구에서 활용되고 있다. 대표적인 미세먼지 관련 환자-교차 연구를 하나

소개하겠다.

호주의 주요 5개 도시와 뉴질랜드의 주요 2개 도시에서 대기오염이 어린이의 호흡기 건강에 어떤 영향을 미치는지 연구했다. 연구 대상은 14세 이하의 어린이였으며 대기오염 지표는 미세먼지, 이산화질소, 일산화탄소, 이산화황, 오존 등이었다. 호흡기 질환으로 인해 병원에 입원하게 되었을 때 환자군은 입원 직전 1일간을, 대조군은 입원 직전 1일을 제외한 과거 28일간을 각각의 기간으로 설정하여 그때의 미세먼지를 포함한 여러 대기오염물질의 노출 농도들을 측정했다. 그 결과 미세먼지의 노출이 어린이의 폐렴, 급성 기관지염 등의 호흡기 질병으로 인한 병원 입원에 영향을 미치는 것을 확인했다.[7]

## 2) 공간 분석(Spatial analysis)

공간 분석은 공간별 차이를 고려한 연구 방법을 말한다. 공간 분석의 시초는 존 스노우라는 영국의 의사에 의해 이루어졌다. 19세기경 영국 런던에서 콜레라가 급속도로 유행하게 되어 도시 사람들은 두려움에 떨고 있었다. 당시만 해도 콜레라는 공기를 통해 전염될 것이라는 잘못된 지식이 퍼져 있는 상태였다. 하지만 존 스노우는 콜레라 환자가 발생한 집들을 일일이 방문하여 콜레라 발생 날짜와 장소를 물어보고 기록을 했다. 그 자료들을 지도에 모두 표시해 보니 다음과 같은 지도(그림 5)로 나타났다. 그는 이 지도 속 표시를 통해 일부 우물 펌프 근처에 콜레라 발생이 밀집되어 있다는 것을 깨닫게 되었고 그 우물

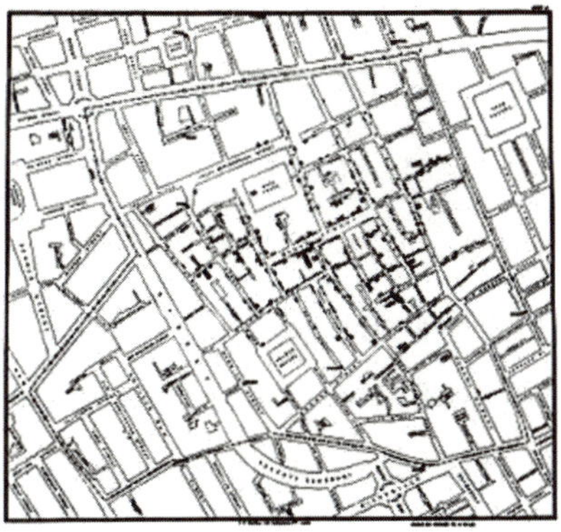

그림 5. 존 스노우의 콜레라 사망 점지도[1]

펌프들을 조사한 결과 그 우물들은 모두 오염된 템스 강으로부터 끌어온 물이 고여 있는 곳이라는 공통점을 발견하게 되었다. 그래서 그는 이 사실을 밝히고 해당 우물 펌프를 폐쇄하도록 하여 콜레라의 확산을 막을 수 있게 되었다.

공간 분석을 통해서는 공간에 따른 차이를 고려하게 되어 연구의 정확도가 더 높아질 뿐 아니라 원인 물질의 지역별 분포, 인구 집단에 대한 노출의 발생원 및 경로를 확인할 수 있고 해당 인구 집단이 어느 정도로 원인 물질에 노출되는지를 파악할 수 있다.[1]

과거에는 한 지역을 대상으로 미세먼지와 건강 영향에 대한 연구들이 이루어졌다. 하지만 미세먼지는 발생원이 다양하여 지역마다 발생량이 다르고 무게가 가벼워 한곳에 머무르지 않고 끊임없이 이동한다. 따라서 한 지역만을 대상으로 한 연구는 그 지역 내에서 이루어지는 끊임없는 미세먼지 농도의 변화 및 이동으로 인한 낮은 정확성, 그리고 다른 지역에서도 비슷한 결과가 나타날 것인지에 대한 의구심 등이 제기되어 공간적 차이를 고려한 연구들이 수행되기 시작했다.

미세먼지의 공간적 특성을 고려한 연구로 한 가지 예를 들어보겠다.

미국에서 지역에 따른 미세먼지 발생원의 다양성을 관찰하기 위한 연구가 있었다.[8] 이 연구에서는 도로 근처, 거주지, 시골, 사막 지역 등 각자의 지형 별 특색을 지닌 10군데의 지역에서 미세먼지를 채집했다. 주요 도로 근처에서는 자동차들로 인해 재비산되어 미세먼지들이 발생했고, 시골 지역에서는 바람이 많이 불어 그로 인해 먼지가 날려서 미세먼지가 발생한 것으로 나타났다.

한편 미세먼지의 농도 측정은 대기오염 측정소에 의해 이루어진다. 그런데 대기오염 측정소는 바로 그 측정소가 위치한 그 지점의 농도만을 측정할 뿐 물리적 한계로 인해 그 주변의 미세먼지 농도는 측정하지 못한다. 환경부와 같은 대기오염을 담당하는 기관에서는 가능한 한 충분한 미세먼지 농도 자료를 축적하기 위하여 지역 곳곳에 대기오염 측정소를 설치하고 있다. 하지만 그 역시 측정소가 위치한 그 장소의 농도만 측정할 뿐 측정소가 없는 거의 대부분의 나머지 지역의 농도에 대해서는 측정 결과가 없다. 따라서 다른 위치의 미세먼지 농도는 그 위치 근처에 있는 측정소의 미세먼지 측정값을 이용하여 유추할 수밖에 없는데 과거에는 단순히 그 위치를 포함한 지역 내에 있는 모든 측정소 값의 평균을 차용했다. 하지만 그 방법은 한 지역 내에도 미세먼지 농도의 변동이 존재한다는 것을 인정하지 않는 방법이며 그 지역 내 여러 측정소들 간의 측정값 차이를 무시하는 방법이기에 오차가

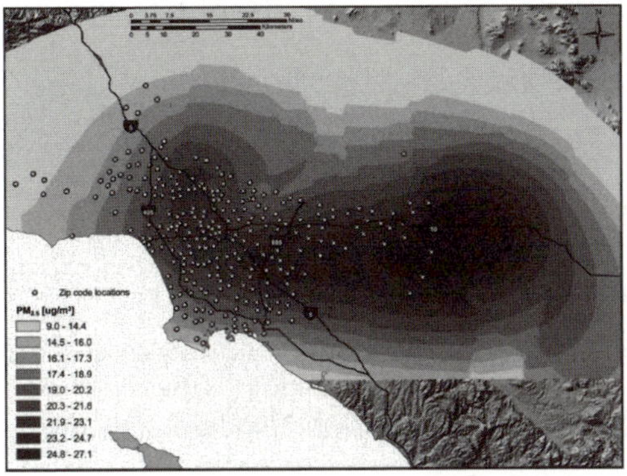


그림 6. 로스엔젤레스의 초미세먼지 노출 정도[10]

생길 수밖에 없고 그로 인한 건강 영향을 알아보고자 할 때 걸림돌이 될 수밖에 없다. 따라서 최근에는 공간 분석 기법을 활용하여 좀더 개별적이고 정확한 농도를 구하기 위한 시도들이 행해지고 있다. 이렇게 공간적으로 인접한 여러 측정값들을 이용하여 특정 지점의 측정값을 유추해내는 것을 보간법이라고 한다.

중국 베이징에서 초미세먼지와 호흡기 질환으로 인한 응급실 방문 간의 관계를 분석하기 위한 연구가 있었다.[9] 베이징의 도심 지역에는 총 17개의 대기오염 측정소가 있었는데 이 연구에서는 미세먼지 노출 농도를 단순히 17개의 측정소에서 산출된 농도 측정값의 평균을 구하여 노출의 정도로 사용했다. 따라서 이 연구에서는 정확하고 개별적인 지역별 미세먼지의 농도를 구하지 못했다. 반면 미국 로스앤젤레스에서 시행한 대기오염과 사망률 간의 공간 분석 연구에서는 도시 내 23개의 미세먼지 측정소에서의 측정값들을 바탕으로 다섯 가지의 통계적 보간법을 이용하여 도시 내 어느 지역이라도 미세먼지 농도를 유추할 수 있도록 설정해놓은 후 연구 대상자들의 주소 각각과 짝을 지어 개인별 미세먼지 노출량을 산출했다.[10] 보간법을 이용한 미세먼지 농도의 산출은 일반적으로 해당 위치와 가까운 측정소의 측정값은 가중치를 많이 주고 먼 측정소의 측정값은 가중치를 적게 주어 여러 측정값들을 모두 반영하되 거리에 따라 경중을 다르게 부여하는 방식으로 농도를 구하게 된다. 가령 서울의 A 아파트에 거주하는 환자에 노출되는 미세먼지의 농도는 서울 곳곳에 설치되어 있는 측정소에 기록된 값들을 활용하되 A 아파트와 가까운 측정소의 값에는 조금 더 높은 가중치를 부여하고 먼 측정소의 값에는 낮은 가중치를 부여하여 산출하는 방식이다. 그림 6은 그러한 방법으로 산출한 로스앤젤레스 전체 지역의 미세먼지 농도를 진한 정도로 나타낸 지도이다. 최근에는 대기확산모델링, 토지이용회귀(Land Use Regression)모델링, 인공위성자료를 활용한 모델링, 기존 모델링을 서로 결합한 hybrid 모델링, 딥러닝 기법을 적용한 모델링 등 여러 가지 모델링이 미세먼지 연구에 활용되고 있다.

# 미주

## 1장 미세먼지의 정체


1. 환경부. 바로 알면 보인다: 미세먼지, 도대체 뭘까? 2016: http://www.me.go.kr/issue/finedust/ebook.pdf
2. 환경부. 국립환경과학원. 2018; 2015 국가대기오염물질 배출량 행정간행물 등록번호(11-1480523-000883-10).
3. Kim, H. C. et al., Recent increase of surface particulate matter concentrations in the Seoul Metropolitan Area, Korea, *Scientific Reports*. 2017; 7(1).doi: 10.1038/s41598-017-05092-8
4. 환경부. 국립환경과학원. 2018; 대기환경연보 2017 발간등록번호(11-1480523-001980-10).


## 2장 미세먼지의 측정


1. 환경부. 환경정책기본법. 제3조 제8호; 제12조 제1항. 2019.
2. 환경부. 대기환경보전법. 제3조; 제4조; 제7조의 2. 2019.
3. 환경부. 국립환경과학원. 대기환경연보 2017. 2018.
4. 한국환경공단. 에어코리아(http://airkorea.or.kr).

5. 환경부. 미세먼지($PM_{2.5}$) 농도: e-나라지표(http://www.index.go.kr/unify/idx-info.do?idxCd=4084).
6. 환경부. 환경정책기본법 시행령. 제2조 별표 1. 2019.
7. 국립환경과학원고시 제2018-54호 대기오염공정시험기준(2018. 12. 7).

## 3장 미세먼지의 건강영향

1. 환경부. 환경정책기본법. 2000.
2. Anderson, J. O., Thundiyil, J. G., Stolbach, A., Clearing the air: a review of the effects of particulate matter air pollution on human health, *J Med Toxicol*. 2012; 8(2): 166-75.
3. John, R. B., Outdoor air pollution. Ladou, J., Harrison, R., eds. *Current occupational & environmental medicine*. 5th ed. New York: McGraw-Hill. 2014; 783-4.
4. Nemmar, A., Vanbilloen, H., Hoylaerts, M. F., Hoet, P. H., Verbruggen, A., Nemery, B., Passage of intratracheally instilled ultrafine particles from the lung into the systemic circulation in hamster, *Am J Respir Crit Care Med*. 2001; 164(9): 1665-8.
5. Nemmar, A., Hoet, P. H., Vanquickenborne, B., Dinsdale, D., Thomeer, M., Hoylaerts, M. F. et al., Passage of inhaled particles into the blood circulation in humans, *Circulation*. 2002; 105(4): 411-4.
6. Brook, R. D., Rajagopalan, S., Pope, C. A., 3rd, Brook, J. R., Bhatnagar, A., Diez-Roux, A. V. et al., Particulate matter air pollution and cardiovascular disease: An update to the scientific statement from the American Heart Association, *Circulation*. 2010; 121(21): 2331-78.

7. Atkinson, R. W., Fuller, G. W., Anderson, H. R., Harrison, R. M., Armstrong, B., Urban ambient particle metrics and health: a time-series analysis, *Epidemiology*. 2010; 21(4): 501-11.
8. Saffari, A., Daher, N., Shafer, M. M., Schauer, J. J., Sioutas, C., Seasonal and spatial variation in dithiothreitol (DTT) activity of quasi-ultrafine particles in the Los Angeles Basin and its association with chemical species, *J Environ Sci Health A Tox Hazard Subst Environ Eng*. 2014; 49(4): 441-51.
9. Samara, C., Voutsa, D., Size distribution of airborne particulate matter and associated heavy metals in the roadside environment, *Chemosphere*. 2005; 59(8): 1197-206.
10. International Agency for Research on Cancer(IARC), *IARC monographs on the evaluation of carcinogenic risks to humans, vol 109: Outdoor air pollution*. pp. 174-6. IARC. Lyon. France, 2016.
11. International Agency for Research on Cancer(IARC), *IARC monographs on the evaluation of carcinogenic risks to humans, vol 109: Outdoor air pollution*. pp. 37-46. IARC. Lyon. France, 2016.
12. Chow, J. C., Bachmann, J. D., Wierman, S. S., Mathai, C. V., Malm, W. C., White, W. H., et al., Visibility: science and regulation, *J Air Waste Manag Assoc*. 2002; 52(9): 973-99.
13. Valavanidis, A., Fiotakis, K., Vlachogianni, T., Airborne particulate matter and human health: toxicological assessment and importance of size and composition of particles for oxidative damage and carcinogenic mechanisms, *J Environ Sci Health C Environ Carcinog Ecotoxicol Rev*. 2008; 26(4): 339-62.
14. Gugamsetty, B., Wei, H., Liu C-N, Awasthi, A., Hsu S-C, Tsai C-J et al.,

Source characterization and apportionment of $PM_{10}$, $PM_{2.5}$ and $PM_{0.1}$ by using positive matrix factorization, *Aerosol Air Qual Res*. 2012; 12: 476-91.

15. Kim, K. H., Kabir, E., Kabir, S., A review on the human health impact of airborne particulate matter, *Environ Int*. 2015; 74: 136-43.
16. Mannucci, P. M., Franchini, M. Health Effects of Ambient Air Pollution in Developing Countries, *Int J Environ Res Public Health*. 2017; 14(9). pii: E1048.
17. Kyung, S. Y., Jeong, S. H., Adverse health effects of particulate matter, *J Korean Med Assoc*. 2017; 60(5): 391-8.
18. Quay, J. L., Reed, W., Samet, J., Devlin, R. B., Air pollution particles induce IL-6 gene expression in human airway epithelial cells via NF-kappaB activation, *Am J Respir Cell Mol Biol*. 1998; 19(1): 98-106.
19. Silbajoris, R., Osornio-Vargas, A. R., Simmons, S. O., Reed, W., Bromberg, P. A., Dailey, L. A. et al., Ambient particulate matter induces interleukin-8 expression through an alternative NF-kappaB (nuclear factor-kappa B) mechanism in human airway epithelial cells, *Environ Health Perspect*. 2011; 119(10): 1379-83.
20. Jeon, Y. M., Son, B. S., Lee, M. Y., Proteomic identification of the differentially expressed proteins in human lung epithelial cells by airborne particulate matter, *J Appl Toxicol*. 2011; 31(1): 45-52.
21. Kryston, T. B., Georgiev, A. B., Pissis, P., Georgakilas, A. G., Role of oxidative stress and DNA damage in human carcinogenesis, *Mutat Res*. 2011; 711(1-2): 193-201.
22. Hogg, J. C., Chu, F., Utokaparch, S., Woods, R., Elliott, W. M., Buzatu, L. et al., The nature of small-airway obstruction in chronic obstructive

pulmonary disease, *N Engl J Med*. 2004; 350(26): 2645-53.

23. Traboulsi, H., Guerrina, N., Iu, M., Maysinger, D., Ariya, P., Baglole, C.J. Inhaled pollutants: The molecular scene behind respiratory and systemic diseases associated with ultrafine particulate matter, *Int J Mol Sci*. 2017; 18(2). pii: E243.
24. Akhtar, N., Bansal, J. G., Risk factors of Lung Cancer in nonsmoker, *Curr Probl Cancer*. 2017; 41(5): 328-39.
25. de Raat, W. K., Genotoxicity of aerosol extracts. Some methodological aspects and the contribution of urban and industrial locations, *Mutat Res*. 1983; 116(1): 47-63.
26. Ministry of Environment. *Annual report of ambient air quality in Korea*. http://library.me.go.kr/search/DetailView.ax?sid=1&cid=204423 (accessed on 29 November 2017).
27. Coetzee, W. A., Ichikawa, H., Hearse, D.J., Oxidant stress inhibits Na-Ca-exchange current in cardiac myocytes: mediation by sulfhydryl groups?, *Am J Physiol*. 1994; 266(3 Pt 2): H909-19.
28. Chiamvimonvat, N., O'Rourke, B., Kamp, T.J., Kallen, R. G., Hofmann, F., Flockerzi, V., et al., Functional consequences of sulfhydryl modification in the pore-forming subunits of cardiovascular Ca2+ and Na2+ channels, *Circ Res*.1995; 76(3): 325-34.
29. Mills, N. L., Tornqvist, H., Robinson, S. D., Gonzalez, M., Darnley, K., MacNee, W., et al., Diesel exhaust inhalation causes vascular dysfunction and impaired endogenous fibrinolysis, *Circulation*. 2005; 112(25): 3930-6.
30. Suwa, T., Hogg, J. C., Quinlan, K. B., Ohgami, A., Vincent, R., van Eeden, S. F., Particulate air pollution induces progression of atherosclerosis, *J Am Coll Cardiol*. 2002; 39(6): 935-42.

31. Nemmar, A., Hoet, P. H., Dinsdale, D., Vermylen, J., Hoylaerts, M. F., Nemery, B., Diesel exhaust particles in lung acutely enhance experimental peripheral thrombosis, *Circulation*. 2003; 107(8): 1202-8.
32. Hoek, G., Brunekreef, B., Fischer, P., van Wijnen, J., The association between air pollution and heart failure, arrhythmia, embolism, thrombosis, and other cardiovascular causes of death in a time series study, *Epidemiology*. 2001; 12(3): 355-7.
33. Brook, R. D., Franklin, B., Cascio, W., Hong, Y., Howard, G., Lipsett, M., et al., Air pollution and cardiovascular disease: a statement for healthcare professionals from the Expert Panel on Population and Prevention Science of the American Heart Association, *Circulation*. 2004; 109(21): 2655-71.
34. Brook, R. D., Rajagopalan, S., Particulate matter air pollution and atherosclerosis, *Curr Atheroscler Rep*. 2010; 12(5): 291-300.
35. Du, Y., Xu, X., Chu, M., Guo, Y., Wang, J., Air particulate matter and cardiovascular disease: the epidemiological, biomedical and clinical evidence, *J Thorac Dis*. 2016; 8(1): E8-e19.
36. Fiordelisi, A., Piscitelli, P., Trimarco, B., Coscioni, E., Iaccarino, G., Sorriento, D., The mechanisms of air pollution and particulate matter in cardiovascular diseases, *Heart Fail Rev*. 2017; 22(3): 337-47.
37. Sun, Q., Wang, A., Jin, X., Natanzon, A., Duquaine, D., Brook, R. D., et al., Long-term air pollution exposure and acceleration of atherosclerosis and vascular inflammation in an animal model, *JAMA*. 2005; 294(23): 3003-10.
38. Sun, Q., Yue, P., Deiuliis, J. A., Lumeng, C. N., Kampfrath, T., Mikolaj, M. B., et al., Ambient air pollution exaggerates adipose inflammation and

insulin resistance in a mouse model of diet-induced obesity, *Circulation*. 2009; 119(4): 538-46.

39. Eze, I. C., Hemkens, L. G., Bucher, H. C., Hoffmann, B., Schindler, C., Kunzli, N., et al., Association between ambient air pollution and diabetes mellitus in Europe and North America: systematic review and meta-analysis, *Environ Health Perspect*. 2015; 123(5): 381-9.
40. Esposito, K., Petrizzo, M., Maiorino, M. I., Bellastella, G., Giugliano, D., Particulate matter pollutants and risk of type 2 diabetes: a time for concern?, *Endocrine*. 2016; 51(1): 32-7.
41. Power, M. C., Kioumourtzoglou, M. A., Hart, J. E., Okereke, O. I., Laden, F., Weisskopf, M. G., The relation between past exposure to fine particulate air pollution and prevalent anxiety: observational cohort study, *BMJ*. 2015; 350: h1111.
42. Brockmeyer, S., D'Angiulli, A., How air pollution alters brain development: the role of neuroinflammation, *Transl Neurosci*. 2016; 7(1): 24-30.
43. Leem, J. H., Kaplan, B. M., Shim, Y. K., Pohl, H. R., Gotway, C. A., Bullard, S. M. et al., Exposures to air pollutants during pregnancy and preterm delivery, *Environ Health Perspect*. 2006; 114(6): 905-10.
44. Bosetti, C., Nieuwenhuijsen, M. J., Gallus, S., Cipriani, S., La Vecchia, C., Parazzini, F., Ambient particulate matter and preterm birth or birth weight: a review of the literature, *Arch Toxicol*. 2010; 84(6): 447-60.

## 4장 미세먼지의 질병부담


1. Yoon, S.J., Kim, H.S , Ha, J., Kim, E.J., Measuring the Environmental Burden of Disease in South Korea: A Population-Based Study, *Int J Environ Res Public Health*. 2015; 12(7): 7938-48.
2. WHO, Public health and environment(PHE): ambient air pollution DALYs attributable to ambient air pollution, 2012. http://gamapserver.who.int/gho/interactive_charts/phe/aap_mbd/atlas.html (accessed on Feb 2018)
3. Lim, S.S., Vos, T., Flaxman, A.D., Danaei, G., Shibuya, K., Adair-Rohani, H. et al., A comparative risk assessment of burden of disease and injury attributable to 67 risk factors and risk factor clusters in 21 regions, 1990-2010: a systematic analysis for the Global Burden of Disease Study 2010, *Lancet*. 2012; 380: 2224-60.
4. IARC Monographs(http://monographs.iarc.fr/ENG/Classification/latest_classif.php).
5. IHME, Global health data exchange. http://ghdx.healthdata.org/gbd-results-tool(accessed on Feb 2018).
6. OECD, The economic consequences of outdoor air pollution: policy highlights. 2016. http://www.oecd.org/env/the-economic-consequences-of-outdoor-air-pollution-9789264257474-en.htm(accessed on Dec 2017).
7. 정해관 외, 상대위험도 표준화를 통한 환경위해요인의 환경성질병부담(EBD) 평가기술개발(R&D / 20140011360001). 환경부, 한국환경산업기술원, 2016.
8. Kim, J.H., Oh, I.H., Park, J.H., Cheong, H.K., Premature deaths attributable to long-term exposure to ambient fine particulate matter in the Republic of Korea, *J Korean Med Sci*. 2018; 33(37): e251.
9. Kim, Y.M., Kim, J.W., Lee, H.J., Burden of disease attributable to air

pollutants from municipal solid waste incinerators in Seoul, Korea: a source-specific approach for environmental burden of disease, *Sci Total Environ.* 2011; 409(11): 2019-28.

10. 그린피스 코리아, 신규석탄화력발전소의 건강피해. https://www.google.co.kr/url?sa=t&rct=j&q=&esrc=s&source=web&cd=2&ved=0ahUKEwjLot6W2NLZAhXIxrwKHXi9A9QQFggxMAE&url=http%3A%2F%2Fwww.greenpeace.org%2Fkorea%2FGlobal%2Fkorea%2Fcampaigns%2F2016%2FCE%2Fcoal_v2.0%2FPDF%2F2016_CE_coal_no_more_license_to_kill.pdf&usg=AOvVaw0Cf3rQw4XH9q_mpCW9p51X
11. 그린피스 코리아, 한국 석탄화력발전의 건강 영향과 정책의 현주소. HYPERLINK "http://www.greenpeace.org/korea/Global/korea/.../2015/silentkillers.pdf" www.greenpeace.org/korea/Global/korea/.../2015/silentkillers.pdf

## 5장 미세먼지 노출과 사망 위험

1. Landrigan, P. et al., The Lancet Commission on pollution and health. *The Lancet*, October 19, 2017. http://dx.doi.org/10.1016/S0140-6736(17)32345-0.
2. WHO, *WHO's urban ambient airpollution database*. Update 2016. Geneva World Health Organization, 2017.
3. Watts, N., et al., The Lancet Countdown on health and climate change: from 25 years of inaction to a global transformation for public health. *The Lancet*, October 30, 2017. http://dx.doi.org/10.1016/S0140-6736(17)32464-9.
4. OECD, *The 3rd OECD Environmental Performance Reviews KOREA*,

2017.

5. Brauer, M., Amann, M., Burnett, R. T., Cohen, A., Dentener, F., Ezzati, M. et al., Exposure assessment for estimation of the global burden of disease attributable to outdoor air pollution, *Environ. Sci Technol*. 2012; 46: 652-60.
6. World Health Organization(WHO). *Health effects of particulate matter. Policy implications for countries in eastern Europe, Caucasus and central Asia*. Copenhagen: WHO Regional Office for Europe; 2013(http://www.euro.who.int/__data/assets/pdf_file/0006/189051/ Health-effects-of-particulate-matter-final-Eng.pdf, accessed 27 August 2013).
7. Kim, K-H et al., A review on the human health impact of airborne particulate matter, *Environment International*. 2015; 74: 136-43.
8. Atkinson, R. W., Fuller, G. W., Anderson, H. R., Harrison, R. M., Armstrong, B., Urban ambient particle metrics and health. A time series analysis, *Epidemiology*. 2010; 21: 501-11.
9. Cadelis, G., Tourres, R., Molinie, J., Short-term effects of the particulate pollutants contained in Saharan dust on the visits of children to the emergency department due to asthmatic conditions in Guadeloupe (French Archipelago of the Caribbean), *PLoS ONE*. 2014; 9(3): e91136. http://dx.doi.org/10.1371/journal.pone.0091136.
10. Pearson, J. F., Bachireddy, C., Shyamprasad, S., Goldfine, A. B., Brownstein, J. S., Association between fine particulate matter and diabetes prevalence in the U.S., *Diabetes Care*. 2010; 33(10): 2196.
11. Fang, Y., Naik, V., Horowitz, L. W., Mauzerall, D. L., Air pollution and associated human mortality: the role of air pollutant emissions, climate change and methane concentration increases from the preindustrial

period to present, *Atmos Chem Phys.* 2013; 13: 1377-94.

12. Krewski D., *Evaluating the effects of ambient air pollution on life expectancy.* 2009; 360: 413-5.
13. Correia, A. W., Pope III, C. A., Dockery, D. W. et al., The effect of air pollution control on life expectancy in the United Sates; an analysis of 545 US counties for the period 2000 to 2007, *Epidemiology.* 2013; 24(1): 23-31.
14. Zanobetti, A., Schwarts, J., The effects of fine and coarse particulate air pollution on mortality: a national analysis, *Environ Health Perspect.* 2009; 117: 898-903.
15. Janssen, NAH, Fischer, P., Marra, M., Ameling, C., Cassee, F. R., Short-term effects of $PM_{2.5}$, $PM_{10}$ and $PM_{2.5-10}$ on daily mortality in the Netherlands, *SciTotalEnviron.* 2013; 463-4: 20-6.
16. Ostro, B., Tobias, A., Querol, X. et al., The effects of particulate matter sources on daily mortality: a case-crossover study of Barcelona, Spain, *Environ Health Perspect.* 2011; 119: 1781-7.
17. Meister, K., Johansson, C., Forsberg, B., Estimated short-term effects of coarse particles on daily mortality in Stockholm, Sweden, *Environ Health Perspect.* 2012; 120: 431-6.
18. Guaita, R., Pichiule, M., Mate, T., Linares, C., Diaz, J., Short-term impact of particulate matter($PM_{2.5}$) on respiratory mortality in Madrid, *Int J Environ Health Res.* 2011; 21: 260-74.
19. Branis, M., Vyskovska, J., Maly, M., Hovorka, J., Association of size-resolved number concentrations of particulate matter with cardiovascular and respiratory hospital admissions and mortality in Prague, Czech Republic, *Inhal Toxicol.* 2010; 22: 21-8.

20. Dominici, F., Peng, R. D., Bell, M. L., Pham, L., McDermott, A., Zeger, S. L., et al., Fine particulate air pollution and hospital admission for cardiovascular and respiratory diseases, *JAMA*. 2006; 295: 1127-34.

21. Suwa, T., Hogg, J. C., Quinlan, K. B., Ohgami, A., Vincent, R., van Eeden, S. F., Particulate air pollutioninduces progression of atherosclerosis, *J Am Coll Cardiol*. 2002; 39: 935-42.

22. Brook, R. D., Brook, J. R., Urch, B. et al., Inhalation of fine particulate air pollution and ozone causes acute arterial vasoconstriction in healthy adults, *Circulation*. 2002; 105: 1534-6.

23. Lucking, A. J., Lundback, M., Mills, N. L., et al., Diesel exhaust inhalation increases thrombus formation in man, *Eur Heart J*. 2008; 29: 3043-51.

24. Lundback, M., Mills, N. L., Lucking, A. J. et al., Experimental exposure to diesel exhaust increases arterial stiffness in man, *Part Fibre Toxicol*. 2009; 6: 7.

25. Mills, N. L., Miller, M. R., Lucking, A. J. et al., Combustion-derived nanoparticulate induces the adverse vascular effects of diesel exhaust inhalation, *Eur Heart J*. 2011; 32: 2660-71.

26. Kunzli, N., Jerrett, M., Mack, W. J. et al., Ambient air pollution and atherosclerosis in Los Angeles, *Environ Health Perspect*. 2005; 113: 201-6.

27. Bell, M. L., Ebisu, K., Peng, R. D., Walker, J., Samet, J. M., Zeger, S. L. et al., Seasonal and regional shortterm effects of fine particles on hospital admissions in 202 US counties, 1999-2005, *Am J Epidemiol*. 2008; 168: 1301-10.

28. Gold, D. R., Damokosh, A. I., Pope III, C. A., Dockery, D. W., McDonnell, W. F., Serrano, P. et al., Particulate and ozone pollutant effects on the respiratory function of children in southwest Mexico City, *Epidemiology*.

1999; 10: 8-16.
29. Pope III, C. A., Burnett, R. T., Thurston, G. D., Thun, M. J., Calle, E. E., Krewski, D. et al., Cardiovascular mortality and long-term exposure to particulate air pollution: epidemiological evidence of general pathophysiological pathways of disease, *Circulation*. 2004; 109: 71-7.
30. Miller, K. A., Siscovick, D. S., Sheppard, L. et al., Long-term exposure to air pollution and incidence of cardiovascular events in women, *N Eng J Med*. 2007; 356: 447-58.
31. Luo, C., Zhu, X., Yao, C. et al., Short-term exposure to particulate air pollution and risk of myocardial infarction: a systematic review and meta-analysis, *Environ Sci Pollut Res*. 2015; 22: 14651-14662, DOI 10.1007/s11356-015-5188.
32. Zhang, L., Chen, X., Xue, X. et al., Long-term exposure to high particulate matter pollution and cardiovascular mortality: A 12-year cohort study in four cities in northern China, *Environment International*. 2014; 62: 41-47.
33. Liao, Y., Xu, L., Lin, X., Hao, Y. T., Temporal Trend in Lung Cancer Burden Attributed to Ambient Fine Particulate Matter in Guangzhou, China, *Biomed Environ Sci*. 2017; 30(10): 708-717.
34. Guo, Y., Zeng, H., Zheng, R. et al., The burden of lung cancer mortality attributable to fine particles in China, *Sci Total Environ*. 2017; 1460-6.
35. Song, C., He, J., Wu, L., Health burden attributable to ambient $PM_{2.5}$ in China, *Environ Pollut*. 2017; 223: 575-86.
36. Mateen, F.J., Brook, R. D., Air pollution as an emerging global risk factor for stroke, *JAMA*. 2011; 305: 1240-1.
37. O'Donnell, M. J., Xavier, D., Liu, L. et al., Risk factors for ischemic and intracerebral hemorrhagic stroke in 22 countries(the INTERSTROKE study):

a case-control study, *Lancet.* 2010; 376: 112-23.

38. Shah, A., Lee, K., McAllister, D. et al., Short term exposure to air pollution and stroke: systematic review and meta-analysis, *BMJ.* 2015; 350: h1295 Doi: 10.1136/bmj.h1295

## 6장 미세먼지와 암

1. Ministry of Health and Welfare, National Cancer Center, *Cancer facts & figures 2017 in the republic of Korea.* 1st ed. http://www.cancer.go.kr/mbs/cancer/jsp/album/gallery.jsp?addCancerTitle=읽기(2017년 통계로 본 암 현황 영문판)&spage=1&boardId=31817&boardSeq=18879527&mcategoryId=&id=cancer_050207000000 [accessed on 12 November 2017]
2. Park, E.J., Kang, M.K., You, D.E., Kim, D.S., Yu, S.D., Chung, K.H., Park, K.P., Health risk assessment of heavy metals in fine particles collection in Seoul metropolitan area, *J Environ Toxicol.* 2005; 2: 179-86.
3. Lepeule, J., Laden, F., Dockery, D., Schwartz, J., Chronic exposure to fine particles and mortality: an extended follow-up of the Harvard Six Cities study from 1974 to 2009, *Environ Health Perspect.* 2012 Jul; 120(7): 965-70.
4. Krewski, D., Jerrett, M., Burnett, R.T., Ma, R., Hughes, E., Shi, Y., Turner, M.C., Pope, C.A. 3rd, Thurston, G., Calle, E.E., Thun, M.J., Beckerman, B., DeLuca, P., Finkelstein, N., Ito, K., Moore, D.K., Newbold, K.B., Ramsay, T., Ross, Z., Shin, H., Tempalski, B., Extended follow-up and spatial analysis of the American Cancer Society study linking particulate air pollution and mortality, *Res Rep Health Eff Inst.* 2009 May;(140):5-114.

5. Raaschou-Nielsen, O., Andersen, Z. J., Beelen, R., Samoli, E., Stafoggia, M., Weinmayr, G. et al., Air pollution and lung cancer incidence in 17 European cohorts: prospective analyses from the European Study of Cohorts for Air Pollution Effects(ESCAPE), *Lancet Oncol*. 2013 Aug; 14(9): 813-22.
6. Hamra, G. B(1), Guha, N., Cohen, A., Laden, F., Raaschou-Nielsen, O., Samet, J. M., Vineis, P., Forastiere, F., Saldiva, P., Yorifuji, T., Loomis, D., Outdoor particulate matter exposure and lung cancer: a systematic review and meta-analysis, *Environ Health Perspect*. 2014 Sep; 122(9): 906-11.
7. Lamichhane, D. K., Kim, H. C., Choi, C. M., Shin, M. H., Shim, Y. M., Leem, J. H., Ryu, J. S., Nam, H. S., Park, S. M., Lung Cancer Risk and Residential Exposure to Air Pollution: A Korean Population-Based Case-Control Study, *Yonsei Med J*. 2017 Nov; 58(6): 1111-8.
8. Reding, K. W., Young, M. T., Szpiro, A. A., Han, C. J., DeRoo, L. A., Weinberg, C., Kaufman, J. D., Sandler, D. P., Breast Cancer Risk in Relation to Ambient Air Pollution Exposure at Residences in the Sister Study Cohort, *Cancer Epidemiol Biomarkers Prev*. 2015 Dec; 24(12): 1907-9.
9. Pan, W. C., Wu, C. D., Chen, M. J., Huang, Y. T., Chen, C. J., Su, H. J., Yang, H. I., Fine Particle Pollution, Alanine Transaminase, and Liver Cancer: A Taiwanese Prospective Cohort Study(REVEAL-HBV). *J Natl Cancer Inst*. 2015 Nov 11; 108(3).
10. Andersen, Z. J., Ravnskjær, L., Andersen, K. K., Loft, S., Brandt, J., Becker, T., Ketzel, M., Hertel, O., Lynge, E., Bräuner, E. V., Long-term Exposure to Fine Particulate Matter and Breast Cancer Incidence in the Danish Nurse Cohort Study, *Cancer Epidemiol Biomarkers Prev*. 2017 Mar; 26(3):

428-30.

11. Andersen, Z. J., Pedersen, M., Weinmayr, G., Stafoggia, M., Galassi, C., Jørgensen, J. T. et al., Long-term Exposure to Ambient Air Pollution and Incidence of Brain Tumor: the European Study of Cohorts for Air Pollution Effects(ESCAPE), *Neuro Oncol*. 2017 Aug 31. doi: 10.1093/neuonc/nox163. [Epub ahead of print]
12. Weichenthal, S., Lavigne, E., Valois, M. F., Hatzopoulou, M., Van Ryswyk, K., Shekarrizfard, M. et al., Spatial variations in ambient ultrafine particle concentrations and the risk of incident prostate cancer: A case-control study, *Environ Res*. 2017 Jul; 156: 374-80.
13. Deng, H., Eckel, S. P., Liu, L., Lurmann, F. W., Cockburn, M. G., Gilliland, F.D., Particulate matter air pollution and liver cancer survival, *Int J Cancer*. 2017 Aug 15; 141(4): 744-9.
14. Hu, H., Dailey, A. B., Kan, H., Xu, X., The effect of atmospheric particulate matter on survival of breast cancer among US females, *Breast Cancer Res Treat*. 2013 May; 139(1): 217-26.
15. Wong, C. M., Tsang, H., Lai, H. K., Thomas, G. N., Lam, K. B., Chan, K. P., Zheng, Q., Ayres, J. G., Lee, S. Y., Lam, T. H., Thach, T. Q., Cancer Mortality Risks from Long-term Exposure to Ambient Fine Particle, *Cancer Epidemiol Biomarkers Prev*. 2016 May; 25(5): 839-45.
16. 안전보건공단. 정보마당. 국내 재해사례-직업병. http://www.kosha.or.kr/www/boardView.do?contentId=174944&menuId=547&boardType=A2(accessed on 12 November 2017)

## 7장 미세먼지와 뇌혈관질환


1. Institute for Health Metrics and Evaluation, *GBD Compare*(cited 2017 Nov 27). http://www.healthdata.org/data-visualization/gbd-compare
2. 대한뇌졸중학회. 뇌졸중 진료지침. 2016.
3. Wordley, J., Walters, S., Ayres, J. G., Short term variations in hospital admissions and mortality and particulate air pollution, *Occup Environ Med*. 1997; 54(2): 108-16.
4. Tsai, S-S, Goggins, W. B., Chiu, H-F, Yang, C-Y., Evidence for an Association Between Air Pollution and Daily Stroke Admissions in Kaohsiung, Taiwan, *Stroke*. 2003; 34(11): 2612-16.
5. Andersen, Z. J., Olsen, T. S., Andersen, K. K., Loft, S., Ketzel, M., Raaschou-Nielsen, O., Association between short-term exposure to ultrafine particles and hospital admissions for stroke in Copenhagen, Denmark, *Eur Heart J*. 2010; 31(16): 2034-40.
6. Jalaludin, B., Morgan, G., Lincoln, D., Sheppeard, V., Simpson, R., Corbett, S., Associations between ambient air pollution and daily emergency department attendances for cardiovascular disease in the elderly (65+ years), Sydney, Australia, *J Expo Sci Environ Epidemiol* . 2006; 16(3): 225-37.
7. Wang, Y., Eliot, M. N., Wellenius, G. A. Short-term changes in ambient particulate matter and risk of stroke: a systematic review and meta-analysis, *J Am Heart Assoc*. 2014; 3(4): e000983.
8. Hong, Y-C, Lee, J-T, Kim, H., Ha, E-H, Schwartz, J., Christiani, D. C., Effects of air pollutants on acute stroke mortality, *Environ Health Perspect*. 2002; 110(2): 187-91.

9. Díaz, J., Tobías, A., Linares, C., Saharan dust and association between particulate matter and case-specific mortality: a case-crossover analysis in Madrid(Spain), *Environ Heal*. 2012; 11(1): 11.
10. Zhang, L. wen, Chen, X., Xue, X. dan, Sun, M., Han, B., Li, C. ping et al., Long-term exposure to high particulate matter pollution and cardiovascular mortality: A 12-year cohort study in four cities in northern China, *Environ Int*. 2014; 62: 41-7.
11. Qin, X. Di, Qian, Z., Vaughn, M. G., Trevathan, E., Emo, B., Paul, G. et al., Gender-specific differences of interaction between obesity and air pollution on stroke and cardiovascular diseases in Chinese adults from a high pollution range area: A large population based cross sectional study, *Sci Total Environ*. 2015; 529: 243-8.
12. 통계청. KOSIS 국가통계포털. (cited 2017 Dec 1). http://kosis.kr/
13. Dominici, F., Peng, R. D., Bell, M. L., Pham, L., McDermott, A., Zeger, S. L. et al., Fine Particulate Air Pollution and Hospital Admission for Cardiovascular and Respiratory Diseases, *JAMA*. 2006; 295(10): 1127.
14. Wellenius, G. A., Burger, M. R., Coull, B. A., Schwartz, J., Suh, H. H., Koutrakis, P. et al., Ambient Air Pollution and the Risk of Acute Ischemic Stroke, *Arch Intern Med*. 2012; 172(3): 229.
15. Yorifuji, T., Kawachi, I., Sakamoto, T., Doi, H., Associations of Outdoor Air Pollution With Hemorrhagic Stroke Mortality, *J Occup Environ Med*. 2011; 53(2): 124-6.
16. Franklin, M., Zeka, A., Schwartz, J., Association between $PM_{2.5}$ and all-cause and specific-cause mortality in 27 US communities, *J Expo Sci Environ Epidemiol*. 2007; 17(3): 279-87.
17. Pope, C. A., Burnett, R. T., Thurston, G. D., Thun, M. J., Calle, E. E.,

Krewski, D. et al., Cardiovascular Mortality and Long-Term Exposure to Particulate Air Pollution: Epidemiological Evidence of General Pathophysiological Pathways of Disease, *Circulation*. 2004; 109(1): 71-7.

18. Miller, K. A., Siscovick, D. S., Sheppard, L., Shepherd, K., Sullivan, J. H., Anderson, G. L. et al., Long-Term Exposure to Air Pollution and Incidence of Cardiovascular Events in Women, *N Engl J Med* . 2007; 356(5): 447-58.

## 8장 미세먼지와 심혈관질환

1. Nelin, T. D., Joseph, A. M., Gorr, M. W., Wold, L. E., Direct and indirect effects of particulate matter on the cardiovascular system, *Toxicology letters*. 2012; 208(3): 293-9.
2. Brook, R. D., Rajagopalan, S., Pope, C. A., Brook, J. R., Bhatnagar, A., Diez-Roux, A. V. et al., Particulate matter air pollution and cardiovascular disease, *Circulation*. 2010; 121(21): 2331-78.
3. 정보영, 보건복지부, 질병관리본부 국립보건연구원. 미세먼지/황사 건강피해 예방 및 권고지침 개발연구(심혈관질환). 2014.
4. Schwartz, J., Alexeeff, S. E., Mordukhovich, I., Gryparis, A., Vokonas, P., Suh H. et al., Association between long-term exposure to traffic particles and blood pressure in the Veterans Administration Normative Aging Study, *Occup Environ Med*. 2012; oemed-2011-100268.
5. Lin, H., Guo, Y., Zheng, Y., Di, Q., Liu, T., Xiao, J. et al., Long-Term Effects of Ambient $PM_{2.5}$ on Hypertension and Blood Pressure and Attributable Risk Among Older Chinese Adults, *Hypertension*. 2017; 69(5): 806-12.

6. Zhang, Z., Guo, C., Lau, A. K. H., Chan, T. C., Chuang, Y. C., Lin, C. et al., Long-Term Exposure to Fine Particulate Matter, Blood Pressure, and Incident Hypertension in Taiwanese Adults, *Environ Health Perspect*. 2018; 126(1): 017008.
7. 이환희, 김호. 반복측정 분석을 통한 미세먼지(PM10)와 고혈압 유병률의 상관관계 분석: 2009-2013 지역사회 건강조사 자료를 이용하여. *The Korean Journal of Public Health*. 2015; 52(1): 43.
8. Sun, Q., Yue, P., Deiuliis, J. A., Lumeng, C. N., Kampfrath, T., Mikolaj, M. B. et al., Ambient air pollution exaggerates adipose inflammation and insulin resistance in a mouse model of diet-induced obesity, *Circulation*. 2009; 119(4): 538-46.
9. Liu, C., Ying, Z., Harkema, J., Sun, Q., Rajagopalan, S., Epidemiological and experimental links between air pollution and type 2 diabetes, *Toxicologic pathology*. 2013; 41(2): 361-73.
10. Liu, C., Bai, Y., Xu, X., Sun, L., Wang, A., Wang, T. Y. et al., Exaggerated effects of particulate matter air pollution in genetic type II diabetes mellitus, *Part Fibre Toxicol*. 2014; 11: 27.
11. Pearson, J. F., Bachireddy, C., Shyamprasad, S., Goldfine, A. B., Brownstein, J. S., Association between fine particulate matter and diabetes prevalence in the US, *Diabetes care*. 2010; 33(10): 2196-201.
12. He, D., Wu, S., Zhao, H., Qiu, H., Fu, Y., Li, X. et al., Association between particulate matter 2.5 and diabetes mellitus: A meta-analysis of cohort studies, *J Diabetes Investig*. 2017; 8(5): 687-96.
13. Eze, I. C., Hemkens, L. G., Bucher, H. C., Hoffmann, B., Schindler, C., Künzli, N. et al., Association between ambient air pollution and diabetes mellitus in Europe and North America: systematic review and meta-

analysis, *Environmental health perspectives*. 2015; 123(5): 381.

14. Park, S. K., Wang, W., Ambient air pollution and type 2 diabetes mellitus: a systematic review of epidemiologic research, *Current environmental health reports*. 2014; 1(3): 275-86.
15. Hu, H., Ha, S., Henderson, B. H., Warner, T. D., Roth, J., Kan, H. et al., Association of Atmospheric Particulate Matter and Ozone with Gestational Diabetes Mellitus, *Environ Health Perspect*. 2015; 123(9): 853-9.
16. Gold, D. R., Litonjua, A., Schwartz, J., Lovett, E., Larson, A., Nearing, B. et al., Ambient pollution and heart rate variability, *Circulation*. 2000; 101(11): 1267-73.
17. Dominici, F., Peng, R. D., Bell, M. L., Pham, L., McDermott, A., Zeger, S. L. et al., Fine particulate air pollution and hospital admission for cardiovascular and respiratory diseases, *JAMA*. 2006; 295(10): 1127-34.
18. Santos, U., Terra-Filho, M., Lin, C., Pereira, L., Vieira, T., Saldiva, P. et al., Cardiac arrhythmia emergency room visits and environmental air pollution in Sao Paulo, Brazil, *Journal of Epidemiology & Community Health*. 2008; 62(3): 267-72.
19. Berger, A., Zareba, W., Schneider, A., Rückerl, R., Ibald-Mulli, A., Cyrys, J. et al., Runs of ventricular and supraventricular tachycardia triggered by air pollution in patients with coronary heart disease, *Journal of occupational and environmental medicine*. 2006; 48(11): 1149-58.
20. Pope, C. A., Renlund, D. G., Kfoury, A. G., May, H. T., Horne, B. D., Relation of heart failure hospitalization to exposure to fine particulate air pollution, *American Journal of Cardiology*. 2008; 102(9): 1230-4.
21. Shah, A. S., Langrish, J. P., Nair, H., McAllister, D. A., Hunter, A. L., Donaldson, K. et al., Global association of air pollution and heart failure:

a systematic review and meta-analysis, *The Lancet*. 2013; 382(9897): 1039-48.

22. Hoffmann, B., Moebus, S., Möhlenkamp, S., Stang, A., Lehmann, N., Dragano, N. et al., Residential exposure to traffic is associated with coronary atherosclerosis, *Circulation*. 2007; 116(5): 489-96.
23. Kunzli, N., Jerrett, M., Mack, W.J., Beckerman, B., LaBree, L., Gilliland, F. et al., Ambient air pollution and atherosclerosis in Los Angeles, *Environ Health Perspect*. 2005; 113(2): 201-6.
24. Peters, A., Dockery, D. W., Muller, J. E., Mittleman, M. A. Increased particulate air pollution and the triggering of myocardial infarction, *Circulation*. 2001; 103(23): 2810-5.
25. Murakami, Y., Ono, M., Myocardial infarction deaths after high level exposure to particulate matter, *Journal of Epidemiology & Community Health*. 2006; 60(3): 262-6.
26. Mustafić, H., Jabre, P., Caussin, C., Murad, M. H., Escolano, S., Tafflet, M. et al., Main air pollutants and myocardial infarction: a systematic review and meta-analysis, *JAMA*. 2012; 307(7): 713-21.
27. Rosenlund, M., Berglind, N., Pershagen, G., Hallqvist, J., Jonson, T., Bellander, T., Long-term exposure to urban air pollution and myocardial infarction, *Epidemiology*. 2006; 17(4): 383-90.
28. Koton, S., Molshatzki, N., Myers, V., Broday, D. M., Drory, Y., Steinberg, D. M. et al., Cumulative exposure to particulate matter air pollution and long-term post-myocardial infarction outcomes, *Preventive medicine*. 2013; 57(4): 339-44.
29. Madrigano, J., Kloog, I., Goldberg, R., Coull, B. A., Mittleman, M. A., Schwartz, J., Long-term exposure to $PM_{2.5}$ and incidence of acute

myocardial infarction, *Environmental health perspectives*. 2013; 121(2): 192.

30. Baccarelli, A., Martinelli, I., Zanobetti, A., Grillo, P., Hou, L. F., Bertazzi, P. A. et al., Exposure to particulate air pollution and risk of deep vein thrombosis, *Arch Intern Med*. 2008; 168(9): 920-7.
31. Pope, C. A., Burnett, R. T., Thurston, G. D., Thun, M. J., Calle, E. E., Krewski, D. et al., Cardiovascular mortality and long-term exposure to particulate air pollution, *Circulation*. 2004; 109(1): 71-7.
32. Hoek, G., Krishnan, R. M., Beelen, R., Peters, A., Ostro, B., Brunekreef, B. et al., Long-term air pollution exposure and cardio- respiratory mortality: a review, *Environ Health*. 2013; 12(1): 43.

## 9장 미세먼지와 폐질환

1. Kasper, D., Fauci, A., Hauser, S., Longo, D., Jameson, J., Loscalzo, J., eds., Pulmonology, *Harrison's Principles of Internal Medicine*. 19 ed. Seoul, 2015. pp. 705-46.
2. Sahin-Yilmaz, A., Naclerio, R. M. Anatomy and physiology of the upper airway, *Proceedings of the American Thoracic Society*. 2011; 8(1): 31-9.
3. Leikauf, G. D. Toxic Responses of the Respiratory System, Klaassen, C. D. ed., *Casarett & Doull's Toxicology: The Basic Science of Poisons*. 8th ed. 2013. pp. 691-731.
4. Whitsett, J. A., Alenghat, T., Respiratory epithelial cells orchestrate pulmonary innate immunity, *Nature immunology*. 2015;16(1):27.
5. Franks, T. J., Colby, T. V., Travis, W. D., Tuder, R. M., Reynolds, H. Y.,

Brody, A. R. et al., Resident cellular components of the human lung: current knowledge and goals for research on cell phenotyping and function, *Proceedings of the American Thoracic Society*. 2008; 5(7): 763-6.

6. Albertine, K. H., Anatomy of the Lungs, Broaddus, V. C., ed., *Murray & Nadel's Textbook of Respiratory Medicine*. 6th ed. 2015. pp. 3-21.
7. Matthias ochs, Weibel, E. R. Functional Design of the Human Lung for Gas Exchange, Grippi, M. ed., *Fishman's Pulmonary Diseases and Disorders*. 5th ed. 2015.
8. Bustamante-Marin, X. M., Ostrowski, L. E., Cilia and mucociliary clearance, *Cold Spring Harbor perspectives in biology*. 2017; 9(4): a028241.
9. Lippmann, M., Chen, L-C., Particle Deposition and Pulmonary Defense Mechanisms, William, N. R. ed., *Environmental and Occupational Medicine*. 4th ed. 2007.
10. James, m., stark, mueller Ga., Lung Defenses: Intrinsic, Innate, and Adaptive, Wilmott R. W. ed., *Kendig's Disorders of the Respiratory Tract in Children*. 8th ed. 2018.
11. Falcon-Rodriguez, C. I., Osornio-Vargas, A. R., Sada-Ovalle, I., Segura-Medina, P., Aeroparticles, composition, and lung diseases, *Frontiers in immunology*. 2016; 7: 3.
12. Bezemer, G. F. G., Particle deposition and clearance from the respiratory tract, Open Utrecht University Library, the Netherlands, 2009.
13. Hussain, M., Madl, P., Khan, A., Lung deposition predictions of airborne particles and the emergence of contemporary diseases, Part-I, *Health*. 2011; 2(2): 51-9.
14. Tsuda, A., Henry, F. S., Butler, J. P., Particle transport and deposition: basic physics of particle kinetics, *Comprehensive Physiology*. 2013; 3(4):

1437-71.

15. Dickey, B., Walking on solid ground, *Science*. 2012; 337(6097): 924-5.
16. Burton F. Dickey, Michael R. Knowles, Boucher R. C., Mucociliary Clearance, Grippi, M., ed., *Fishman's Pulmonary Diseases and Disorders*. 5th ed. 2015.
17. Tilley, A. E., Walters, M. S., Shaykhiev, R., Crystal, R. G. Cilia dysfunction in lung disease, *Annual review of physiology*. 2015; 77: 379-406.
18. Ma, J., Rubin, B. K., Voynow, J. A., Mucins, Mucus and Goblet Cells. *Chest*. 2017.
19. Ghosh, A., Boucher, R., Tarran, R., Airway hydration and COPD, *Cellular and molecular life sciences*. 2015; 72(19): 3637-52.
20. Imre, Redai, Haczku, A., Air Pollution and Chronic Obstructive Airway Disease. Srikanth, S. Nadadur, Hollingsworth J. W. eds., *Air Pollution and Health Effects*. 2015.
21. Dockery, D. W., Pope, C. A., 3rd, Xu X, Spengler, J. D., Ware, J. H., Fay, M. E. et al., An association between air pollution and mortality in six U.S. cities, *N Engl J Med*. 1993; 329(24): 1753-9.
22. 대한결핵및호흡기학회. 만성폐쇄성폐질환(COPD) 진료지침 2018 (cited 2018. 5.) http://www.lungkorea.org/bbs/index.html?code=guide&category=&gubun=&page=1&number=8186&mode=view&keyfield=&key=.
23. GOLD, Global Strategy for The Diagnosis, Management, and Prevention of Chronic Obstructive Pulmonary Disease(2018 Report) 2018. http://goldcopd.org/wp-content/uploads/2017/11/GOLD-2018-v6.0-FINAL-revised-20-Nov_WMS.pdf.
24. (GINA)GIfA, 2018 GINA Report, Global Strategy for Asthma Management and Prevention 2018. http://ginasthma.org/gina-reports/

25. Postma, D. S., Rabe, K. F., The asthma-COPD overlap syndrome, *New England Journal of Medicine*. 2015; 373(13): 1241-9.
26. Duijts, L., Reiss, I. K., Brusselle, G., de Jongste J. C., Early origins of chronic obstructive lung diseases across the life course, *European journal of epidemiology*. 2014; 29(12): 871-85.
27. Carraro, S., Scheltema, N., Bont, L., Baraldi, E., Early-life origins of chronic respiratory diseases: understanding and promoting healthy ageing, *The European respiratory journal*. 2014; 44(6): 1682-96.
28. Xing, Y-F, Xu, Y-H, Shi, M-H, Lian, Y-X., The impact of $PM_{2.5}$ on the human respiratory system, *Journal of thoracic disease*. 2016; 8(1): E69.
29. Khreis, H., Kelly, C., Tate, J., Parslow, R., Lucas, K., Nieuwenhuijsen, M., Exposure to traffic-related air pollution and risk of development of childhood asthma: A systematic review and meta-analysis, *Environment international*. 2017; 100: 1-31.
30. Achilleos, S., Kioumourtzoglou, M. A., Wu, C. D., Schwartz, J. D., Koutrakis, P., Papatheodorou, S. I., Acute effects of fine particulate matter constituents on mortality: A systematic review and meta-regression analysis, *Environment international*. 2017; 109: 89-100.
31. Karanasiou, A., Minguillón, M., Viana, M., Alastuey, A., Putaud, J-P, Maenhaut, W. et al., Thermal-optical analysis for the measurement of elemental carbon(EC) and organic carbon(OC) in ambient air a literature review, *Atmospheric Measurement Techniques Discussions*. 2015; 8(9).
32. Rush, B., McDermid, R. C., Celi, L. A., Walley, K. R., Russell, J. A., Boyd, J. H., Association between chronic exposure to air pollution and mortality in the acute respiratory distress syndrome, *Environ Pollut*. 2017; 224: 352-6.

33. Wang, X., Guo, Y., Li, G., Zhang, Y., Westerdahl, D., Jin, X. et al., Spatiotemporal analysis for the effect of ambient particulate matter on cause-specific respiratory mortality in Beijing, China, *Environ Sci Pollut Res Int*. 2016; 23(11): 10946-56.

34. He, F., Liao, B., Pu, J., Li, C., Zheng, M., Huang, L. et al., Exposure to ambient particulate matter induced COPD in a rat model and a description of the underlying mechanism, *Scientific reports*. 2017; 7: 45666.

35. Park, M., Luo, S., Kwon, J., Stock, T. H., Delclos, G., Kim, H. et al., Effects of Air Pollution on Asthma Hospitalization Rates in Different Age Groups in Metropolitan Cities of Korea, *Air Qual Atmos Health*. 2013; 6(3).

36. Jo, E. J., Lee, W. S., Jo, H. Y., Kim, C. H., Eom, J. S., Mok, J. H. et al., Effects of particulate matter on respiratory disease and the impact of meteorological factors in Busan, Korea, *Respir Med*. 2017; 124: 79-87.

37. Jo, Y. S., Lim, M. N., Han, Y. J., Kim, W. J., Epidemiological study of $PM_{2.5}$ and risk of COPD-related hospital visits in association with particle constituents in Chuncheon, Korea, *Int J Chron Obstruct Pulmon Dis*. 2018; 13: 299-307.

38. Noh, J., Sohn, J., Cho, J., Cho, S. K., Choi, Y. J., Kim, C. et al., Short-term Effects of Ambient Air Pollution on Emergency Department Visits for Asthma: An Assessment of Effect Modification by Prior Allergic Disease History, *J Prev Med Public Health*. 2016; 49(5): 329-41.

39. Mehta, S., Shin, H., Burnett, R., North, T., Cohen, A. J., Ambient particulate air pollution and acute lower respiratory infections: a systematic review and implications for estimating the global burden of

disease, *Air Qual Atmos Health*. 2013; 6(1): 69-83.

40. Jary, H., Simpson, H., Havens, D., Manda, G., Pope, D., Bruce, N. et al., Household Air Pollution and Acute Lower Respiratory Infections in Adults: A Systematic Review, *PLoS One*. 2016; 11(12): e0167656.

## 10장 미세먼지와 알레르기 질환

1. Goldsmith, L. A., *Fitzpatrick's Dermatology in General Medicine*, 2012 8e
2. CURRENT Diagnosis & Treatment in Otolaryngology-Head & Neck Surgery, McGraw-Hill Companies 2012 3e. https://accessmedicine.mhmedical.com/content.aspx?bookid=386&sectionid=39944028
3. Knoop, K., Stack, L., Storrow, A., Thurman, R. J., The Atlas of Emergency Medicine, 4e https://smtebooks.com/book/2261/the-atlas-emergency-medicine-4th-edition-pdf
4. Harrison's Principles of Internal Medicine, 19e https://www.cmecde.com/download-harrison-principles-of-internal-medicine-19th-edition-pdf/
5. Gonzalez-Diaz, S. N., Impact of air pollution in respiratory allergic diseases. https://www.sciencedirect.com/science/article/pii/S166557961730011X
6. Esposito, S., Tenconi, R., Lelii, M., Preti, V., Nazzari, E., Consolo, S., and Patria, M. F., Possible molecular mechanism linking air Pollution and asthma in children, *BMC Pulmonary Medicine*. 2014; 14: 31
7. 유영, 대기 오염과 소아 알레르기 질환. *Allergy Asthma Respir Dis* 4(4): 248-256, July 2016. http://dx.doi.org/10.4168/aard.2016.4.4.248
8. 김상곤, 대기 미세먼지가 천식 발생과 조절에 미치는 영향, *Allergy Asthma*

*Respir Dis*. 3(5): 313-319, September 2015. ttp://dx.doi.org/10.4168/aard.2015.3.5.313

9. 김철우, 미세먼지/황사 건강피해 예방 및 관리 권고지침 개발연구(알레르기질환). 질병관리본부, 2014.

## 11장 미세먼지의 태아 및 어린이 건강영향

1. World Health Organization. Don't pollute my future! The impact of the environment on children's health. WHO 2017. https://apps.who.int/iris/bitstream/handle/10665/254678/WHO-FWC-IHE-17.01-eng.pdf
2. Schwartz, Joel, Air Pollution and Children's Health. *Pediatrics*. 2004 Apr; 113(4 Suppl): 1037-43.
3. UNICEF and WHO. Low Birthweight: Country, Regional and Global Estimates. UNICEF 2004. http://apps.who.int/iris/bitstream/10665/43184/1/9280638327.pdf
4. World Health Organization. Global Nutrition Targets 2025: Low birth weight policy brief. WHO 2014. http://www.who.int/nutrition/topics/globaltargets_lowbirthweight_policybrief.pdf
5. Landrigan, Philip J., Etzel, Ruth A., *Textbook of Children's Environmental Health*. Oxford University Press. 2013.
6. Etzel, Ruth A., Balk, Sophie J., Pediatric Environmental Health 3rd edition, *American Academy of Pediatrics*. 2012.
7. Brauer, M., Lencar, C., Tamburic, L., Koehoorn, M., Demers, P., Karr, C., A cohort study of traffic-related air pollution impacts on birth outcomes, *Environmental Health Perspectives*. 2008 May; 116(5): 680-6. doi: 10.1289/

ehp.10952.

8. Darrow, L. A., Klein, M., Strickland, M. J., Mulholland, J. A., Tolbert, P. E., Ambient air pollution and birth weight in full-term infants in Atlanta, 1994-2004, *Environmental Health Perspectives*. 2011 May; 119(5): 731-7. doi: 10.1289/ehp.1002785. Epub 2010 Dec 14.
9. World Health Organization. Preterm birth. *WHO* 2018. http://www.who.int/mediacentre/factsheets/fs363/en/
10. Hansen, C., Neller, A., Williams, G., Simpson, R., Maternal exposure to low levels of ambient air pollution and preterm birth in Brisbane, Australia, *An International Journal of Obstetrics and Gynaecology*. 2006 Aug; 113(8): 935-41.
11. Srám, R. J., Binková, B., Dejmek, J., Bobak, M., Ambient air pollution and pregnancy outcomes: a review of the literature, *Environmental Health Perspectives*. 2005 Apr; 113(4): 375-82. Review.
12. Glinianaia, S.V., Rankin, J., Bell, R., Pless-Mulloli, T., Howel, D., Does particulate air pollution contribute to infant death? A systematic review, *Environmental Health Perspectives*. 2004 Oct; 112(14): 1365-71. Review.
13. Dominici, F., Peng, R. D., Bell, M. L., Pham, L., McDermott, A., Zeger, S. L., Samet, J. M., Fine particulate air pollution and hospital admission for cardiovascular and respiratory diseases, *JAMA*. 2006 Mar 8; 295(10): 1127-34.
14. Son, J. Y., Bel,l M. L., Lee, J. T., Survival analysis of long-term exposure to different sizes of airborne particulate matter and risk of infant mortality using a birth cohort in Seoul, Korea, *Environmental Health Perspectives*. 2011 May; 119(5): 725-30.
15. Suades-González, E., Gascon, M., Guxens, M., Sunyer, J., Air Pollution

and Neuropsychological Development: A Review of the Latest Evidence, *Endocrinology*. 2015 Oct; 156(10): 3473-82
16. Vrijheid, M., Casas, M., Gascon, M., Valvi, D., Nieuwenhuijsen, M., Environmental pollutants and child health-A review of recent concerns, *International journal of hygiene and environmental health*. 2016 Jul; 219(4-5): 331-42.
17. Clifford, A., Lang, L., Chen, R., Anstey, K. J., Seaton, A., Exposure to air pollution and cognitive functioning across the life course-A systematic literature review, *Environmental research*. 2016 May; 147: 383-98.
18. Lertxundi, A., Baccini, M., Lertxundi, N., Fano, E., Aranbarri, A., Martínez, M. D., Ayerdi, M., Álvarez, J., Santa-Marina, L., Dorronsoro, M., Ibarluzea, J., Exposure to fine particle matter, nitrogen dioxide and benzene during pregnancy and cognitive and psychomotor developments in children at 15 months of age, *Environment international*. 2015 Jul; 80: 33-40.
19. Kim, E., Park, H., Hong, Y. C., Ha, M., Kim, Y., Kim, B. N., Kim, Y., Roh, Y. M., Lee, B. E., Ryu, J. M., Kim, B. M., Ha, E. H., Prenatal exposure to $PM_{10}$ and $NO_2$ and children's neurodevelopment from birth to 24 months of age: mothers and Children's Environmental Health (MOCEH) study, *The Science of the total environment*. 2014 May 15; 481: 439-45.
20. Freire, C., Ramos, R., Puertas, R., Lopez-Espinosa, M. J., Julvez, J., Aguilera, I., Cruz, F., Fernandez, M. F., Sunyer, J., Olea, N., Association of traffic-related air pollution with cognitive development in children, *Journal of Epidemiology and Community Health*. 2010 Mar; 64(3): 223-8.
21. Suglia, S. F., Gryparis, A., Wright, R. O., Schwartz, J., Wright, R. J., Association of black carbon with cognition among children in a prospective birth cohort study, *American journal of epidemiology*. 2008

Feb 1;167(3):280-6.

22. Sunyer, J., Esnaola, M., Alvarez-Pedrerol, M., Forns, J., Rivas, I., López-Vicente, M., Suades-González, E., Foraster, M., Garcia-Esteban, R., Basagaña, X., Viana, M., Cirach, M., Moreno, T., Alastuey, A., Sebastian-Galles, N., Nieuwenhuijsen, M., Querol, X., Association between traffic-related air pollution in schools and cognitive development in primary school children: a prospective cohort study, *PLoS medicine*. 2015 Mar 3;12(3):e1001792.
23. Maziak, W., Ward, K. D., Stockton, M. B., Childhood obesity: are we missing the big picture?, *Obesity reviews : an official journal of the International Association for the Study of Obesity*. 2008 Jan; 9(1): 35-42. Review.
24. Hill, J. O., Peters, J. C., Environmental contributions to the obesity epidemic, *Science*. 1998 May 29; 280(5368): 1371-4. Review.
25. Dong, G. H., Qian, Z., Liu, M. M., Wang, D., Ren, W. H., Fu, Q., Wang, J., Simckes, M., Ferguson, T. F., Trevathan, E., Obesity enhanced respiratory health effects of ambient air pollution in Chinese children: the Seven Northeastern Cities study, *International journal of obesity : journal of the International Association for the Study of Obesity*. 2013 Jan; 37(1): 94-100.
26. Vrijheid, M., Casas, M., Gascon, M., Valvi, D., Nieuwenhuijsen, M., Environmental pollutants and child health-A review of recent concerns, *International journal of hygiene and environmental health*. 2016 Jul; 219(4-5): 331-42.
27. Lodovici, M., Bigagli, E., Oxidative stress and air pollution exposure, *Journal of toxicology*. 2011;2011:487074.

28. Kelishadi, R., Poursafa, P., Jamshidi, F., Role of environmental chemicals in obesity: a systematic review on the current evidence, *Journal of environmental and public health*. 2013; 2013: 896789.

29. Korten, I., Ramsey, K., Latzin, P., Air pollution during pregnancy and lung development in the child, *Paediatric respiratory reviews*. 2017 Jan; 21: 38-46.

30. Latzin, P., Röösli, M., Huss, A., Kuehni, C. E., Frey, U., Air pollution during pregnancy and lung function in newborns: a birth cohort study, *The European respiratory journal*. 2009 Mar; 33(3): 594-603.

31. Zheng, X. Y., Ding, H., Jiang, L. N., Chen, S. W., Zheng, J. P., Qiu, M., Zhou, Y. X., Chen, Q., Guan, W. J., Association between Air Pollutants and Asthma Emergency Room Visits and Hospital Admissions in Time Series Studies: A Systematic Review and Meta-Analysis, *PLoS One*. 2015 Sep 18; 10(9): e0138146.

32. Bowatte, G., Lodge, C., Lowe, A. J., Erbas, B., Perret, J., Abramson, M. J., Matheson, M., Dharmage, S. C., The influence of childhood traffic-related air pollution exposure on asthma, allergy and sensitization: a systematic review and a meta-analysis of birth cohort studies, *Allergy*. 2015 Mar; 70(3): 245-56.

## 12장 미세먼지와 치매

1. 오병훈, 치매의 행동, 정신 증상 진단 및 관리, *J Korean Med assoc*. 2009; 52(11): 1048.

2. Kaufer, D. I., Cummings, J. L., Ketchel, P., Smith, V., MacMillan, A.,

Shelley, T. et al., Validation of the NPI-Q, a brief clinical form of the Neuropsychiatric Inventory, *The Journal of neuropsychiatry and clinical neurosciences*. 2000; 12(2): 233-9.

3. 정현강 · 한창수. 일차의료 현장에서 치매의 진단 및 치료, *Journal of the Korean Medical Association*. 2013; 56(12): 1104-12.
4. 신정호, 알츠하이머 치매의 예방과 치료, 고려의학, 2004.
5. CALDERon-GARCIDUEnas L., Reed, W., Maronpot, R. R., Henriquez-Roldán, C., Delgado-Chavez, R., CALDERon-GARCIDUEnas, A. et al., Brain inflammation and Alzheimer's-like pathology in individuals exposed to severe air pollution, *Toxicologic pathology*. 2004; 32(6): 650-8.
6. Künzli, N., Jerrett, M., Mack, W. J., Beckerman, B., LaBree, L., Gilliland, F. et al., Ambient air pollution and atherosclerosis in Los Angeles, *Environmental health perspectives*. 2005; 113(2): 201.
7. Adar, S. D., Klein, R., Klein, B. E., Szpiro, A. A., Cotch, M. F., Wong, T. Y. et al., Air pollution and the microvasculature: a cross-sectional assessment of in vivo retinal images in the population-based Multi-Ethnic Study of Atherosclerosis (MESA), *PLoS medicine*. 2010; 7(11): e1000372.
8. Kyung, S. Y., Jeong, S. H., Adverse health effects of particulate matter, *Journal of the Korean Medical Association*. 2017; 60(5).
9. Power, M. C., Weisskopf, M. G., Alexeeff, S. E., Coull, B. A., Spiro III A., Schwartz, J., Traffic-related air pollution and cognitive function in a cohort of older men, *Environmental health perspectives*. 2011; 119(5): 682.
10. Wellenius, G. A., Boyle, L. D., Coull, B. A., Milberg, W. P., Gryparis, A., Schwartz, J. et al., Residential proximity to nearest major roadway and cognitive function in community-dwelling seniors: results from the MOBILIZE boston study, *Journal of the American Geriatrics Society*. 2012;

60(11): 2075-80.

11. Calderón-Garcidueñas, L., Mora-Tiscareño, A., Ontiveros, E., Gómez-Garza, G., Barragán-Mejía, G., Broadway, J. et al., Air pollution, cognitive deficits and brain abnormalities: a pilot study with children and dogs, *Brain and cognition*. 2008; 68(2): 117-27.

## 13장 미세먼지와 정신건강

1. Moussavi, S., Chatterji, S., Verdes, E., Tandon, A., Patel, V., Ustun, B., Depression, chronic diseases, and decrements in health: results from the World Health Surveys, *Lancet Lond Engl*. 2007; 370(9590): 851-8.
2. González, H. M., Tarraf, W., Whitfield, K. E., Vega, W. A., The epidemiology of major depression and ethnicity in the United States, *J Psychiatr Res*. 2010; 44(15): 1043-51.
3. Cho, M.J., Park, J. I., Bae, A., Bae, J. N., Son, J. W., Ahn, J. H. et al., The epidemiological survey of mental disorders in Korea, *Seoul Minist Health Welf*. 2011.
4. Block, M. L., Calderón-Garcidueñas, L., Air pollution: mechanisms of neuroinflammation and CNS disease, *Trends Neurosci*. 2009; 32(9): 506-16.
5. Calderón-Garcidueñas, L., Calderón-Garcidueñas, A., Torres-Jardón, R., Avila-Ramírez, J., Kulesza, R.J., Angiulli, A. D., Air pollution and your brain: what do you need to know right now, *Prim Health Care Res Dev*. 2015; 16(4): 329-45.
6. Anisman, H., Hayley, S., Inflammatory factors contribute to depression

and its comorbid conditions, *Sci Signal*. 2012; 5(244): pe45.

7. Szyszkowicz, M., Rowe, B. H., Colman I., Air pollution and daily emergency department visits for depression, *Int J Occup Med Environ Health*. 2009; 22(4): 355-62.
8. Lim, Y-H, Kim, H., Kim, J. H., Bae, S., Park, H. Y., Hong, Y-C., Air pollution and symptoms of depression in elderly adults, *Environ Health Perspect*. 2012; 120(7): 1023-8.
9. Cho, J., Choi, Y. J., Suh, M., Sohn, J., Kim, H., Cho, S-K et al., Air pollution as a risk factor for depressive episode in patients with cardiovascular disease, diabetes mellitus, or asthma, *J Affect Disord*. 2014; 157: 45-51.
10. Szyszkowicz, M., Willey, J. B., Grafstein, E., Rowe, B. H., Colman, I., Air pollution and emergency department visits for suicide attempts in vancouver, Canada, *Environ Health Insights*. 2010; 4: 79-86.
11. Bakian, A. V., Huber, R. S., Coon, H., Gray, D., Wilson, P., McMahon, W. M. et al., Acute air pollution exposure and risk of suicide completion, *Am J Epidemiol*. 2015; 181(5): 295-303.
12. Fonken, L. K., Xu, X., Weil, Z. M., Chen, G., Sun, Q., Rajagopalan, S. et al., Air pollution impairs cognition, provokes depressive-like behaviors and alters hippocampal cytokine expression and morphology, *Mol Psychiatry*. 2011; 16(10): 987-95, 973.
13. Wang, Y., Eliot, M. N., Koutrakis, P., Gryparis, A., Schwartz, J. D., Coull, B. A. et al., Ambient air pollution and depressive symptoms in older adults: results from the MOBILIZE Boston study, *Environ Health Perspect*. 2014; 122(6): 553-8.
14. Kim, K. N., Lim, Y. H., Bae, H. J., Kim, M., Jung, K., Hong, Y. C., Long-

Term Fine Particulate Matter Exposure and Major Depressive Disorder in a Community-Based Urban Cohort, *Environ Health Perspect*. 2016 Oct; 124(10): 1547-1553. Epub 2016 Apr 29.

15. Kim, C., Jung, S. H., Kang, D. R., Kim, H. C., Moon, K. T., Hur, N. W. et al., Ambient particulate matter as a risk factor for suicide, *Am J Psychiatry*. 2010; 167(9): 1100-7.
16. Calderón-Garcidueñas, L., Macías-Parra, M., Hoffmann, H. J., Valencia-Salazar, G., Henríquez-Roldán, C., Osnaya, N. et al., Immunotoxicity and environment: immunodysregulation and systemic inflammation in children, *Toxicol Pathol*. 2009; 37(2): 161-9.
17. Calderón-Garcidueñas, L., Solt, A. C., Henríquez-Roldán, C., Torres-Jardón, R., Nuse, B., Herritt, L. et al., Long-term air pollution exposure is associated with neuroinflammation, an altered innate immune response, disruption of the blood-brain barrier, ultrafine particulate deposition, and accumulation of amyloid beta-42 and alpha-synuclein in children and young adults, *Toxicol Pathol*. 2008; 36(2): 289-310.
18. Lampron, A., Elali, A., Rivest, S., Innate immunity in the CNS: redefining the relationship between the CNS and Its environment, *Neuron*. 2013; 78(2): 214-32.
19. Valavanidis, A., Fiotakis, K., Vlachogianni, T., Airborne particulate matter and human health: toxicological assessment and importance of size and composition of particles for oxidative damage and carcinogenic mechanisms, *J Environ Sci Health Part C Environ Carcinog Ecotoxicol Rev*. 2008; 26(4): 339-62.
20. Raison, C. L., Miller, A. H., Is depression an inflammatory disorder? *Curr Psychiatry Rep*. 2011; 13(6): 467-75.

21. Shelton, R. C., Miller, A. H., Inflammation in depression: is adiposity a cause?, *Dialogues Clin Neurosci*. 2011; 13(1): 41-53.

22. Dantzer, R., O'Connor, J. C., Freund, G. G., Johnson, R. W., Kelley, K. W., From inflammation to sickness and depression: when the immune system subjugates the brain, *Nat Rev Neurosci*. 2008; 9(1): 46-56.

23. Gao, Q., Xu, Q., Guo, X., Fan, H., Zhu, H. Particulate matter air pollution associated with hospital admissions for mental disorders: A time-series study in Beijing, China, *Eur Psychiatry*. 2017 Jul; 44: 68-75. doi: 10.1016/j.eurpsy.2017.02.492. Epub 2017 Apr 7.

24. Oudin, A., Åström, D.O., Asplund, P., Steingrimsson, S., Szabo, Z., Carlsen, H.K., The association between daily concentrations of air pollution and visits to a psychiatric emergency unit: a case-crossover study, *Environ Health*. 2018 Jan 10; 17(1): 4. doi: 10.1186/s12940-017-0348-8.

25. Yackerson, N.S., Zilberman, A., Todder, D., Kaplan, Z. The influence of air-suspended particulate concentration on the incidence of suicide attempts and exacerbation of schizophrenia, *Int J Biometeorol*. 2014 Jan; 58(1): 61-7. doi: 10.1007/s00484-012-0624-9. Epub 2013 Jan 16.

26. Power, M.C., Kioumourtzoglou, M.A., Hart, J.E., Okereke, O.I., Laden, F., Weisskopf, M.G., The relation between past exposure to fine particulate air pollution and prevalent anxiety: observational cohort study, *BMJ*. 2015 Mar 24; 350: h1111. doi: 10.1136/bmj.h1111.

27. Vert, C., Sánchez-Benavides, G., Martínez, D., Gotsens, X., Gramunt, N., Cirach, M., Molinuevo, J.L., Sunyer, J., Nieuwenhuijsen, M.J., Crous-Bou, M., Gascon, M., Effect of long-term exposure to air pollution on anxiety and depression in adults: A cross-sectional study, *Int J Hyg Environ*

*Health*. 2017 Aug; 220(6): 1074-1080. doi: 10.1016/j.ijheh.2017.06.009. Epub 2017 Jul 3.

28. Becerra, T. A., Wilhelm, M., Olsen, J., Cockburn, M., Ritz, B., Ambient air pollution and autism in Los Angeles county, California, *Environ Health Perspect*. 2013; 121(3): 380-6.; Volk, H.E., Lurmann, F., Penfold, B., Hertz-Picciotto, I., McConnell, R., Trafficrelated air pollution, particulate matter, and autism. *JAMA Psychiatry* 2013; 70(1): 71-7.; Raz, R., Roberts, A.L., Lyall, K., Hart, J.E., Just, A.C., Laden, F., Weisskopf, M.G., Autism spectrum disorder and particulate matter air pollution before, during, and after pregnancy: a nested case-control analysis within the Nurses' Health Study II Cohort, *Environ Health Perspect*. 2015; 123(3): 264-70.
29. Jung, C. R., Lin, Y. T., Hwang, B. F., Air pollution and newly diagnostic autism spectrum disorders: a population-based cohort study in Taiwan, *PLoS One*. 2013; 8(9): e75510.; Volk, H. E., Lurmann, F., Penfold, B., Hertz-Picciotto, I., McConnell, R., Trafficrelated air pollution, particulate matter, and autism. *JAMA Psychiatry*. 2013; 70(1): 71-77.; Raz, R., Levine, H., Pinto, O., Broday, D.M., Yuval, Weisskopf, M.G., Traffic related air pollution and autism spectrum disorder: a population based nested case-control study in Israel, *Am. J. Epidemiol*. 2017.
30. Gong, T., Almqvist, C., Bölte, S., Lichtenstein, P., Anckarsäter, H., Lind, T., Lundholm, C., Pershagen, G., Exposure to air pollution from traffic and neurodevelopmental disorders in Swedish twins, *Twin Res. Hum. Genet*. 2014; 17(6): 553-62.
31. Min, J. Y., Min, K. B., Exposure to ambient $PM_{10}$ and $NO_2$ and the incidence of attention-deficit hyperactivity disorder in childhood, *Environ. Int*. 2017; 99: 221-7.; Siddique, S., Banerjee, M., Ray, M. R., Lahiri, T.,

Attention-deficit hyperactivity disorder in children chronically exposed to high level of vehicular pollution, *Eur. J. Pediatr*. 2011; 170(7): 923-9.

32. Fluegge, K., Fluegge, K., Exposure to ambient $PM_{10}$ and nitrogen dioxide and ADHD risk: a reply to Min & Min,. *Environ. Int*. 2017; 103: 109-10.

## 14장 미세먼지와 내분비계 질환

1. WHO/UNEP, State of the science of endocrine disrupting chemicals - 2012. Geneva, Switzerland.
2. KOSIS(통계청, 국민건강영양조사), 2016.
3. KOSIS(통계청, 사망원인통계), 2016.
4. Pearson, J. F., Bachireddy, C., Shyamprasad, S., Goldfine, A. B., Brownstein, J. S., Association between fine particulate matter and diabetes prevalence in the U.S, *Diabetes Care*. 2010; 33(10): 2196-201.
5. Eze, I. C., Schaffner, E., Fischer, E., Schikowski, T., Adam, M., Imboden, M. et al., Long-term air pollution exposure and diabetes in a population-based Swiss cohort, *Environ Int*. 2014; 70: 95-105.
6. Kramer, U., Herder, C., Sugiri, D., Strassburger, K., Schikowski, T., Ranft, U. et al., Traffic-related air pollution and incident type 2 diabetes: results from the SALIA cohort study, *Environ Health Perspect*. 2010; 118(9): 1273-9.
7. Puett, R. C., Hart, J. E., Schwartz, J., Hu, F. B., Liese, A. D., Laden, F., Are particulate matter exposures associated with risk of type 2 diabetes?, *Environ Health Perspect*. 2011; 119(3): 384-9.
8. Coogan, P. F., White, L. F., Jerrett, M., Brook, R. D., Su, J. G., Seto, E. et

al., Air pollution and incidence of hypertension and diabetes mellitus in black women living in Los Angeles, *Circulation*. 2012; 125(6): 767-72.

9. Thiering, E., Cyrys, J., Kratzsch, J., Meisinger, C., Hoffmann, B., Berdel, D. et al., Long-term exposure to traffic-related air pollution and insulin resistance in children: results from the GINIplus and LISAplus birth cohorts, *Diabetologia*. 2013; 56(8): 1696-704.
10. Tamayo, T., Rathmann, W., Kramer, U., Sugiri, D., Grabert, M., Holl, R. W., Is particle pollution in outdoor air associated with metabolic control in type 2 diabetes?, *PLoS One*. 2014; 9(3): e91639.
11. Zanobetti, A., Dominici, F., Wang, Y., Schwartz, J. D., A national case-crossover analysis of the short-term effect of $PM_{2.5}$ on hospitalizations and mortality in subjects with diabetes and neurological disorders, *Environ Health*. 2014; 13(1): 38.
12. Brook, R. D., Cakmak, S., Turner, M. C., Brook, J. R., Crouse, D. L., Peters, P. A. et al., Long-term fine particulate matter exposure and mortality from diabetes in Canada, *Diabetes Care*. 2013; 36(10): 3313-20.
13. Chen, L., Zhou, Y., Li, S., Williams, G., Kan, H., Marks, G. B. et al., Air pollution and fasting blood glucose: A longitudinal study in China, *Sci Total Environ*. 2016; 541: 750-5.
14. Kampfrath, T., Maiseyeu, A., Ying, Z., Shah, Z., Deiuliis, J. A., Xu, X. et al., Chronic fine particulate matter exposure induces systemic vascular dysfunction via NADPH oxidase and TLR4 pathways, *Circ Res*. 2011; 108(6): 716-26.
15. Goto, Y., Ishii, H., Hogg, J. C., Shih, C. H., Yatera, K., Vincent, R. et al., Particulate matter air pollution stimulates monocyte release from the bone marrow, *Am J Respir Crit Care Med*. 2004; 170(8): 891-7.

16. Deiuliis, J. A., Kampfrath, T., Zhong, J., Oghumu, S., Maiseyeu, A., Chen, L. C. et al., Pulmonary T cell activation in response to chronic particulate air pollution, *Am J Physiol Lung Cell Mol Physiol*. 2012; 302(4): L399-409.
17. Watterson, T. L., Hamilton, B., Martin, R., Coulombe, R. A., Jr., Urban particulate matter causes ER stress and the unfolded protein response in human lung cells, *Toxicol Sci*. 2009; 112(1): 111-22.
18. Laing, S., Wang, G., Briazova, T., Zhang, C., Wang, A., Zheng, Z. et al., Airborne particulate matter selectively activates endoplasmic reticulum stress response in the lung and liver tissues, *Am J Physiol Cell Physiol*. 2010; 299(4): C736-49.
19. Zheng, Z., Xu, X., Zhang, X., Wang, A., Zhang, C., Huttemann, M. et al., Exposure to ambient particulate matter induces a NASH-like phenotype and impairs hepatic glucose metabolism in an animal model, *J Hepatol*. 2013; 58(1): 148-54.
20. Liu, C., Bai, Y., Xu, X., Sun, L., Wang, A., Wang, T. Y. et al., Exaggerated effects of particulate matter air pollution in genetic type II diabetes mellitus, *Part Fibre Toxicol*. 2014; 11: 27.
21. Ying, Z., Xu, X., Bai, Y., Zhong, J., Chen, M., Liang, Y. et al., Long-term exposure to concentrated ambient $PM_{2.5}$ increases mouse blood pressure through abnormal activation of the sympathetic nervous system: a role for hypothalamic inflammation, *Environ Health Perspect*. 2014; 122(1): 79-86.
22. Mills, N. L., Tornqvist, H., Robinson, S. D., Gonzalez, M., Darnley, K., MacNee, W. et al., Diesel exhaust inhalation causes vascular dysfunction and impaired endogenous fibrinolysis, *Circulation*. 2005; 112(25): 3930-6.
23. Baron, A. D., Steinberg, H. O., Chaker, H., Leaming, R., Johnson, A., Brechtel, G., Insulin-mediated skeletal muscle vasodilation contributes to

both insulin sensitivity and responsiveness in lean humans, *J Clin Invest*. 1995; 96(2): 786-92.

## 15장 미세먼지의 예방 1: 개인

1. 환경부. 미세먼지 팩트 체크 미세먼지! 무엇이든 물어보세요. 2019. 1.
2. 환경부. 영유아 · 학생 · 어르신 등 취약계층 보호를 위한 고농도 미세먼지 대응매뉴얼. 2019.2
3. 환경부. 고농도 미세먼지 7가지 대응요령.
4. 질병관리본부. 미세먼지 호흡기질환자 대응수칙.
5. 질병관리본부. 미세먼지 천식질환자 대응수칙.
6. 질병관리본부. 미세먼지 심뇌혈관질환자 대응수칙.
7. 환경부. 미세먼지 민감군 건강 행동지침(카드뉴스, 민감군).
8. 환경부. 실외 작업자를 위한 고농도 미세먼지 · 오존 대응요령. 2018.7
9. 환경부. 미세먼지 바로알기(리플릿).
10. 환경부. 한국환경공단. 실내공기 오염저감을 위한 생활수칙 가이드북. 2012.6
11. 환경부. 국립환경과학원. 주택 실내공기질 관리를 위한 매뉴얼.
12. 환경부. 산후조리원 실내공기질 관리 행동지침.
13. 환경부. 주방요리시 오염물질 저감수칙.
14. 국립환경과학원. 조리시 실내오염물질 저감 가이드.
15. 환경부. 실내공기 제대로 알기, 100문 100답. 2019.2
16. 농촌진흥청. 미세먼지 저감 식물연구. 2019.3
17. 환경운동연합. 미세먼지 행동 가이드. 2018.12.
18. 산업통상자원부. 한국에너지공단. 하절기, 동절기 절전매뉴얼.

19. 국립환경과학원. 생활환경정보센터. 생활환경정보. 실내공기질. 대중교통수단. https://iaqinfo.nier.go.kr/leinfo/indoor_mass_transit.do
20. 환경부. 운행차량 실내공기질관리 매뉴얼 [버스].
21. 국립환경과학원. 생활환경정보센터. 생활환경정보. 자동차 내장재. https://iaqinfo.nier.go.kr/leinfo/pollution_car.do
22. 정책브리핑 www.korea.kr
23. 환경부. 미세먼지 팩트 체크 미세먼지! 무엇이든 물어보세요. 2019. 1.

## 16장 미세먼지의 예방 2: 정책

1. OECD. The economic consequences of outdoor air pollution. 2016. https://www.oecd.org/environment/indicators-modelling-outlooks/Policy-Highlights-Economic-consequences-of-outdoor-air-pollution-web.pdf
2. IARC. *IARC Monographs on the Evaluation of Carcinogenic Risks to Humans VOLUME 96 : Outdoor Air Pollution*.
3. Leem, J.H,, Kim, S. T,, Kim, H. C., Public-health impact of outdoor air pollution for 2(nd) air pollution management policy in Seoul metropolitan area, Korea, *Ann Occup Environ Med*. 2015 Feb 27; 27: 7.
4. IARC. *IARC Monographs on the Evaluation of Carcinogenic Risks to Humans VOLUME 105: DIESEL AND GASOLINE ENGINE EXHAUSTS AND SOME NITROARENES*.
5. Green Peace. Silent Killer: Fine Particulate matter. http://www.greenpeace.org/korea/multimedia/publications/2016/ClimateEnergy/No-New-Coal-No-More-License-To-Kill-Report-2016/
6. 한국대기환경학회. 수도권 대기환경관리 기본계획 변경(안) 마련을 위한 연

구, 수도권 환경청 2010. pp. 372-89.

7. Lucattini, L., Poma, G., Covac,i A., de Boer, J., Lamoree M.H, Leonards P.E.G., A review of semi-volatile organic compounds (SVOCs) in the indoor environment: occurrence in consumer products, indoor air and dust, *Chemosphere*. 2018 Jun; 201: 466-82.

## 부록: 미세먼지 연구방법

1. 유근영 · 강대희 · 고광필 · 곽진 · 김연주 · 김윤 외, (신판) 의학연구방법론. 서울: 서울대학교출판문화원, 2014.
2. 배현주, 코호트 자료를 이용한 대기 오염의 만성건강영향 평가체계 구축. 기본연구보고서. 2014; 2014: 1-103.
3. 서주희 · 하은희 · 이보은 · 박혜숙 · 김호 · 홍윤철 외, 서울지역의 미세먼지가 호흡기계 질환으로 인한 병원입원에 미치는 영향. 한국대기환경학회지. 2006; 22(5): 564-73.
4. Kile, M. L., Fang, S., Baccarelli, A. A., Tarantini, L., Cavallari, J., Christiani, D. C., A panel study of occupational exposure to fine particulate matter and changes in DNA methylation over a single workday and years worked in boilermaker welders, *Environmental Health*. 2013; 12(1): 47.
5. Peters, A., Dockery, D., Heinrich, J., Wichmann, H., Short-term effects of particulate air pollution on respiratory morbidity in asthmatic children, *Eur Respir J*. 1997; 10(4): 872-9.
6. Lepeule, J., Laden, F., Dockery, D., Schwartz, J. Chronic exposure to fine particles and mortality: an extended follow-up of the Harvard Six Cities study from 1974 to 2009, *Environ Health Perspect*. 2012; 120(7): 965.

7. Barnett, A. G., Williams, G. M., Schwartz, J., Neller, A. H., Best, T. L., Petroeschevsky, A. L. et al., Air pollution and child respiratory health: a case-crossover study in Australia and New Zealand, *Am J Respir Crit Care* Med. 2005; 171(11): 1272-8.

8. Pakbin, P., Hudda, N., Cheung, K. L., Moore, K. F., Sioutas, C. Spatial and temporal variability of coarse ($PM_{10-2.5}$) particulate matter concentrations in the Los Angeles area, *Aerosol Science and Technology*. 2010; 44(7): 514-25.

9. Xu, Q., Li, X., Wang, S., Wang, C., Huang, F., Gao, Q. et al., Fine particulate air pollution and hospital emergency room visits for respiratory disease in urban areas in Beijing, China, in 2013, *PLoS One*. 2016; 11(4): e0153099.

10. Jerrett, M., Burnett, R. T., Ma, R., Pope III C. A., Krewski, D., Newbold, K. B. et al., Spatial analysis of air pollution and mortality in Los Angeles, *Epidemiology*. 2005; 16(6): 727-36.

# 찾아보기

**의사들이 들려주는**
# 미세먼지와 건강 이야기

**펴낸날** 1판 1쇄 2019년 5월 30일
**지은이** 대한직업환경의학회 지음
**펴낸이** 김헌민
**펴낸곳** 이화여자대학교출판문화원
**주소** 서울특별시 서대문구 이화여대길 52 (우03760)
**등록** 1954년 7월 6일 제9-61호
**전화** 02) 3277-2965 (편집), 362-6076 (마케팅)
**팩스** 02) 312-4312
**전자우편** press@ewha.ac.kr
**홈페이지** www.ewhapress.com
**책임편집** 민지영
**찍은곳** 한영문화사



**ISBN** 979-11-5890-321-3 03510
**값** 18,000원

* 잘못된 책은 구입처에서 바꾸어 드립니다.

이 도서의 국립중앙도서관 출판예정도서목록(CIP)은 서지정보유통지원시스템 홈페이지(http://seoji.nl.go.kr)와 국가자료공동목록시스템(http://www.nl.go.kr/kolisnet)에서 이용하실 수 있습니다. (CIP제어번호: CIP2019019642)